国家卫生健康委员会"十四五"规划教材

全国高等学校教材

供本科护理学类专业用

精神科护理学

第 5 版

U0284598

主　编　刘哲宁　杨芳宇

副主编　邵　静　施忠英　贾守梅

编者名单（以姓氏笔画为序）

刘哲宁（中南大学湘雅二医院）	吴洪梅（哈尔滨医科大学）
关念红（中山大学附属第三医院）	张海娟（北京大学第六医院）
苏晓云（山西医科大学汾阳学院）	张曙映（同济大学医学院）
李红丽（中国医科大学）	邵　静（北京回龙观医院）
杨　月（黑龙江中医药大学附属第一医院）	孟宪东（四川大学华西医院）
杨　敏（中南大学湘雅护理学院）	郝以辉（郑州大学第一附属医院）
杨芳宇（首都医科大学）	施忠英（上海交通大学医学院附属精神卫生中心）
肖爱祥（广州医科大学附属脑科医院）	贾守梅（复旦大学护理学院）

编写秘书　汪健健　（中南大学湘雅二医院）

人民卫生出版社

·北京·

图书在版编目（CIP）数据

精神科护理学 / 刘哲宁，杨芳宇主编 . —5 版 . —
北京：人民卫生出版社，2022.8（2024.10 重印）
ISBN 978-7-117-33144-9

Ⅰ.①精…　Ⅱ.①刘…②杨…　Ⅲ.①精神病学 - 护
理学 - 医学院校 - 教材　Ⅳ.①R473.74

中国版本图书馆 CIP 数据核字（2022）第 090184 号

人卫智网	www.ipmph.com	医学教育、学术、考试、健康，购书智慧智能综合服务平台
人卫官网	www.pmph.com	人卫官方资讯发布平台

精神科护理学
Jingshenke Hulixue
第 5 版

主　　编：刘哲宁　杨芳宇
出版发行：人民卫生出版社（中继线 010-59780011）
地　　址：北京市朝阳区潘家园南里 19 号
邮　　编：100021
E - mail：pmph @ pmph.com
购书热线：010-59787592　010-59787584　010-65264830
印　　刷：北京汇林印务有限公司
经　　销：新华书店
开　　本：850×1168　1/16　印张：17
字　　数：503 千字
版　　次：2002 年 8 月第 1 版　2022 年 8 月第 5 版
印　　次：2024 年 10 月第 5 次印刷
标准书号：ISBN 978-7-117-33144-9
定　　价：59.00 元
打击盗版举报电话：010-59787491　E-mail：WQ @ pmph.com
质量问题联系电话：010-59787234　E-mail：zhiliang @ pmph.com
数字融合服务电话：4001118166　E-mail：zengzhi @ pmph.com

第七轮修订说明

2020 年 9 月国务院办公厅印发《关于加快医学教育创新发展的指导意见》(国办发〔2020〕34 号),提出以新理念谋划医学发展、以新定位推进医学教育发展、以新内涵强化医学生培养、以新医科统领医学教育创新,并明确提出"加强护理专业人才培养,构建理论、实践教学与临床护理实际有效衔接的课程体系,加快建设高水平'双师型'护理教师队伍,提升学生的评判性思维和临床实践能力。"为更好地适应新时期医学教育改革发展要求,培养能够满足人民健康需求的高素质护理人才,在"十四五"期间做好护理学类专业教材的顶层设计和规划出版工作,人民卫生出版社成立了第五届全国高等学校护理学类专业教材评审委员会。人民卫生出版社在国家卫生健康委员会、教育部等的领导下,在教育部高等学校护理学类专业教学指导委员会的指导和参与下,在第六轮规划教材建设的基础上,经过深入调研和充分论证,全面启动第七轮规划教材的修订工作,并明确了在对原有教材品种优化的基础上,新增《护理临床综合思维训练》《护理信息学》《护理学专业创新创业与就业指导》等教材,在新医科背景下,更好地服务于护理教育事业和护理专业人才培养。

根据教育部《关于加快建设高水平本科教育 全面提高人才培养能力的意见》等文件要求以及人民卫生出版社对本轮教材的规划,第五届全国高等学校护理学类专业教材评审委员会确定本轮教材修订的指导思想为:立足立德树人,渗透课程思政理念;紧扣培养目标,建设护理"干细胞"教材;突出新时代护理教育理念,服务护理人才培养;深化融合理念,打造新时代融合教材。

本轮教材的编写原则如下:

1. 坚持"三基五性" 教材编写坚持"三基五性"的原则。"三基":基本知识、基本理论、基本技能;"五性":思想性、科学性、先进性、启发性、适用性。

2. 体现专业特色 护理学类专业特色体现在专业思想、专业知识、专业工作方法和技能上。教材编写体现对"人"的整体护理观,体现"以病人为中心"的优质护理指导思想,并在教材中加强对学生人文素质的培养,引领学生将预防疾病、解除病痛和维护群众健康作为自己的职业责任。

3. 把握传承与创新 修订教材在对原有教材的体系、编写体裁及优点进行继承的同时,结合上一轮教材调研的反馈意见,进一步修订和完善,并紧随学科发展,及时更新已有定论的新知识及实践发展成果,使教材更加贴近实际教学需求。同时,对于新增教材,能体现教育教学改革的先进理念,满足新时代护理人才培养在知识结构更新和综合能力提升等方面的需求。

4. 强调整体优化 教材的编写在保证单本教材的系统和全面的同时,更强调全套教材的体系性和整体性。各教材之间有序衔接、有机联系,注重多学科内容的融合,避免遗漏和不必要的重复。

5. 结合理论与实践　针对护理学科实践性强的特点,教材在强调理论知识的同时注重对实践应用的思考,通过引入案例与问题的编写形式,强化理论知识与护理实践的联系,利于培养学生应用知识、分析问题、解决问题的综合能力。

6. 推进融合创新　全套教材均为融合教材,通过扫描二维码形式,获取丰富的数字内容,增强教材的纸数融合性,增强线上与线下学习的联动性,增强教材育人育才的效果,打造具有新时代特色的本科护理学类专业融合教材。

全套教材共 59 种,均为国家卫生健康委员会"十四五"规划教材。

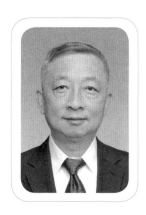

刘哲宁,教授、一级主任医师、博士生导师,中南大学精神卫生研究所副所长及精神卫生系副主任。社会任职为中华医学会精神病学分会委员、教育部精神医学教学指导委员会委员、中国心理卫生协会理事。

主要从事基因与环境相互作用的精神障碍的发病机制的研究。主持过国家自然科学基金项目;主编了《社区精神病学》《精神科护理学》《精神卫生服务》等国家规划教材。目前担任国家精品资源共享课程、中国大学精神病学慕课的负责人。

共发表 40 多篇 SCI 论文;分别于 2016 年获湖南省高等教育省级教学成果三等奖、2017 年获湖南省医学会科技一等奖、2018 年获得湖南省自然科学奖二等奖、中华医学科技奖三等奖。

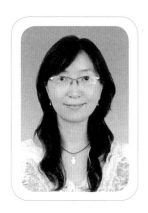

杨芳宇,博士、副教授、硕士生导师,首都医科大学护理学院副院长,兼任教育部护理学专业认证工作委员会秘书长,中国卫生信息与健康医疗大数据学会护理学分会、护理标准专业委员会、护理创新与产业化联盟秘书长,中华护理学会科研工作委员会委员兼秘书,北京护理学会精神卫生专业委员会副主任委员。

研究方向为精神心理健康、护理信息学技术与运用,主持、参与了国自然、省部级、局级等科研项目。作为主编,组织编写了国家规划教材 3 本,并获得北京高等教育精品教材奖 1 项。荣获第 13 届国际护理学信息大会(NI2016)学生作品竞赛国际组一等奖;作为主要参与人,获中华护理学会第 3 届护理科技进步奖三等奖。

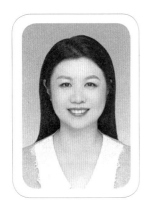

邵静,副主任护师,北京回龙观医院护理部主任。社会兼职有中华护理学会精神卫生专业委员会副主任委员,北京护理学会精神卫生专业委员会秘书,中国心理卫生协会护理心理专业委员会常委。《中华现代护理杂志》通讯编委,《护理研究》《上海护理》《护理学报》杂志审稿专家。

研究方向为精神科护理、护理心理、人文护理等,目前以第一作者及通讯作者身份共发表论文 20 余篇;作为副主编或编委参与编写《精神护理学》等教材 10 部。作为第一负责人主持局级课题 1 项,院内课题 1 项,作为主要参与者参与课题 2 项。

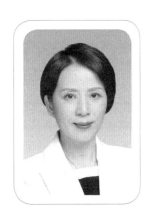

施忠英,主任护师、硕士生导师,上海市精神卫生中心护理部主任。现担任上海市护理学会心理卫生专业委员会主任委员;中华医学会心身医学分会心身护理协作学组副组长;中华护理学会精神卫生专业委员会委员;上海市医院协会护理管理专业委员会委员。

研究方向为精神心理护理及管理;主持市级课题 10 余项,参与国家自然科学基金研究项目 2 项;以第一作者及通讯作者在国内外专业核心期刊发表论文 45 篇(SCI 4 篇),主编、副主编专著 5 部;获上海护理科技奖三等奖 1 项;获得实用新型专利 4 项;获上海市各类创新发明奖 8 项。

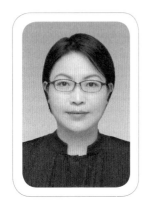

贾守梅,副教授、医学博士、硕士生导师,复旦大学护理学院副院长。担任中国老年学和老年医学学会护理和照护分会委员、上海市护理学会心理卫生专业委员会副主任委员。

主要研究方向为精神与心理卫生护理、护理教育。承担精神科护理学、健康评估、老年护理学等课程教学 17 年;参与 20 余本护理专业规划教材的编写;主持和参与了各类课题 20 余项;近年来在国内外专业核心期刊上发表论文 40 余篇。

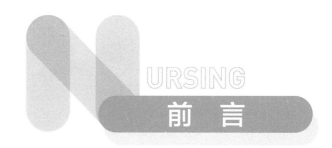

在新一轮科技革命、健康中国战略的重要背景下,医学教育迎来了医教协同发展、以本为本等重大发展机遇。本次修订以坚持教材内容符合"大卫生、大健康"为理念;以坚持精品意识,保证知识的系统性、完整性为原则;以体现时代发展和科学进步的最新成果,保障教材的科学性和权威性为宗旨;以坚持新医科建设目标,贯彻"三基五性"为核心;以立德树人突出护理职业素养与人文素质教育、强化临床实践教学、将思政教育融入教材为特色。

本次修订围绕查漏补缺、查旧补新、数字融合三个方面进行。查漏补缺:聚焦重点人群,对上版教材未能涵盖的内容进行补充,例如老年精神障碍、人格障碍等。同时加强精神健康预防护理、康复护理、社区护理等内容,增加或者细化促进精神健康的理论、知识和技能。查旧补新:立足中国,面向世界,围绕医学科技新进展和医学教育新理念、课程思政、基础知识、研究方法和前沿动态各方面,全面查旧补新、查弱补强。数字融合:依据医学教育改革发展新形势和新要求,助力"互联网＋教育"的发展,进一步打造包括案例、习题等在内的数字资源。

本版教材共分18章,根据最新ICD-11的分类,对章节进行了较大调整,例如把"脑器质性精神障碍患者的护理"更改为"神经认知障碍及相关疾病患者的护理";把"心境障碍患者的护理"分解为"抑郁障碍患者的护理"和"双相障碍患者的护理";把"神经症及应激相关障碍患者的护理"分解为"焦虑与恐惧障碍患者的护理""应激相关障碍患者的护理""强迫及相关障碍患者的护理";增加"人格障碍患者的护理"章节等。

本版教材的编写内容实行了模块化设计,其中"学习目标"模块按"知识""能力""素质"三维要求分别叙述表达,同时强调重点内容,以指导学生自主学习;"知识链接""历史长廊"等模块则为教学提供相关背景知识,提高护理专业学生的综合素质、对精神护理的重视和兴趣。"思考题"模块用于引导学生自主思考,加深学生对关键内容的理解和掌握。

本教材主要适用于本科护理学类专业学生,同时也可作为研究生、在职护士的相关参考书籍。本教材自出版以来,一直在全国高等医学院校中广为使用。因此,全体编委深知责任重大,在编写本书过程中竭尽全力,并进行多轮审阅修改。尽管如此,书中难免有不妥甚至谬误之处,诚请读者给予指正,以便本教材日趋完善。

2022 年 3 月

目录

NURSING

第一章

绪 论

01章 数字内容

───── 学习目标 ─────

● 知识目标：
了解精神医学及精神科护理学的发展简史；我国精神科护理学的发展有哪些机遇与挑战。
● 能力目标：
能通过精神科护理学发展史的学习，领会现代精神科护理学的主要任务。
● 素质目标：
重视患者精神心理的护理，能够将精神科护理学的知识运用于临床工作。

第一节 概   述

精神科护理学是建立在护理学基础上,对人群和精神障碍患者进行预防、维护、促进、恢复精神健康的一门护理学。它是精神医学不可缺少的一个重要组成部分,主要任务包括以下几个方面:

1. 研究对精神障碍患者科学护理的理论和方法并及时运用于临床,以及探讨护理人员在预防精神障碍方面的作用。

2. 研究和实施接触、评估精神障碍患者的有效策略,通过各项护理工作及护理人员的语言、行为与患者建立良好的治疗性护患关系,保证护理措施的有效实施。

3. 研究和实施对不同种类精神障碍患者各种治疗的护理,确保医疗任务的顺利实施。

4. 研究与实施如何维护精神障碍患者的权利与尊严,使其得到应有的尊重与合适的治疗;提高患者对自身情况的认识能力;培养和训练患者的生活自理能力、社会交往能力、心理承受能力,在精神障碍好转后能及时重返社会。

5. 研究与实施如何密切观察有关精神心理方面的病情变化,详细记录,协助诊断,防止意外事件的发生;并为医疗、教学、科研、法律和劳动鉴定等积累重要资料。

6. 研究与实施在患者与家庭、社区中开展精神卫生宣传教育工作,对精神障碍患者做到防治结合,医院与社区结合,为患者回归社会做出贡献。

目前精神科护理学的服务与研究对象已有明显拓宽,除传统的严重精神障碍,如精神分裂症、双相障碍、神经认知障碍外,还包括焦虑与恐惧障碍、抑郁障碍、进食障碍、睡眠障碍等;同时服务的模式也从封闭式管理转向开放式管理,因此除了专科医院的院内精神科护理,还包括综合医院的院内精神科护理以及社区精神科护理等。此外,由于新的抗精神病药物的出现,对康复以及精神障碍患者重返社会、预防复发的重视,使得精神障碍患者的预后已大为改观,也对精神科护理提出了更高的要求。当代精神科护理的概念已大大超过传统的精神科护理学的概念所覆盖的范围。

本章系统介绍精神医学发展史、精神病护理发展史、现代精神科护理工作的内容及要求。

第二节 精神医学发展简史

精神医学是临床医学的一个重要分支,是研究精神障碍病因、发病机制、临床表现、病程转归以及预防和治疗的一门学科。精神障碍伴随人类社会的发展而一直存在,但是精神障碍留给人类的大多是痛苦且与社会文明相背离的记忆。因此,精神医学的发展历史漫长而曲折,是一部与精神障碍作斗争的历史。

(一) 国外精神医学的起源

国外精神医学起源于公元前古希腊最伟大的医学家希波克拉底(Hippocrates,公元前 460—公元前 377 年),也被称为精神医学之父。他提出脑是思维活动的器官,提出了精神障碍的体液病理学说。他认为人体内存在四种基本体液,即血液、黏液、黄胆汁和黑胆汁,就像自然界存在的火、土、空气和水一样。四种体液平衡就健康,如果其中某一种过多或过少,或它们之间相互关系失常,人就生病。他将各种病态的精神兴奋归类于躁狂症,而将相反的情况称为忧郁症,这是精神病理现象最早的概括和分类,忧郁症是过多的黑胆汁进入脑内,破坏了脑内活动所致。他认为精神障碍是人脑的产物,在精神障碍治疗上,主张等待精神障碍的自然痊愈,不主张过多地干预。他的这些理论至今都还对现代精神医学有深远的影响。与希波克拉底同时代的哲学家柏拉图(Plato)也主张在理想国中,精神障碍患者应当受到家人和社会很好的照顾,而不应让他们在外游荡,如果家人不这样做,则应处罚金。公元5 世纪以前,古希腊和古罗马处于繁荣时期,已对某些精神障碍的病因进行了探索。认为应人道地对待精神障碍患者的思想,显示出欧洲古老文明思想的不朽与光辉。

（二）18 世纪工业革命对精神医学的影响

随着 17 世纪后工业革命的兴起，精神医学出现了重大的转折，精神疾病被认为是一种需要治疗的疾病。18 世纪末，法国大革命后，法国精神病学家比奈（Pinel，1745—1826）是第一个任职于"疯人院"的医生，他去掉了精神障碍患者身上的铁链，主张人道地对待患者，这也被公认为精神医学的首次革命性的运动。同一时期的希区（Hitch）开始在疗养院使用受过训练的女护士，从此精神障碍的治疗模式进入了医院模式。

（三）现代精神医学

随着神经解剖学、生理学、病理学、神经生物学的发展以及临床资料的积累，国外精神医学真正发展是从 19 世纪逐渐开始。特别是 19 世纪末到 20 世纪初，现代精神病学之父克雷丕林（Kraepelin，1855—1926）将内外科疾病的研究方法运用于精神障碍，提出了精神障碍分类原则。他创立了"描述性精神病学"，明确地区分了躁狂忧郁性精神病与精神分裂症。他认为精神疾病是一个有客观规律的生物学过程，可以分为数类。每一类都有自己的病因、典型的病理解剖所见、特征性的躯体和精神症状、与疾病本质相关的联系与转归。Kraepelin 始终认为精神分裂症存在生物学基础，受他的观点影响最成功的例子是他的学生 Alzheimer 在老年痴呆患者中发现了老年斑和神经纤维缠结，因为他的贡献，这种病被命名为 Alzheimer disease（阿尔茨海默病）。20 世纪以来，许多精神医学的专家对精神障碍的病因、发病机制分别从神经解剖学、生理学、神经生物学、认知科学和心理学等不同角度进行了大量的研究和探讨，以期阐明精神障碍的发生机制，形成了精神医学的各种学派。

与描述性精神病学派不同，精神分析学派是强调人的意识活动内部存在各种力量矛盾运动的学说，由弗洛伊德（S. Freud，1856—1939）首创。他认为人的一切思维、情感和行为都有其内在的原因。口误、笔误、记忆错误这些日常生活中的心理现象好像是偶然的，其实都有在意识层面上不易察觉的动机。人类精神活动尤其是情感活动也是能量活动，遵循能量守恒的原则。如果情绪能量积累过多而没有机会及时发泄或没有正常渠道发泄，这些能量不会自己消失，而会以改头换面的形式表现出来，例如焦虑症的各种症状。

自称为精神生物学派的是 Adolf Meyer（1866—1950），也是这一学派的创始人。他结合了心理学和生物学的双重观点，而有别于其他学派。他认为一切生物都是由简单到复杂、从低级到高级进化而来。人脑皮质的结构和功能是进化的最高产物，但人类又保留了较低级的神经系统的结构和功能，当高一级水平的功能受到损害时，低一级水平的功能就突出化了，所有的人体器官都是在神经系统支配下作为一个整体在行使功能。此外，研究精神疾病应把患者放在社会环境中去研究，他认为人的行为和精神障碍都是一种对人体内外变化的反应形式。

现代精神医学史上最为重要的革命性事件是 1953 年氯丙嗪抗精神病作用的发现和应用，不仅极大地促进了临床精神障碍的防治工作，也使人们对精神障碍的生物学机制有了更为深刻的了解。越来越多的人主张精神医学应向"生物-心理-社会"三合一的现代医学模式转变，而且这种新的医学模式在精神医学中显得最恰当、最适用、也最需要。精神医学不仅要服务于精神病院内，也要面向社区精神卫生服务。

（四）我国精神医学的起源与发展

在公元前 11 世纪，我国已有"狂"这一病名，如最早的有关精神障碍现象的文字记载见于《尚书·微子》："我其发出狂"。在我国最古老的医典《黄帝内经》中就将人的精神活动归结于"心神"活动的功能，并对情志与精神障碍进行了较为系统的论述，如"怒伤肝，喜伤心，思伤脾，忧伤肺，惊伤肾"等。秦汉时期的《难经》《伤寒论》《金匮要略》等医书中对诸多精神症状做了相对详细的描述，如将精神症状归类为"狂""躁""谵妄""癫""痴""痫"等，并以其独特的理论与实践对这些精神障碍的病因、发病机制与症状进行了论述。如"邪入于阳则狂"，认为"狂"症的发病机制是阴阳不平衡所致，并提出对"狂"症与"癫"症的鉴别方法："重阳者狂，重阴者癫"。此后一千五百多年，我国精神医学基本上是沿这条思路缓慢地向前发展的。到金元时期，精神疾病的分类更为细致，治疗方面也有大

Note:

量的尝试。我国传统医学中精神医学的理论基础和临床经验还需要进一步的深入研究以及挖掘和传承。

19 世纪末开始,现代精神医学随着外国传教士的传教活动进入我国,继之各地大城市建立了精神病患者的收容机构或精神医学的教学机构。中华人民共和国成立后,精神疾病的防治工作主要由卫生行政部门、民政部门和公安部门管理,相继在各省建立了新的精神病院及康复医院,主要工作是收容和治疗无家可归或影响社会治安的精神病患者。改革开放以来,精神医学取得了长足的进步,精神卫生服务已基本覆盖全国各地,上海、北京的精神健康三级防治网络逐渐推广,与国际精神病学界的交流逐渐增多,各种抗精神病药物与新治疗方法和理论的引进丰富了国内精神医学的临床与研究,其主要任务也已由收容性质转变为向社区居民提供优质的精神卫生服务,且逐渐与国际精神医学的发展趋势接轨。

《全国精神卫生工作规划(2015—2020 年)》要求到 2020 年,在省、市、县三级普遍建立精神卫生工作政府领导与部门协调机制。70% 的乡镇(街道)建立由综治、卫生计生、公安、民政、司法行政、残联、老龄等单位参与的精神卫生综合管理小组。要健全省、市、县三级精神卫生专业机构,服务人口多且地市级机构覆盖不到的县(市、区)可根据需要建设精神卫生专业机构,其他县(市、区)至少在一所符合条件的综合性医院设立精神科。希望常见精神障碍和心理行为问题防治能力明显提升。公众对精神病性障碍、抑郁障碍等常见精神障碍的认识和主动就医意识普遍提高,医疗机构识别精神病性障碍、焦虑与恐惧障碍、抑郁障碍的能力明显提升,抑郁症治疗率在现有基础上提高 50%。各地普遍开展抑郁症等常见精神障碍防治,每个省(区、市)至少开通 1 条心理援助热线电话,100% 的省(区、市)、70% 的市建立心理危机干预队伍;发生突发事件时,均能根据需要及时、科学开展心理援助工作。

第三节 精神科护理学发展简史

正式的精神科护理的形成相对比较晚,国外有关精神科护理的文字记载源于 1814 年希区(Hitch)在精神病疗养院雇用受过专门训练的女护士进行专门的看护工作。继之,南丁格尔在《人口卫生与卫生管理原则》一书中强调注意患者的睡眠与对患者的态度,防止精神疾病患者伤人、自伤。从此开始了要求护理人员在临床医学各科工作中不能忽视对精神问题的关注。1873 年理查兹(Linda Richards)提出了要以对内科疾病患者护理同等水平来护理精神障碍患者,重视患者躯体和精神方面的护理与生活环境的改善。由于她的贡献及影响,确定了精神科护理的基础模式,因此她被称为美国精神科护理的先驱。

美国最早专门为培训精神科护理人员而开办的护理学校创设于 1882 年,在马萨诸塞州的马克林医院,它包含两年的课程,但是课程中很少有精神科方面的内容。当时精神科护理人员的主要工作依然是照顾躯体各项功能,如给药、提供个人卫生等。心理护理在当时的课程内容中只是提到要有耐心及亲切地照顾精神上有障碍的患者。

直到 20 世纪中叶,精神科护理职能拓宽到协助医生观察精神症状、运用基础护理技术协助对精神障碍患者进行治疗等。1954 年苏联《精神病护理》一书的出版详细阐述了精神障碍患者的症状护理与基础护理,强调对患者应保持亲切、体贴、爱护、尊重的态度,并强调废除约束,组织患者的工娱疗法。随着 1977 年恩格尔提出的生物 - 心理 - 社会医疗模式,现代精神科护理学也逐渐从责任制护理模式发展到兼顾生物 - 心理 - 社会三方面的整体护理模式,罗伊、奥瑞姆等是这一护理模式的代表人物。当代临床护理路径模式的出现不仅满足了患者需要的高效优质护理服务,也迎合了医疗保险公司降低护理成本的要求,并被迅速应用于精神障碍护理。这种模式要求在非精神科也要重视精神方面的护理,以及在精神科要注重躯体方面的护理,同时更要关注患者的社会功能的康复。

我国一直有"三分治疗,七分护理"的说法。古代的精神障碍患者虽然有机会得到依据中医理论做出的诊断与相应治疗,但是关于精神科专科护理的记载极少。清末民初,精神医学传入我国,同时提供了大量的非专业的护理服务;随着广州、天津、上海、长沙等大城市逐渐建立专门的护士培训机构与精神障碍患者收容机构,逐渐过渡到受过专门培训的护士进入收容机构提供专业的护理服务。新中国成立后,精神科护理学事业逐渐受到重视,全国各地相继建立了各级精神病院,部分地区(如上海、南京等)陆续建立起了系统的精神障碍防治网。1958 年我国各主要精神病医院实行了开放式和半开放式管理制度;1990 年成立了中华护理学会精神科护理专业委员会,定期举行全国性精神护理工作的学术交流;随着改革开放的发展,我国精神科护理界与国际护理界的交流日益增多,精神科护理理念、临床实践及基础研究逐渐与国际接轨,先后引进了责任制护理、整体护理、临床路径护理模式,并取得了丰硕的成果。

第四节　现代精神科护理工作的内容与要求

精神科护理工作的对象是有各种精神障碍的患者,关注的是精神与行为方面的异常,还要掌握精神障碍与躯体疾病相互影响的问题。因此,精神科护理的工作内容与要求有其特点。

一、精神科护理工作的内容

精神科护理工作的内容一般包括基础护理、危机状态的防范与护理、特殊治疗的护理等,本书均列专章介绍,此处仅强调几项精神科护理的特殊内容。

(一) 心理护理

心理护理的重点是启发和帮助患者以正确的态度认识疾病和对待疾病,护理人员不仅要知道患者的哪些表现是异常的,还要通过各种心理护理技术让患者认识到自己的哪些表现是异常的,如有可能还要利用现有的相关理论和知识帮助患者认识为什么会有这些异常的表现,如何以坚强的意志和乐观的精神去战胜疾病过程中出现的各种困难。对于有躯体疾病的患者,还要通过心理护理来减少躯体疾病对心理的影响,预防精神障碍的发生。

(二) 睡眠护理

睡眠障碍在临床各科都是常见的问题,夜间睡眠的护理不仅要有安全意识,还要掌握正确睡眠的基本知识。首先要为患者入睡创造良好的环境。发现有睡眠障碍的患者要耐心介绍正确的睡眠方法,如睡眠不好时不要烦躁,尽可能安心;白天尽可能不要睡眠,以免影响晚上的睡眠;不要睡在床上看电视等;建议患者尽可能找到自己的睡眠"时点",养成良好的生活规律和掌握自己的"生物钟"。

(三) 保证医嘱的执行

有一些精神障碍患者缺少对疾病的自知力,不认为自己有病,从而无治疗要求,甚至强烈反对接受各种必要的治疗;还有一些患者可能因为意识障碍或智力问题而无法处理自己的日常生活。因此,如何使医嘱得以执行,让患者受到及时必要的治疗是精神科护理的一个重要内容。

服药是最常用的治疗方法,必须时刻关注并保证患者按医嘱服药,在治疗效果不佳时还要考虑患者是否按医嘱服药。如果是在精神科病房,发药给患者后还要确定患者服下了药物,要严防患者吐药或藏药,服药后要检查口腔并观察患者饮用了水后才能离开。对于拒不服药者,应及时向医师报告,改换给药途径或治疗方法。如果是在非精神科病房也需要关注患者是否遵守了医嘱。

(四) 安全护理

安全护理是精神障碍护理中最重要的环节。患者因精神症状的影响,在思维紊乱、情绪不稳、心理状态失常的情况下,常可出现冲动、伤人、自杀、自伤等行为,有的可导致严重后果。因此,精神科护士要有高度的安全意识,需严格执行各项护理常规和工作制度,加强安全管理,做好安全检查。另外,护士应密切观察巡视,掌握患者病情和心理动态,并能运用风险评估技能动态评估患者的风险级别,做到有针对性的防范,谨防各种意外,保障患者的安全。

二、精神科护理不良事件发生的可能原因

1. 患者因素　精神障碍患者由于自知力缺乏,否认有精神障碍而不配合治疗;精神障碍的复杂性、多变性和不确定性都是造成精神科风险的重要因素,如受症状支配的暴力行为、冲动、伤人、自伤、外跑;特殊治疗,如保护性约束、改良电抽搐治疗等,以及精神药物的不良反应导致的吞咽困难、噎食、直立性低血压而出现的跌倒等意外。

2. 环境因素　精神科病房环境相对封闭,患者缺乏亲人照顾,生活枯燥,住院依从性差,可能导致患者发生各种意想不到的情况。

3. 疾病因素　受精神症状对患者的影响,长期住院,封闭式管理也容易导致院内感染的发生;由于精神障碍的复杂性常常导致入院宣传、安全教育、健康教育等难以进行,或者患者难以遵从。

第五节　展　　望

众所周知,人类所有的精神活动都是由人脑所调控。新的精神医学的核心思想是,所有的精神活动都有生物学基础,都需要"大脑"有机分子和细胞的加工。因此,这些加工的变异或失常可能是精神障碍的生物学基础。

脑与心理是合二为一的,人脑是一个复杂的处理模糊信息的超常机器。它能使我们感知世界,调节我们的思维、情绪和行为,包括简单的运动行为,还包括人类复杂的行为,如艺术创造、科研创新等。

人脑的每种心理功能,从最简单的反射到最富创造性的思维,都是由不同脑区的特定的神经环路来实现的,并不是由某个单独的脑区来完成的。所有的神经环路都是由神经元组成的。神经环路是通过细胞内的特殊分子在细胞内部或者神经细胞之间发出信号,传递信息的。

在数百万年的进化过程中,这些特殊的信号分子几乎完全被保留下来了。也就是说,不管是单细胞生物,还是人类,都是通过相同的分子来控制我们的生活,并使我们适应瞬息万变的生活。

因此,我们通过脑与精神活动的研究对我们自身有了更好的了解,如我们如何知觉、学习、记忆、感受和行为。我们也知道基因影响行为,某些基因的功能障碍会导致精神紊乱,只是我们目前还不清楚基因是如何影响行为的。这也导致了认知神经科学的产生,从细胞和分子的角度研究认知心理加工。我们正从一个探索大脑功能奥秘的时代转向一个治疗大脑功能紊乱的年代。精神科护理学是治疗脑功能紊乱的一个不可缺少的重要领域。随着科学技术的发展、方法学的创新,精神科护理学也必将有重大的进步。

精神卫生知识正在广泛普及,临床各科对精神护理的重视和强调,精神科专业护理在护理学中的学术地位已显著提升。内外科对精神心理障碍的识别率的大幅度提高,综合医院建立了精神科联络会诊机构,需要专门的精神科护理人员参与临床各科出现的精神障碍的防治工作。然而,全球范围内的精神科护士大量缺乏,同样这种情况也发生在我国的精神科护理人员当中。

精神科专科护理主要是为患者提供良好的休养环境,提供专业的、及时的治疗措施,观察用药后反应和病情变化,加强安全管理,保证睡眠和饮食,加强基础护理等。国外为了解决精神科护理人员缺乏的问题,为护生提供三个专业方向:精神科护理、成人护理、儿童护理。入学前需选好专业方向,入学后接受相关方面的课程教育和培训,毕业后也只能在相关领域从事护理工作,从而很好地解决了精神科护士缺乏的情况。此外,我国也是通过在有条件的医学院校建立精神卫生专业来解决精神科医生缺乏的问题。为了更好地为患者服务,提高其精神心理健康水平,这些提高精神科护理人员的数量和水平的方法是值得借鉴的。

国内外对于精神科的护理内容没有太大的区别,不同在于服务患者的理念和服务形式。如社区精神科服务体系是西方社会精神科治疗、护理及管理的一种方式。在有些国家精神障碍患者的非住院化运动已开展 30 多年,精神病房床位明显减少、住院时间缩短,大量的精神障碍患者转入社区。我

国社区精神卫生服务体系正在健全和发展中,社区精神卫生人员极度匮乏,常身兼数职,这种现象随着国家的重视和经济的发展必将得到很大的改善。

随着社会的发展,精神卫生服务对象、服务重点将会有一些转变。各种适应不良行为、焦虑与恐惧障碍、抑郁障碍等轻度精神障碍,物质使用与成瘾行为,儿童和老年精神卫生问题将会受到越来越多的重视。精神科专科医院的管理实行院内园林化、室内家庭化、管理开放化、治疗多元化。政府对精神卫生问题的重视、精神卫生法的实施、治疗效果的提高,将来社会对精神障碍患者的歧视必定会越来越少,精神障碍患者也会受到更加人道的对待。而精神科护理人员的工作环境、社会地位、收入水平也会明显改善。

世界卫生组织的研究报告显示,25%~30% 的急诊患者是由于精神障碍方面的原因而就诊。美国每十人当中就有一人将在其一生某个时间中住进精神病院,约 1/3 的人群将因精神障碍问题寻求专业人员的帮助。精神障碍占整个疾病负担的 15% 以上,超过各种癌症的疾病负担。由此可见,精神科护理学越来越受到临床护理学同道以及社会越来越多的关注和重视,也是全民健康的关键内容。

(刘哲宁)

思 考 题

1. 请问精神科护理学发展史是怎样的?
2. 脑与心理是何种关系?

URSING

第二章

精神障碍的基本知识

02章 数字内容

学 习 目 标

知识目标:

1. 掌握常见精神症状的概念及其常见于哪些疾病。

2. 了解精神障碍的病因;精神障碍的两大分类系统及诊断标准即 ICD-11 和 DSM-5。

能力目标:

1. 能熟练采用面谈方式准确识别患者的精神症状。

2. 能准确识别精神疾病常见的综合征。

素质目标:

充分了解精神障碍患者的精神和心理状况,在不涉及精神症状时,精神障碍患者的精神活动是完全正常的,因此应以爱心、耐心、细心、平等心的职业精神对待精神障碍患者。

导入情境与思考

刘先生,29 岁,职员。2 个月前开始出现不安全感,觉得周围的人都过分关注自己,用异样的眼光看自己,对自己指指点点,议论自己做了不好的事情;甚至看电视时也觉得节目内容演的就是自己的事情;走到哪里都觉得有人跟踪,要谋害自己;1 个月前开始出现凭空听到有声音骂自己,还让自己去自杀,患者害怕,偷偷跑到外省,希望能将跟踪他的人和声音甩掉,但是发现根本不行,无论跑到哪里都能听到这个声音,为此心情不好,曾想过要听从声音的指示跳楼,但自己终止了该行为。

请思考:

1. 该患者存在哪些精神症状?

2. 该患者最可能的诊断是什么?

本章内容包括精神障碍的病因学、精神障碍的症状学和精神障碍分类与诊断标准。病因学简单概述了目前大家公认的关于精神障碍的病因学因素,如生物学因素和心理社会因素;症状学详细描述了各种精神症状的概念、表现及常见于何种精神障碍;分类与诊断标准介绍了目前公认的两大分类系统,让初学者对精神病学的基础知识有全面的了解,为深入学习精神病学各论奠定基础。

很多人对精神障碍有歧视,认为精神病(psychosis)是一个令人恐惧而又充满神秘色彩的名词,常使人联想起一个个满身泥污、行为古怪、时哭时笑、呆滞冷漠或暴躁凶残的人,实际上有这些表现的严重精神病患者比例较小,在临床工作中更常见的是外表正常或接近正常而内心痛苦的患者。

简单来说,精神病性障碍是指在各种因素(包括生物、心理、社会环境因素)作用下造成大脑功能失调,出现以感知觉、思维、情感、意志行为等障碍为主的一类严重的精神障碍,如精神分裂症。幻觉与妄想等症状又被称为精神病性症状,这些患者多到精神病专科医院就医。而精神障碍是一个更为广泛的概念,包括了精神分裂症,也包括了焦虑障碍、抑郁障碍等。

由于人类的精神活动受社会环境、自然环境以及个体功能状态的影响,所以病理状态下出现的精神症状也是千差万别、错综复杂的。本章从精神障碍的病因学、症状学与诊断分类三个方面介绍一些基本知识,使学生对精神障碍有一个初步认识。其中第二节精神障碍症状学对于初学者最为重要。

第一节　精神障碍的病因学

精神障碍与其他慢性躯体疾病一样,均是生物、心理、社会(文化)因素相互作用的结果,任一单个的原因可能只是增加精神障碍的患病风险。本节简要介绍精神障碍病因学知识。

一、生物学因素

影响精神障碍的主要生物学因素大致可以分为遗传、感染、躯体疾病、创伤、营养不良、毒物等。

(一) 遗传因素

家系研究的结果表明,精神分裂症、心境障碍、儿童孤独症、神经性厌食症、儿童多动症、焦虑障碍、阿尔茨海默病等,都具有明显的家族聚集性。目前绝大多数的精神障碍都不能用单基因遗传来解释,而是多个基因相互作用使患病风险性增加,加上环境因素的作用,从而导致了精神障碍的发生。单个基因所起作用有限,遗传和环境因素的共同作用,决定了某一个体是否患病,其中遗传因素所产生的影响程度称为遗传度(heritability)。即使有较高的遗传度,是否发病还与环境因素有关。如精神分裂症同卵双生子同病率不到 50%,即具有相同基因的双生子中的一个患精神分裂症时,另一个患精神分裂症的概率可能大约是 50%。这提醒我们基因虽然不能改变,但是通过环境因素的调控可能达到预防精神分裂症的目的,从而也让我们对精神分裂症的防治有了一个光明的前景。另外,有一个认识上的误区需要纠正,精神障碍的遗传性是指如果家族中有精神障碍患者,其亲属罹患精神障碍的风险高于普通人群,而不是其亲属一定患病。

(二)感染、躯体疾病、创伤、营养不良、毒物等因素

这类因素可能通过影响个体早期的神经系统发育,导致成年以后精神障碍的发生,例如,精神分裂症的神经发育障碍假说认为这些因素影响了神经发育,导致在青少年后期或青年早期出现明显的精神分裂症的表现;这些因素也可能会引起明显的脑器质性的改变,从而使个体立即出现明显的精神异常。后者又可分为脑器质性因素所致精神障碍、躯体疾病所致精神障碍、精神活性物质所致精神障碍。这些精神障碍在临床各科都可能见得到,应特别引起非精神科护士的关注。例如,梅毒螺旋体是最早记载的能导致精神损害的病原体,麻痹性痴呆就是由梅毒螺旋体侵犯大脑引起的一种晚期梅毒的临床表现,以神经麻痹、进行性痴呆及人格障碍为特点,近年来有发病增多的趋势,因此,临床上值得关注。人类免疫缺陷病毒(HIV)也被证实能产生进行性的认知行为损害,能导致大脑缺血、缺氧,代谢异常的躯体疾病如肺心病、冠心病、肾功能衰竭等均可引发精神症状;一氧化碳、莨菪碱等中毒也可引发明显的精神症状。

酒、大麻、海洛因、可卡因等精神活性物质引起的精神障碍将在后面的章节中详细阐述,由于这方面的问题越来越常见,且隐匿不易发现,应引起护理人员的高度重视。还有一点要引起注意的是,虽然感染、躯体疾病等引起精神障碍的病因不同,但是引起精神异常的临床特点可能类似。

二、心理社会因素

应激性生活事件、情绪状态、人格特征、性别、父母的养育方式、社会阶层、社会经济状况、种族、文化宗教背景、人际关系等均构成精神障碍的心理、社会因素。这些心理、社会因素在精神障碍的发病与转归过程中起着重要作用。

(一)精神应激因素

精神应激通常是指生活中某些事件引起个体精神紧张和感到难于应付而造成的心理压力。精神应激与精神障碍的关系可看成一个致病谱,一端是直接的致病作用,如某些强烈的精神应激如地震、火灾、战争、被强奸、被抢劫、亲人突然死亡等可能引起心因性精神障碍,这种情况下精神应激起了主要的致病作用;在另一端,精神应激在疾病的发生中所起的作用小,是诱发因素,如精神分裂症、心境障碍等。

(二)社会因素

自然环境(如污染、噪声、生存空间过小)、社会环境(如社会动荡、社会大的变革)、移民(尤其是移民到另一个国家)等,均可能增加精神压力,诱发精神障碍。不同的文化环境,亚文化群体的风俗、信仰、习惯也都可能影响人的精神活动而诱发疾病或使发生的精神障碍刻上文化的烙印。如某些精神障碍只见于某些特定的民族、文化或地域之中,缩阳症多见于东南亚国家;冰神附体多见于日本冲绳岛、蒙古的比伦奇、加拿大等地区。

(三)个性因素

个性是先天的禀赋素质和后天环境共同作用下形成的。现代研究认为,病前的性格特征与精神障碍的发生密切相关,不同的性格特征的个体易患不同的精神障碍。如精神分裂症的患者大多病前具有分裂样性格,表现为孤僻少语,生活缺少动力,缺少热情或情感冷淡,不仅自己难以体验到快乐,对他人亦缺少关心,过分敏感、怪癖等。而具有强迫性格的人,如做事犹豫不决、按部就班、追求完美、事后反复检查、穷思竭虑、对己过于克制、过分关注,所以易焦虑、紧张、苦恼,遇上心理压力就易患强迫障碍。

简言之,生物学因素和心理社会因素,即内因与外因在精神障碍的发生中共同起着决定性的作用。但应注意到两者的作用并非平分秋色,在不同的精神障碍中不同的致病因素起的作用大小不同。而且,许多精神障碍的发生是多种因素共同作用的结果。

第二节 精神障碍的症状学

一、概述

研究精神症状及其机制的学科称之为精神障碍的症状学或精神病理学。由于精神障碍诊断和分类主要是依据临床症状而非病因,因此,学会正确识别精神障碍的症状是做好精神科护理工作的第一步。即使在非精神科工作,识别精神症状,也是护理工作的重要内容。

(一) 精神症状的本质

异常的精神活动通过人的外显行为如言谈、书写、表情、动作行为等表现出来,称之为精神症状。精神症状是大脑功能障碍的表现,这种障碍必定有其物质基础,只是其严重程度与性质不一。大致上可以分为以下几种情况:第一是大脑结构的改变所致,如阿尔茨海默病;第二是脑部疾病所致精神障碍,如脑血管疾病、颅脑外伤、颅脑占位性病变、颅内感染、大脑代谢或生化病变所致的精神障碍;第三是精神活性物质所致障碍;第四是目前病因或发病机制不明的所谓"功能性精神病"的症状,如精神分裂症、心境障碍等。虽然目前精神障碍发病机制不十分明了,但可以肯定不久的将来一定会揭开这一谜底。

精神症状发生于中枢神经系统病变的基础之上,但是症状的内容却受心理社会因素的影响,随着时代的演进而变化,表达的是客观现实的内容。如思维被扩散,以前认为是患者自己的思想虽没说出来,但如同广播一样被广播出去了;现在很多患者觉得自己的思想虽没说出来,但如同网络一样被传播了。

(二) 精神症状的特点及其在诊断中的地位

每一种精神症状均具有以下特点:①症状的出现不受患者意志的控制;②症状一旦出现,难以通过注意力转移等方法令其消失;③症状的内容与周围客观环境不相符合;④症状会给患者带来不同程度的痛苦和社会功能损害,这一点也是鉴别精神活动是否正常的关键。

在护理观察中,第一,应确定患者是否存在精神症状以及存在哪些精神症状。第二,应了解精神症状的强度、持续时间的长短,并评定其对社会功能影响的严重程度。第三,应善于分析各种症状之间的关系,确定哪些症状是原发的,与病因是否直接有关,是否具有诊断价值;哪些症状是继发的,是否与原发症状存在因果关系。第四,应重视对各种症状之间的鉴别,减少对精神障碍的误诊和漏诊。第五,应学会分析和探讨各种症状发生的可能诱因及影响因素,包括生物学和社会、心理因素,以利于建立针对性的护理计划来帮助治疗和消除症状。第六,在尽可能的情况下,帮助患者或家属明白不正常的表现是什么,不正常的原因可能是什么,如何应对才能消除这些不正常表现。

通常按心理过程来归类与分析精神症状。一般分为认知(感知觉、注意、思维、智能等)、情感、意志行为等过程。以下关于精神症状的讨论也按精神活动的各个过程进行阐述。

二、感知觉障碍

感知觉障碍主要包括感觉障碍、知觉障碍和感知综合障碍。

(一) 感觉及感觉障碍

感觉(sensation)是指大脑对客观事物的个别属性的反映(如形状、颜色、大小等)。感觉障碍(disorders of sensation)包括如下形式:

1. **感觉过敏** 对外界一般强度的刺激产生强烈的感觉体验,如感到阳光特别刺眼、轻柔的音乐特别刺耳等。其多见于神经系统疾病,精神科多见于分离障碍、躯体忧虑障碍等。

2. **感觉减退** 对外界强烈的刺激产生轻微的感觉体验或完全不能感知(后者称为感觉丧失)。其多见于神经系统疾病,精神科多见于抑郁发作、木僵状态、意识障碍和分离障碍等。

Note:

3. 内感性不适 躯体内部产生的不舒适和难以忍受的异样感觉,如咽喉部堵塞感、胃肠扭转感、腹部气流上涌感等,可继发疑病观念。其多见于躯体忧虑障碍、精神分裂症和抑郁发作等。

（二）知觉及知觉障碍

知觉(perception)是在感觉基础上,大脑对事物的各种不同属性进行整合形成的整体印象。知觉障碍(disorders of perception)在精神科临床上很常见,是大多数精神障碍的主要症状,对精神障碍的诊断与鉴别诊断、治疗与护理决策、监护病情具有重要的意义。常见的知觉障碍有错觉、幻觉、感知综合障碍等。

1. 错觉(illusion) 对客观事物歪曲的知觉,即把实际存在的事物错误的感知为与实际完全不相符的事物。如杯弓蛇影、草木皆兵等就是错觉的生动表现。正常人在过度疲劳或情绪紧张状态下也可发生错觉,但仔细辨认后可纠正。其多见于谵妄状态。

2. 幻觉(hallucination) 没有现实刺激作用于感觉器官而出现的虚幻的知觉体验。按涉及的感觉器官不同分为幻听、幻视、幻味、幻嗅、幻触和内脏幻觉。

（1）幻听:是一种虚幻的听觉,即患者听到了并不存在的声音,是临床上最为常见的幻觉。有时患者可能清楚地辨别发声者的人数、性别、是否熟识及声音方位等。如为直接对患者进行评价的称为评论性幻听,命令患者做某些事情的声音称为命令性幻听,这些言语性的幻听常见于精神分裂症。患者可与此虚幻的声音对话,并伴有相应的表情,也常由此引发患者对幻听进行解释而继发病态的观念,产生妄想。

（2）幻视:即患者看到了并不存在的事物。意识清晰时出现的幻视多见于精神分裂症,意识障碍时的幻视,多见于谵妄状态。

（3）幻味:患者尝到食物或水中并不存在的某种特殊的怪味道,因而拒饮拒食,常与被害妄想同时出现,多见于精神分裂症。

（4）幻嗅:患者闻到环境中并不存在的某种难闻的气味,如腐败的尸体气味、化学物品的烧焦味等。幻嗅与幻味往往同时出现,并经常与被害妄想结合在一起,多见于精神分裂症。单一出现的幻嗅,多见于颞叶癫痫或颞叶器质性损害。

（5）幻触:在没有任何刺激时患者感到皮肤上有某种异常的感觉,如电麻感、虫爬感等。如果患者感到自己的性器官被刺激,则称为性幻觉。其可见于精神分裂症等。

（6）内脏幻觉:患者身体内部某一部位或某一脏器虚幻的知觉体验,如血管拉扯感、肠道扭转感等。内脏幻觉常与疑病妄想等伴随出现。其多见于精神分裂症和抑郁发作。

按幻觉体验的来源可分为真性幻觉和假性幻觉。

真性幻觉:患者感知的幻觉形象与真实事物完全相同,幻觉表象清晰生动,存在于外在空间,通过自己的感官感受到。

假性幻觉:患者所感受到的幻觉表象不够清晰、不够鲜明生动且不完整,存在于主观空间,患者常描述此种幻觉是自己脑子里的,不需要通过感觉器官就能感受得到。

3. 感知综合障碍(psychosensory disturbance) 感知综合障碍指对客观事物的整体属性能正确认识,但是对事物的大小、形状、颜色、距离、空间位置等个别属性或某些部分产生了错误的感知。常见感知综合障碍包括:

（1）视物变形症(metamorphopsia):患者感到周围的人或物体在大小、形状、体积等发生了变化,如视物显大症、视物显小症。

（2）自身感知综合障碍:指感到自己身体的某一部分在大小、形状等方面发生了变化。

（3）时间感知综合障碍:对时间的快慢出现的不正确的感知体验。

（4）空间感知综合障碍:患者感到周围事物的距离发生了改变,如感觉桌子距离自己很近,将水杯放在桌上时却掉在地上。

（5）非真实感:指患者感到周围事物和环境变得不真实,犹如隔了一层窗纱。如感到周围的房屋、树木等像是纸板糊成的,毫无生气;周围人就像没有生命的木偶一样等。其可见于抑郁发作、精神分裂症等。

三、思维障碍

思维是人脑对客观事物间接概括的反映,是人类特有的认识活动的最高形式。没有语言这个工具,思维是不可能发生或存在的。所以思维障碍也常常从语言中去识别。思维障碍主要包括思维形式障碍和思维内容障碍。

(一)思维形式障碍

思维形式障碍(disorders of the thinking form)主要为思维过程的联想和逻辑障碍。常见症状如下:

1. **思维奔逸** 思维联想速度加快、数量增多和转换加速。患者对此的体验是"脑子就像抹了油的机器,转得太快了",并可出现随境转移、音联、意联等现象。其多见于躁狂发作。

2. **思维迟缓** 思维联想速度减慢、数量减少和转换困难。患者体验到的是"脑子就像生锈的机器,转不过来了",并可出现言语动作反应迟缓等现象。其多见于抑郁发作。

3. **思维贫乏** 指联想概念与词汇贫乏,患者常表现出对提问回答"没有""嗯"等简短词语,患者会有"脑子里空空的"的感受。其多见于精神分裂症、痴呆及智力发育障碍等。

4. **思维散漫** 患者意识清晰,但联想松弛、内容散漫、缺乏主题,话题转换缺乏必要的联系,对其言语的主题及用意也不易理解,使人感到交谈困难。其多见于精神分裂症及智力发育障碍。

5. **思维破裂** 患者的言语或书写内容有结构完整的句子,但各句的意思互不相关,整段内容令人不能理解。如问"你叫什么名字",答"上课,水流哗哗响,人民兴高采烈……"严重时言语支离破碎,句子结构不完整,成了"语词杂拌"。其多见于精神分裂症。

6. **思维不连贯** 在意识障碍的背景下出现的言语支离破碎和杂乱无章状态。其多见于谵妄状态。

7. **思维中断** 思维联想过程突然中断,表现说话突然停顿,片刻之后又重新开始,但所谈主题已经转换。其多见于精神分裂症。

8. **思维被夺、思维插入** 属于思维联想障碍,前者感到自己思想被某种外力突然抽走,而后者则表现为患者感到有某种不属于自己的思想被强行塞入自己脑中。两者均不受个人意志所支配,多见于精神分裂症。

9. **强制性思维** 思维联想的自主性障碍,表现为患者感到脑内涌现大量无现实意义、不属于自己的联想,是被外力强加的。这些联想常常突然出现,突然消失,内容多变。其多见于精神分裂症。

10. **病理性赘述** 是指思维联想活动迂回曲折,联想枝节过多。表现为患者对某种事物做不必要的过分详尽的描述,言语啰嗦,但最终还是会回到主题。其见于癫痫、老年痴呆等。

11. **思维化声** 同时包含思维障碍和感知觉障碍两种成分的一种症状。当患者在思考时,同时感到自己的思想在脑子里变成了言语声,自己和他人均能听到。其多见于精神分裂症。

12. **语词新作** 患者自创符号、图形、文字、语言来表达一种离奇的概念,是概念的融合、浓缩,无关概念的拼凑。如"]["代表离婚。其多见于精神分裂症。

13. **象征性思维** 概念转换,以无关的具体概念代替某一抽象概念,不经患者的解释,别人无法理解。如某个患者走路一定要走左边,代表自己是"左派"。其多见于精神分裂症。

14. **逻辑倒错性思维** 以推理缺乏逻辑性为特点,患者推理过程既无前提也无根据,或因果倒置,推理离奇古怪,不可理解。其多见于精神分裂症。

15. **强迫思维** 患者脑中反复出现的同一内容的思维,明知不合理和没有必要,但是总是挥之不去,因此常常痛苦不堪,可伴有仪式动作来减轻内心痛苦。其多见于强迫障碍,也可见于精神分裂症。

(二)思维内容障碍

思维内容障碍表现为思维表达的内容明显违反客观事实。

Note:

妄想(delusion)是病理性的歪曲信念,指一种个人所独有的和与自身密切相关的坚信不疑的观念,不接受事实与理性的纠正。其特征为:①信念歪曲,妄想无关于事实存在与否,而在于信念偏离常理或专业知识的程度;②坚信不疑,妄想不接受事实与理性纠正;③内容为个人所独有,与文化或亚文化群体的某些共同的信念不同,如迷信观念。

临床上有些患者其病理性观念在未达到坚信不疑的程度时,不能确定为妄想,称为类妄想观念,如牵连观念、被害观念、妒忌观念等,这些类妄想观念与妄想可能有一定的关联,多数为妄想的早期表现。而超价观念是指由某种强烈情绪加强了的,并在意识中占主导地位的观念。这种观念一般都是以某种事实作为基础,由于强烈情绪的存在,患者对此事实做出超出寻常的评价并坚持此种观念,因此在逻辑上接近正常思维,从内容上讲是某些现实的反映,且这些观念往往与切身利益有关。其多见于人格障碍。

妄想按发生的背景可分为原发性与继发性;按结构可分为系统性妄想与非系统性妄想;按妄想的内容分类,一般分为夸大妄想、罪恶妄想、被害妄想等。

1. **关系妄想** 患者将环境中与其无关的事物坚信为是与其有关,如认为周围人的谈话是在议论自己,别人的咳嗽是针对自己等。其多见于精神分裂症和其他妄想性障碍。

2. **被害妄想** 患者坚信自己被某些人或某组织进行迫害,如投毒、跟踪、监视、诽谤等。患者受妄想的影响可出现拒食、逃跑、报警、自伤、伤人等行为。其主要见于精神分裂症和其他妄想性障碍。

3. **夸大妄想** 患者认为自己拥有非凡的才能、智慧、财富等,如称自己是著名的科学家、大富豪、国家领导人等。其可见于躁狂发作、精神分裂症和痴呆等。

4. **罪恶妄想** 又称自罪妄想。患者毫无根据地坚信自己犯了严重的错误或罪恶,甚至认为自己罪大恶极、死有余辜,应受严厉惩罚。患者可在此妄想的影响下出现拒食、自杀等行为。其多见于抑郁发作、精神分裂症。

5. **疑病妄想** 患者毫无根据地坚信自己患了某种严重的躯体疾病或不治之症,因而到处求医,各种详细的检查和反复的医学验证也不能纠正。严重时患者认为"内脏都腐烂了""血液干枯了",称为"虚无妄想"。其多见于抑郁发作、精神分裂症及躯体忧虑障碍等。

6. **钟情妄想** 患者坚信自己被某异性或许多异性钟情,对方的一言一行都是对自己爱的表达。有时患者会对这种爱情进行回应,即使遭到对方严词拒绝仍毫不动摇,而认为对方是在考验自己对爱情的忠诚而纠缠不休。其多见于精神分裂症。

7. **嫉妒妄想** 患者无中生有地坚信自己的配偶对自己不忠、另有外遇,因此对配偶行为加以检查与跟踪,以寻觅其"婚外情"的证据。其多见于精神分裂症、老年痴呆等。

8. **非血统妄想** 患者毫无根据地坚信自己不是其父母亲生的,虽经反复解释和证实,仍坚信不疑。患者有时认为自己是被抱养或寄养的,但又说不清从何时、为什么与现在的父母生活在一起。其多见于精神分裂症。

9. **物理影响妄想** 又称被控制感,患者感到自己的思想、情感和意志行为受到某种外界力量的控制而身不由己。如患者经常描述被红外线、超声波控制等。其多见于精神分裂症。

10. **内心被揭露感** 又称被洞悉感。患者感到内心所想的事情,未经语言文字表达就被别人以某种方式知道了,如患者坚信有人在他身上安装了特殊的发射装置,自己头脑中所想的事周围人都知道。其多见于精神分裂症。

四、注意、记忆和智能障碍

(一) 注意障碍

注意(attention)是个体精神活动集中指向一定对象的心理过程。分为主动注意和被动注意。主动注意又称有意注意,是自觉的、有目的的注意;被动注意又称为无意注意,是外界刺激所激发的、没有目的的注意,不需任何努力就能实现。通常所谓注意是指主动注意。

1. **注意增强**　为主动注意的兴奋性增强,如有妄想观念的患者,对环境保持高度的警惕,过分地注意别人的一举一动;有疑病观念的患者注意增强,指向身体的各种细微变化,过分地注意自己的健康状态。其多见于精神分裂症、躯体忧虑障碍等。

2. **注意减退**　主动及被动注意兴奋性减弱和稳定性降低,表现为注意力难以唤起和维持。其多见于抑郁发作、精神分裂症等。

3. **注意涣散**　为被动注意兴奋性增强和注意稳定性降低,表现为注意力不集中,容易受到外界干扰而分心。其多见于注意缺陷多动障碍、焦虑障碍、精神分裂症等。

4. **注意狭窄**　为注意广度和范围的显著缩小,表现为当注意力集中于某一事物时,不能再注意与之有关的其他事物。其多见于意识障碍、智能障碍等。

5. **注意转移**　为注意转换性增强和稳定性降低,表现为主动注意不能持久,很容易受外界环境影响而使注意的对象不断转换。其多见于躁狂发作等。

（二）记忆障碍

记忆(memory)是在感知觉和思维基础上建立起来的精神活动,为既往事物或经验的重现。它包括识记、保持、再认和回忆三个基本过程。识记是事物或经验在脑子里留下痕迹的过程,是反复感知的过程;保持是使这些痕迹免于消失的过程;再认是现实刺激与以往痕迹的联系过程;回忆是痕迹的重新活跃或复现。识记是记忆保存的前提,再认和回忆是记忆痕迹的显现过程。临床上常见的记忆障碍形式如下:

1. **记忆增强**　病理性的记忆增强,对病前不能够且不重要的事都能回忆起来。其多见于躁狂发作和精神分裂症等。

2. **记忆减退**　是指记忆的三个基本过程普遍减退,轻者表现为近记忆力的减弱,如记不住刚见过面的人,严重时远记忆力也减退,如回忆不起个人经历等。其多见于痴呆,也可见于正常老年人。

3. **遗忘**　指部分或全部不能回忆以往的经验,即主要指回忆过程障碍。按其程度可分为完全性遗忘与部分性遗忘;按其与疾病的时间关系可分为顺行性遗忘、逆行性遗忘、界限性遗忘和进行性遗忘。

4. **虚构**　是指在遗忘的基础上,患者以想象的、未曾亲身经历过的事件来填补自身经历的记忆缺损。由于有虚构症的患者有严重的记忆障碍,因而虚构的内容自己也不能再记住,所以其叙述的内容常常变化,且容易受暗示的影响。其多见于各种原因引起的痴呆及慢性酒精中毒所致精神障碍。

5. **错构**　是指在遗忘的基础上,患者对过去曾经历过的事件,在发生的地点、情节、特别是在时间上出现错误回忆,并坚信不疑。其多见于各种原因引起的痴呆和酒精中毒所致精神障碍。

当虚构与近事遗忘、定向障碍同时出现时被称作科萨可夫综合征(Korsakoff syndrome),又称遗忘综合征。它多见于慢性酒精中毒所致精神障碍、颅脑损伤所致精神障碍、脑肿瘤及其他神经认知障碍。

（三）智能障碍

智能(intelligence)是一个复杂的综合精神活动的功能,反映的是个体在认识活动方面的差异,是指利用既往获得的知识、经验来解决新问题、形成新概念的能力,包括观察力、记忆力、注意力、思维能力、想象能力等。临床上常常通过一些简单的提问与操作,来了解患者的理解能力、分析概括能力、判断力、一般常识的保持、计算能力、记忆力等,从而可对智能是否有损害进行定性判断,对损害程度做出粗略判断;也可通过智力测验方法得出智商,对智能进行定量评价。智能障碍可分为精神发育迟滞和痴呆两大类。

1. **精神发育迟滞**　是指先天或发育成熟以前(18岁以前),由于各种原因影响智能发育所造成的智能低下和社会适应困难状态。随着年龄增长其智能明显低于正常的同龄人智力水平。

2. **痴呆**　智力发育成熟以后,由于各种原因损害原有智能所造成的智能低下状态。临床主要表现为创造性思维受损,抽象、理解、判断推理能力下降,记忆力、计算力下降,后天获得的知识与技能丧失,工作和学习能力下降或丧失,甚至生活不能自理,并伴有其他精神症状,如情感淡漠、行为幼稚及本能意向亢进等。痴呆可见于阿尔茨海默病等。

假性痴呆:临床上可见在强烈的精神创伤后可产生一种类似于痴呆的表现,而大脑组织结构无任何器质性损害,称之为假性痴呆。通常预后较好。它可见于分离障碍及应激障碍等。

(1) 甘瑟综合征:又称心因性假性痴呆,即对简单问题给予近似而错误的回答,给人以故意做作或开玩笑的感觉。如患者对简单的计算,2+3=4 以近似回答,将钥匙倒过来开门,但对某些复杂问题反而能正确解决,如能下棋、打牌等。

(2) 童样痴呆:以行为幼稚、模拟幼儿的言行为特征,即成人患者表现为类似儿童一般稚气的样子,学着幼童讲话的声调,逢人就称阿姨、叔叔。

五、情感障碍

情感(affect)和情绪(emotion)在精神医学中常作为同义词,是指个体对客观事物的主观态度和相应的内心体验。情感反应包括内心体验、相应的机体外部表现和内部生理变化三方面表现,如喜、怒、哀、乐、爱、憎、忧、思、悲、恐等内心体验;情感反应同时机体发生相应的一系列身体动作变化,称为表情动作,如面部表情、体态表情、言语表情等;情绪与自主神经系统、内脏器官活动相互影响;不仅如此,情绪与其他心理过程(感知、记忆、思维和意志活动)之间也相互影响。心境(mood)是指一种较弱而持续的情绪状态。情感障碍必定涉及情绪和心境。情感障碍主要包括:

1. **情感高涨** 正性情绪增强,表现为不同程度、与环境不相符的病态喜悦,自我感觉良好,患者语音高昂,眉飞色舞,表情丰富;情绪表现可理解的、带有感染性的,且易引起周围人的共鸣,多见于躁狂发作。

2. **欣快** 表现为不易理解的、自得其乐的愉快状态,表情大多单调刻板,给人以愚蠢、呆傻的感觉,多见于痴呆。

3. **情绪低落** 负性情绪增强,患者表情忧愁、唉声叹气、心境苦闷,觉得自己前途灰暗,严重时悲观绝望而出现自杀企图及行为。它多见于抑郁发作。

4. **情感淡漠** 对外界任何刺激缺乏相应的情感反应,缺乏内心体验。表现为面部表情呆板,对周围发生的事情漠不关心等。它多见于晚期精神分裂症。

5. **焦虑** 患者具有无故过分担心发生威胁自身安全和其他不良后果的心境体验,并有紧张、恐惧、坐立不安、搓手顿足、惶惶不可终日等行为表现,还可有心悸、出汗、手抖等自主神经功能紊乱症状。它多见于焦虑障碍。

6. **恐惧** 持续性地对特殊的人、物或情境产生惧怕,并有相应回避的现象。它多见于恐惧障碍。

7. **易激惹** 患者对刺激的反应性增高,一般性刺激即引起强烈而不愉快的情绪体验。它多见于人格障碍、躁狂发作等。

8. **情感不稳** 患者的情感反应极易发生变化,从一个极端波动至另一极端,显得喜怒无常,变化莫测。它多见于神经认知障碍。

9. **情感倒错** 指情感表现与其内心体验或处境不相协调,甚至截然相反。如听到令人高兴的事时反而表现为伤感,或在描述他自己遭受迫害时却表现为愉快的表情。它多见于精神分裂症。

10. **情感矛盾** 指同一时间对同一人或事物出现两种截然不同的情感反应,但患者并不意识到两者是相互矛盾的,没有痛苦和不安。它多见于精神分裂症。

六、意志行为障碍

意志(will)是指人们自觉地确定目标,并克服困难用自己的行动去实现目标的心理过程。在意志过程中,受意志支配和控制的行为称为意志行为。简单的随意和不随意行动称为动作。有动机、有目的而进行的复杂随意运动称为行为。

（一）意志障碍

1. 意志增强　指意志活动增多。在病态情感或妄想的支配下，患者可以持续坚持某些行为，如有被害妄想的患者反复报警或求助等。其多见于精神分裂症、躁狂发作等。

2. 意志减退　指意志活动的减少。表现为动机不足，缺乏积极主动性及进取心，对周围一切事物无兴趣以致意志消沉，不愿活动，严重时日常生活都懒于料理。其多见于抑郁发作和精神分裂症等。

3. 意志缺乏　指意志活动缺乏。表现为对任何活动都缺乏动机、要求，生活处于被动状态，处处需要别人督促和管理，严重时本能的要求也缺乏，行为孤僻、退缩，且常伴有情感淡漠和思维贫乏。其多见于精神分裂症、智力发育障碍和痴呆。

4. 矛盾意向　指对同一事物同时出现两种完全相反的意向，如碰到朋友时，一面想去握手，一面却把手马上缩回来。其多见于精神分裂症。

（二）动作行为障碍

1. 精神运动性兴奋　指行为动作和言语活动的增加。它可分为协调性和不协调性两类。

（1）协调性精神运动性兴奋：动作和行为的增加与思维、情感活动协调一致，并与环境密切配合。患者的行为是有目的的、可理解的，整个精神活动是协调的，多见于躁狂发作。

（2）不协调性精神运动性兴奋：主要是指患者的言语动作增多与思维及情感不相协调。患者动作单调杂乱，无动机及目的性，使人难以理解，所以精神活动是不协调的，与外界环境也是不配合的。它多见于精神分裂症、谵妄状态。

2. 精神运动性抑制　指行为动作和言语活动的减少。临床上包括木僵、蜡样屈曲、缄默症和违拗症。

（1）木僵：指动作行为和言语活动被完全抑制，表现为不语、不动、不饮、不食，肌张力增高，面部表情固定，大小便潴留，对刺激缺乏反应，可维持很长时间。轻度木僵称作亚木僵状态，可见于精神分裂症、严重抑郁发作、应激障碍、神经认知障碍和严重药物不良反应等。

知 识 链 接

紧张综合征

最突出的症状是患者全身肌张力增高，包括紧张性木僵和紧张性兴奋两种状态。前者常有违拗行为、刻板言语及刻板动作、模仿言语及模仿动作、蜡样屈曲等症状，后者表现为突然爆发的兴奋激动和暴烈行为。紧张性木僵状态可持续数日或数年，可无任何原因地转入兴奋状态。而兴奋状态持续较短暂，发作后往往再次进入木僵状态或缓解。其多见于精神分裂症、抑郁发作、急性应激障碍、神经认知障碍、药物中毒等。

（2）蜡样屈曲：指在木僵的基础上出现的患者肢体任人摆布，即使是不舒服的姿势，也较长时间似蜡塑一样维持不动。如将患者头部抬高似枕着枕头的姿势，患者也不动，可维持很长时间，称之为"空气枕头"。其可见于精神分裂症。

（3）缄默症：患者缄默不语，也不回答问题，有时可以手示意。其多见于分离障碍及精神分裂症。

（4）违拗症：患者对于要求他做的动作，不但不执行，而且表现抗拒或相反的行为，可分为主动违拗与被动违拗。其可见于精神分裂症。

3. 模仿动作　指患者无目的地模仿别人的动作，常与模仿言语同时存在，多见于精神分裂症。

4. 刻板动作　指患者机械刻板地反复重复某一单调的动作，常与刻板言语同时出现。其多见于精神分裂症、孤独症谱系障碍等。

5. 作态　指患者做出古怪的、幼稚的动作、姿势、步态与表情，如做怪相、扮鬼脸等。其多见于精神分裂症。

6. 强迫动作 指患者难以克制的重复某种动作行为,如果不重复,患者往往焦虑不安,如强迫性检查等。其多与强迫思维有关,常见于强迫障碍。

(三) 定向力障碍

定向力(orientation)指个体对时间、地点、人物以及自身状态的认识能力,对时间、地点和人物的认识能力称为对周围环境的定向力,对自身状态的认识能力称为自我定向力。引起定向障碍的原因很多,如意识障碍、严重记忆障碍、智能障碍、注意障碍、思维障碍等,多见于躯体疾病所致的精神障碍及神经认知障碍伴有意识障碍时。

1. 对周围环境的定向障碍

(1) 时间定向障碍:指患者对当时所处时间如白天或晚上、上午或下午的认识,以及年、月、日的认识出现错误。

(2) 地点定向或空间定向障碍:是指对所处地理位置的认识出现错误。

(3) 人物定向障碍:是指辨认周围环境中人物的身份及其与患者的关系障碍。

2. 自我定向障碍 包括对自己姓名、性别、年龄及职业等状况的认识发生障碍。

七、意识障碍

意识(consciousness)是指患者对周围环境及自身的认识和反应能力。大脑皮质及网状上行激活系统的兴奋性对维持意识起着重要作用。意识障碍时患者精神活动有明显异常,常表现为感知觉迟钝,注意力难以集中,记忆力减退,理解困难,情感反应迟钝、茫然;动作行为迟钝,缺乏目的性和指向性;出现定向障碍等。定向力障碍是判断意识障碍的重要指标。意识障碍多见于神经认知障碍、躯体疾病所致精神障碍及中毒所致精神障碍。

(一) 以意识清晰度降低为主的意识障碍

1. 嗜睡 意识清晰度的轻微降低。指在安静环境下经常昏昏入睡,但接受刺激后可以立即醒转,并能进行简单应答,刺激一旦消失,患者又入睡。

2. 混浊 意识清晰度轻度受损,患者反应迟钝、思维缓慢,注意、记忆、理解都有困难,有周围环境定向障碍,能回答简单问题,但对复杂问题则茫然不知所措;吞咽、角膜、对光反射尚存在,但可出现强握、吸吮等原始反射。

3. 昏睡 意识清晰度水平较前者更低。环境意识及自我意识均丧失,言语消失,患者对一般刺激没有反应,只有强痛刺激才引起防御性反射,如压眶反应。角膜、睫毛等反射减弱,对光反射、吞咽反射迟钝,深反射亢进,病理反射阳性。可出现不自主运动及震颤。

4. 昏迷 意识完全丧失。以痛觉反应和随意运动消失为特征,任何刺激均不能引起反应,吞咽、防御、甚至对光反射均消失,可引出病理反射。

(二) 意识清晰度降低伴范围缩小或内容变化的意识障碍

1. 朦胧状态 指意识清晰度降低的同时伴有意识范围缩小。患者在狭窄的意识范围内,可有相对正常的感知觉,以及协调连贯的复杂行为,但除此范围以外的事物都不能进行正确感知判断。患者表情呆板或茫然,联想困难,有定向障碍,片段的幻觉、错觉、妄想以及相应的行为,突然发作与中止,持续数分钟至数小时不等,事后遗忘或部分遗忘。

2. 谵妄状态 在意识清晰度降低的同时出现大量的幻觉、错觉。幻觉及错觉的内容多为生动而鲜明的形象性的情境,多具有恐怖性,患者常产生紧张、恐惧情绪反应,出现不协调性精神运动性兴奋,常表现为思维不连贯,理解困难,可有片段妄想。多数患者表现自我定向力保存而周围环境定向力丧失。谵妄状态往往昼轻夜重,持续数小时至数日,意识恢复后可有部分遗忘或全部遗忘。

3. 梦样状态 指在意识清晰程度降低的同时伴有梦样体验。表现为外表好像清醒,但患者完全沉湎于幻觉妄想中,就像做梦一样,与外界失去联系。持续数日或数月,恢复后对梦样内容能够部分回忆。

八、自知力障碍

自知力(insight)又称领悟力或内省力,是指患者对自己精神状态的认识和判断能力。它包括三方面:对疾病的认识,即承认有病;对症状的认识,即对病变的行为表现以及各种不正常体验能正确分辨和描述,认识到它们是疾病的表现;对治疗的认识,即存在治疗依从性,有主动接受治疗的愿望或者服从治疗。自知力是临床上进行诊断、鉴别诊断、预测疗效、判断预后的一个必不可少的重要指标。

临床上自知力障碍多见于精神分裂症、双相障碍患者,他们不认为自己有病,更不承认自己有不正常的行为,因而拒绝治疗;而焦虑障碍患者基本保持自知力完整,能主动就医诉说病情及社会功能相对保持完好;相反,焦虑障碍患者经常表现为四处求医。

评估自知力不仅要求评估患者对自身精神状态的认识程度,还要求评估患者对治疗的态度及精神障碍恢复后的生活、生产计划安排方面。一般情况下精神障碍患者精神症状消失,并认识自己的精神症状是病态的,即为自知力恢复。但是自知力的恢复常不平行,如一些精神分裂症患者,症状已消失,而自知力长期不恢复;也有慢性分裂症自知力恢复,却残留个别症状的情况,这就是所谓的带着症状去生活。精神分裂症的康复治疗过程中,更强调的是患者重返社会,而非一定要所有的精神症状完全消失后再让患者重返社会。同时这也说明自知力的恢复对治疗的成功非常重要。

第三节 精神障碍的分类与诊断标准

疾病分类学的目的是把种类繁多的不同疾病按各自的特点和从属关系划分出病类、病种与病型,并列成系统,这样不但可加深对疾病的研究与认识,也有利于诊断、治疗与护理。德国神经精神病学家克雷丕林(Krapelin)从临床症状、躯体检查所见和疾病病程三个方面,来进行精神障碍的分类。他对精神病学的各个方面差不多都有详细的讨论,对偏执状态、更年期精神障碍、麻痹性痴呆、中毒、感染性精神障碍都有详细的叙述。尤为重大的贡献是他明确区分了两种最常见的精神病,一个是躁狂忧郁性精神病(现代称双相障碍);另一个是早发性痴呆(现称精神分裂症)。他所建立的分类系统改变了过去精神障碍分类的混乱状态,至今对精神障碍的国际分类、美国精神障碍诊断分类系统、我国精神障碍诊断分类系统仍产生着深刻的影响。

当前,对世界精神病学影响最大且为许多国家所采用的分类系统有两个:世界卫生组织《国际疾病分类》第十一版(*International Classification of Diseases* version-11,ICD-11)精神与行为障碍分类和美国精神病学会的《精神障碍诊断和统计手册》第五版(*Diagnostic and Statistical Manual of Mental Disorders* fifth edition,DSM-5)。我国1958年6月卫生部在南京召开了第一次全国精神病防治工作会议,提出了精神障碍分类草案,将精神障碍分为14大类;之后于1978年、1981年、1985年又对某些疾病的诊断标准作了修订;1989年,中华精神科学会在西安召开会议,对中国精神障碍诊断标准工作委员会历时三年所完成的精神障碍诊断与分类标准进行了审定,正式命名为中国精神障碍分类与诊断标准第二版(CCMD-Ⅱ);1994年作了修订,称为修订版(CCMD-Ⅱ-R),2001年开始应用CCMD-Ⅲ。但目前临床及科研主要采用ICD-11的诊断标准,其分类如下:

7A00-7A43 神经发育障碍。

7A50-7A53 精神分裂症及其他原发性精神病性障碍。

7A60-7A73 心境障碍。

7B00-7B05 焦虑与恐惧相关障碍。

7B10-7B15 强迫及相关障碍。

7B20-7B25 应激相关障碍。

7B30-7B36 分离障碍。

7B40-7B42 躯体忧虑障碍。

Note:

7B50-7B55 喂养及进食障碍。

7B60-7B61 排泄障碍。

7B70-7D61 物质相关及成瘾障碍。

7D70-7D73 冲动控制障碍。

7D80-7D81 破坏性行为及品行障碍。

7D90-7D92 人格障碍。

7E00-7E06 性欲倒错障碍。

7E10-7E11 做作性障碍。

7E20-7E21 神经认知障碍。

7E30 与其他疾病相关的精神和行为障碍。

由于大多数精神障碍的病因与发病机制尚不明了,所以当今精神障碍的分类与诊断方法仍停留在症状学的水平,而不是像其他内外科疾病一样按病因或病理学特征分类。精神障碍的各种诊断标准主要依靠精神症状间的组合、病程的演变和病情的严重程度等特点来制订,所以精神障碍的诊断易受其他因素(如病史采集的方法、对症状认识的水平等)影响,加之缺乏生物学标志,较其他内外科疾病诊断的一致性相对要低。有鉴于此,世界上一些国家和组织(如世界卫生组织、美国精神病学会、中华医学会精神病学分会等)建立了分类工作组,长期搜集文献资料和进行实验室及现场研究,朝着分类和诊断标准的合理性、精确性和实用性而不懈努力。

知 识 链 接

DSM 五轴诊断系统

DSM 将精神病学的诊断系统化为五个轴诊断:

轴Ⅰ:临床障碍 轴Ⅰ用于记录除人格障碍和精神发育迟滞以外的各种障碍,轴Ⅰ也包括可能成为临床注意焦点的其他情况。

轴Ⅱ:个性障碍——精神发育迟滞 轴Ⅱ除记录报告人格障碍和精神发育迟滞以外,亦记录突出的适应不良的人格特征和防御机制。

轴Ⅲ:躯体情况 轴Ⅲ用于记录目前的躯体情况,它与认识和处理患者的精神障碍可能有关。

轴Ⅳ:社会心理和环境问题 轴Ⅳ用于报告心理社会和环境问题,它可能影响精神障碍(轴Ⅰ和轴Ⅱ)、处理和预后。

轴Ⅴ:全面功能评估 轴Ⅴ用于医师对患者的整个功能水平的判断。

(郝以辉)

思 考 题

1. 精神病性障碍和精神障碍有什么区别?

2. 精神障碍的病因包括哪几个方面?

3. 精神症状的概念及特点有哪些?

4. 精神症状的分类有哪些?

5. 临床常用精神障碍的诊断分类系统有哪几个?

Note:

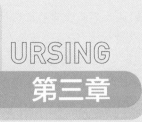

URSING

第三章

精神科护理技能

03章 数字内容

知识目标:

1. 掌握治疗性护患关系的要求和技巧。

2. 掌握精神科患者的观察与记录方法。

3. 熟悉建立治疗性护患关系的过程。

4. 熟悉精神科患者的管理模式和康复方法。

能力目标:

1. 能运用本章节所学的知识和技能,结合患者的情况,建立治疗性护患关系。

2. 运用所学技能,结合患者实际情况,能实施精神专科护理。

3. 能运用所学康复技能,对精神障碍患者开展各种康复训练。

素质目标:

精神科护理技能提升,在应用护理技能的过程中体现尊重患者、理解患者,"以患者为中心"的服务理念。

刘先生,31岁,一年前无明显原因出现多疑、敏感,认为邻居在背后议论他,说他的坏话。患者感到马路上的人也在议论他,诋毁他的名誉。近一个月病情加重,认为邻居派人跟踪监视他,想害他,并用高科技仪器控制他的脑子,让他头痛,晚上睡不着,多次半夜找邻居理论。近两天,患者拒食,听到有声音告诉他:"饭里有毒,不能吃。"被家人送入院,患者不认为自己有病,生活较懒散。

请思考:

1. 如何运用沟通技巧与该患者沟通?

2. 怎样与该患者建立良好的信任关系?

第一节 治疗性护患关系与沟通

治疗性护患关系理念的提出,最早起源于护理学家佩普劳(Peplau)在1952年出版的《护理的人际关系》一书:一种有益的、治愈性的、人际之间的过程。随后,众多护理学家分别从实践、研究以及教育等角度探讨了治疗性护患关系的重要性,并进一步将其定义为"治疗性护患关系是一种以护士和患者人际关系建立过程为基础的、有一定界限的、持续性的、照护互动关系",也指护患关系的"治疗性",主要源于护士对患者的支持、尊重、鼓励、帮助或安慰,而并非指生物医学角度的康复和治愈。建立一种良好的、互相信任的治疗性护患关系,是临床有效护理的前提保证,其目的是保护患者的最佳利益和改善其疾病结局。

一、建立治疗性护患关系的要求

(一)掌握患者病情及基本情况

1. **一般情况** 患者的姓名、性别、年龄、文化程度、职业、兴趣爱好、个性特征、成长经历、婚姻家庭情况、经济状况、民族、宗教信仰、生活习惯等。

2. **疾病情况** 患者的精神症状、病史、诊断、阳性检查结果、主要治疗、护理要点、特殊注意事项、患者及家属对疾病的认识及关注情况等。

(二)尊重和理解患者

1. **尊重患者的人格和权利** 精神科护士应熟悉患者享有的权利,如病情和治疗的知情权、通信、会客权、隐私保护权等。在落实各项治疗和护理措施之前,应尽可能向患者介绍或说明情况,以取得患者合作。同时应尊重患者对治疗或护理方案提出的意见。在护理和教学过程中应注意患者的病史、肖像等隐私保护。

2. **理解患者的症状和心境** 精神障碍患者因大脑功能紊乱通常表现出一些荒诞言语或离奇行为,就像躯体疾病所对应的症状和体征一样,护士不以此来判定患者的道德品质。护士应理解患者异常言谈举止的意义,体会患者的心境,尽量满足其合理需求,减轻患者的痛苦。

(三)良好的人文与专业素养

护士的人文与专业素养将直接影响护患关系的建立与维持,因此护士应加强人文知识和专业技能的学习,提高自身素养。在工作中护士应保持良好的态度和稳定的情绪,及时为患者提供有效的护理措施,使患者感到安全与信任。

二、建立治疗性护患关系的过程

佩普劳将护士与患者建立治疗性关系的过程分为介绍期、认同期、工作期、结束期四个阶段。

（一）介绍期

介绍期是护士与患者接触的最初阶段，是建立相互信任的基础。护士应做好入院评估，了解患者就医的原因，制订护理计划，同时与患者沟通下次会谈的计划，建立彼此可接受的约定。在此过程中护士不断评估和了解患者，而患者同样会根据护士的语言、行为来判定是否愿意信任和配合该护士开展各种治疗护理。

（二）认同期与工作期

认同期与工作期是患者治疗护理计划落实的重要阶段，此期的主要目标是确认和解决患者的问题。护士和患者及家属一起制订治疗目标，达成一致协议。在此阶段护士表现出来的态度、责任心、工作能力等是取得患者信任的关键。随着患者对护士信任的加深，护士可进一步理解患者的想法、行为和感受，针对患者的具体问题，如幻听、焦虑、睡眠、药物不良反应等，可以深入了解患者的想法、期望，及时减少或去除导致患者健康问题的诱因。根据患者的病情变化及时调整护理计划和措施，同时护患双方都应遵守相关的护理计划与协议，肯定患者的能力，帮助其恢复治疗的信心。

（三）结束期

结束期是治疗性护患关系的最后阶段。经过前期的治疗与护理，结束期的患者原有的症状或问题得到缓解，社会功能改善，自知力改善，护士应再次评估患者是否达到预期目标。患者可能会对出院感到不适应甚至出现焦虑不安，护士应主动与患者沟通，提出合理的建议和方法，帮助患者尽早回归社会。同时在此期，护士应评估患者家属对患者回归社会的支持能力，有针对性地做好健康教育，为患者创造良好的居家环境和康复支持。

三、治疗性沟通

治疗性沟通是以患者的健康为中心，护士帮助患者调适身心，应对应激，使其尽快从疾病状态向健康方向发展。它是一般性人际沟通在护理实践中的应用，是有治疗目的的护患沟通。

（一）治疗性沟通的目的

1. **建立良好的护患关系** 沟通期间护士关切的态度、言语、姿态都有助于良好护患关系的建立。

2. **收集健康相关资料** 通过沟通护士进一步了解患者疾病相关信息，有利于治疗护理方案的决策。

3. **促使患者参与治疗护理** 良好的护患沟通可以提高患者的治疗依从性，增强患者的康复信心，减少和避免护患纠纷。

4. **向患者宣教健康知识，提高其自我护理能力** 沟通过程中根据患者的实际情况，及时为其提供相应的健康知识和康复技能。

5. **为患者提供心理支持** 针对患者暴露的一些心理问题，及时给予反馈支持，消除不良隐患，促进其身心康复。

（二）治疗性沟通的原则

1. **保密** 沟通获得的有关患者病情及相关资料，护士应给予保密，不能在非医疗护理范围中扩散。

2. **以患者为中心** 治疗性沟通是以促进患者健康为目标，护士应当以患者的利益为中心，最大程度地保护患者利益。

3. **接纳患者** 在沟通过程中有些患者因精神症状的影响，无法顺利沟通，甚至带有暴力倾向，护士应理解患者的行为，不以批判的态度对待患者。

4. **专业限制** 治疗性沟通是建立在护患关系基础上的沟通，有别于一般的人际或亲属间的沟通，因此沟通应有时间限制，同时内容应限于与患者健康相关的，护士也不宜过多自我暴露，否则不利于治疗护理的开展，甚至导致医患纠纷。

（三）治疗性沟通的实施过程

1. **准备与计划阶段** 此阶段主要是熟悉患者资料、确定沟通目标、准备环境、安排时间。

2. **开始交谈阶段** 此阶段护士应给患者一个良好的首次印象,以患者愿意主动表达自己的想法为目的。护士应衣着得体、举止稳重,态度温和,有礼貌地称呼对方,介绍自己,告诉患者本次沟通的目的和需要的时间。

3. **交谈阶段** 此阶段主要根据沟通的目的和计划,护士运用各种沟通技巧与患者进行交流,是实现沟通目的的关键阶段。

4. **结束交谈阶段** 当沟通即将结束时,应给予患者反馈本次交谈的简要内容以及需要落实的一些治疗护理措施,同时应适当地安慰和鼓励患者,并且暗示本次交谈很顺利,相处很融洽,感谢患者的合作,表明下次再沟通的态度。期间护士不能突然终止谈话或无故离开,以免使患者感到疑虑和不安。

(四) 治疗性沟通的常用技术

1. **倾听** 是治疗性沟通的重要技术,包括以下几点:①鼓励患者说话;②对话题感兴趣的态度;③适当的眼神交流;④适时反馈;⑤不要轻易猜测和评判;⑥引导话题延续。

2. **共情** 也称"同理心",指从对方的角度来理解其思想,体验其情感,并产生共鸣。用通俗的话讲,就是"换位思考""将心比心"。共情不同于"同情","同情"是一种情绪的表达,仅给予对方物质帮助或情感抚慰,而"共情"是将自身置于对方的个人精神领域,并能理解这个精神世界。

3. **提问** 提问在治疗性交谈中具有十分重要的作用,它可以快速地围绕主题进行信息收集与核实。提问可分为:

(1) 封闭式提问:这是一种将患者的应答限制在特定的范围之内的提问,如:"你吃早饭了吗?""你的头还疼吗?"

封闭式提问方式的优点是患者在限定的范围内回答,护士能够得到明确的信息,时间短,效率高。缺点是患者得不到充分解释自己想法和表达情感的机会,护士也难以得到与主题相关的其他信息。

(2) 开放式提问:提问的问题范围较广,不限制患者的回答,如:"对今天的康复训练您有什么看法?""您今天感觉怎么样?""您有什么需要我帮助的吗?"护士在提问时应注意尊重患者,尽量减少问"为什么",避免给患者一种被质问的感觉。

开放式提问的优点是没有暗示性,有利于患者主观发挥,宣泄和表达被抑制的感情。缺点是需要的时间较长,表达内容不集中。

4. **支持、理解** 在沟通过程中对患者表现出来的担忧和顾虑,表示共情、安慰和鼓励,使患者感到温暖,有安全感。

5. **解释** 护士从相关心理治疗理论和个人经验出发,提出关于患者情绪、行为等产生和持续出现的影响因素和可能的原因。解释可以帮助患者明确其行为与问题之间的关联,对问题有更好的理解。解释是一项具有创造性的技巧,但解释的应用应慎重,在一次沟通中不宜过多,以免引起患者的阻抗。

6. **沉默** 通常有以下三种沉默:创造性沉默是指患者在沟通过程中对某一事物或某一观点有了新的想法和领悟的表现,此时护士应以鼓励的姿态等待对方的交流;自发性沉默通常是指患者当时不知道说什么好的情景,此时护士最好以恰当的提问方式打破沉默;冲突性沉默通常因患者害怕、愤怒、或愧疚而引起,此时护士可以用真诚的态度邀请对方说出自己的想法。在沟通过程中护士正确判断患者的沉默归因,及时做出合理反馈,可以促进沟通的顺利进行,达到沟通的预期效果。

7. **与不同精神症状患者的沟通技术**

(1) 对有妄想的患者:护士对患者所述之事不做肯定也不予以否定,更不要与其争辩,以免成为患者妄想的对象,待患者病情稳定、症状缓解时再帮助其认识。

(2) 对缄默不语或木僵的患者:护士以关切姿态适时陪伴在其身边,让患者充分感受护士对他的理解和重视。切忌在患者面前谈论病情,在落实各类治疗与护理措施之前应向患者做好充分告知及解释。

（3）对有攻击行为的患者：接触时护士应避免与患者单独共处一室，不站在患者正面，而应站在患者的侧面。沟通时应以温和的姿态，避免激惹性语言。

（4）对有抑郁情绪的患者：护士要诱导患者述说内心的想法，给予共情、安慰鼓励，启发患者回顾快乐的往事，并表示赞同和肯定。

（5）对于异性患者：护士的态度要自然，应谨慎、稳重，以免患者把正常的关心当作爱恋，产生误会。

第二节　精神障碍患者的护理观察与记录

临床一线护士与患者接触的时间最多，通过护士连续性的观察，客观描述患者的病情变化，为疾病的诊断、治疗和护理计划的制订提供重要依据和保障。

一、精神障碍患者的护理观察

由于一部分精神障碍患者缺乏对疾病的自知力，他们不会主动表述自己的病情症状，因此临床上患者病情变化的判断除了依据病史以及各种辅助检查外，主要依靠护士对患者言语、表情、行为和生命体征的观察。

（一）观察的内容

1. **一般情况**　仪表、面容、步态、接触时的态度、合作程度、是否安心住院、饮食、睡眠及排泄情况等。

2. **精神症状**　有无意识障碍，有无幻觉、妄想、病态行为等精神症状，情感稳定性和协调性如何，患者有无自知力等。

3. **躯体情况**　患者的生命体征、躯体疾病的症状表现、营养状况等。

4. **治疗情况**　患者对治疗的依从性、治疗效果及药物不良反应等。

5. **社会功能**　包括学习、工作、人际交往能力，以及生活自理能力等。

6. **心理需求**　患者对医护人员及其亲属心理支持的需求情况，如亲属的探视、陪伴，护士的倾听、鼓励等。

（二）观察的方法

1. **直接观察法**　是护理工作中最重要的、也是最常用的观察方法。护士通过与患者的直接接触，如面对面沟通或护理体检，从中了解患者的思维、情感、躯体等情况；也可通过在旁观察患者的言语、表情和行为来了解患者精神活动、心理需求等情况。通过直接观察法获得的资料相对客观、真实、可靠。通常这种方法适用于意识相对清晰、交谈合作的患者。

2. **间接观察法**　护士可通过患者的亲属、好友、同事、病友了解患者的情况，或通过患者的书信、绘画及手工作品了解患者的思维内容和情感活动情况。这种方法适用于不愿暴露内心活动或情绪激动等不合作的患者。

在临床护理实践中，对同一患者往往将直接观察法和间接观察法结合使用，相互补充，这样才能获得更全面、正确的病情资料。

（三）观察的要求

1. **观察要有目的性、针对性**　每个患者都是独特的个体，护士应事先了解患者的病情，再判断需要观察的重点内容，这样有利于获得有针对性的观察资料，提高观察效率。如不同住院阶段的患者对其病情的观察侧重点不同：①新入院患者，从一般情况、住院依从情况、精神症状、躯体情况等全面观察。②治疗期患者，在治疗的开始阶段和药物的增减阶段应重点观察患者对治疗的态度、治疗效果和不良反应。③恢复期患者，应重点观察患者症状消失的情况、自知力恢复的程度及对出院的态度。④出院期患者，应重点观察患者存余的精神症状、患者对出院的想法、家庭社会对患者出院的支持情况等。

Note:

2. 观察要有整体性　①对某一患者的整体观察:护士即要从患者的生理、心理、社会多方面了解观察其表现,也要结合纵向不同时期来观察,如从少年期到老年期、从入院期到出院期等,以便全面整体地掌握患者的健康状况,有利于制订正确、有效的护理计划。②对病房所有患者的整体观察:一方面对病房中的重点患者需要加强观察,另一方面也不能忽略其他患者。

3. 观察要在患者不知不觉中进行　精神症状的表现容易受到外界因素的影响,在相对自然的环境下患者的表现比较真实。护士观察患者的精神症状要有技巧,如交谈过程中尽量不要在患者面前做记录,否则会使患者感到紧张与焦虑。护士可以利用各种与患者接触的机会如晨晚间护理、各种治疗操作等来观察患者,也可在患者参加各种康复活动时护士从侧面进行观察。

二、护理记录

护理记录是医疗文件的重要组成部分,是护士在护理活动中对患者病情变化和护理措施的真实记录,它不仅便于医护人员对患者病情的掌握,为进一步制订治疗护理方案提供依据。同时护理记录也为护理科研提供数据与资料,也是护理质量和医疗纠纷判定的重要依据。

（一）记录的要求

1. 记录内容应客观、真实　护士在记录中应注重接触患者过程中观察到的一些客观病情表现的描述,尽量少用主观判断及医学术语。

2. 记录内容应规范、准确　护理记录应依据国家卫生健康委员会办公厅印发的《病案管理质量控制指标（2021 年版）》书写,表述准确,字迹清楚,语句通顺。

3. 记录内容应及时、完整　护理记录的时效性对患者病情、治疗护理和医疗纠纷的分析都有重要的影响。精神科临床实践活动中,护理记录应关注患者的整体身心健康,避免仅注重精神症状、忽略躯体症状。

（二）记录的类型与内容

精神科临床常用的护理记录单包括以下几种类型:

1. 入院健康评估单　记录内容包括一般情况、精神症状、躯体疾病、护理体检情况、日常生活状况、社会支持、健康知识接受能力等,以表格打钩和文字叙述相结合的方式记录。

2. 护理风险评估监控记录单　包括自杀和自伤风险、暴力风险、出走风险、跌倒风险、压力性损伤风险、噎食风险等,以表格打钩方式记录。

3. 日常生活活动能力评估单　包括进食、洗澡、穿衣、排泄、床边移动、平地步行、上下楼梯等,以表格打钩方式记录。

4. 一般护理记录单　主要用于记录非危重患者的精神症状、躯体症状等病情动态变化的情况,治疗护理措施及其效果,药物不良反应,生活自理状况,饮食、睡眠情况等,以文字叙述方法记录为主。

5. 危重护理记录单　主要用于记录危重患者的生命体征、出入液量、精神与躯体症状、治疗护理措施、饮食、睡眠情况等,以表格填写和文字叙述相结合的方式记录。

6. 健康教育记录单　记录患者在入院、住院、出院不同阶段,护士对其进行精神卫生知识、疾病认识、症状管理、药物不良反应的观察和预防、健康生活方式等方面健康教育的落实情况,以表格打钩方式记录。

7. 身体约束评估监控记录单　用于约束患者的记录,包括约束的原因、约束的时间、约束带数、约束部位、约束部位皮肤情况、患者饮食、睡眠、排泄以及相应护理措施落实情况,以表格打钩方式记录。

第三节　精神科患者的管理

精神障碍患者由于其症状的特殊性,以及住院时间相对较长,住院环境和管理模式往往不同于综合性医院。对于精神障碍患者来说,每个病房既是一个治疗场所,又是一个生活集体。在这样的环境里,病区安全管理就显得非常重要,切实做好患者的管理是维护良好医患关系,开展治疗护理工作的重要保障。目前我国精神科住院患者的管理模式包括封闭式管理和开放式管理两种。

一、封闭式管理

(一) 封闭式管理的目的及适应证

封闭式管理模式有利于患者的组织、观察和治疗护理措施的落实,可以有效防止不良事件的发生。封闭式管理适合精神障碍急性期,有攻击倾向、自杀、自伤风险及病情不稳定、行为紊乱的患者。

(二) 封闭式管理的实施要求

1. **环境管理**　精神科封闭式管理的病区环境设施应简洁明了,窗户最好采用防爆玻璃,并安装开关限制装置。病区内各房间的门应随时上锁;病区内的危险物品如刀、剪、玻璃制品、锐利物品、药物、绳带、火种等应妥善保管,做好登记和交接,在患者活动区域内禁止摆放上述危险品。护士应经常对病区整个环境、床单位等所有可能隐藏危险品的场所进行安全检查。

2. **制度建设**　封闭式管理的病区应建立各项安全管理制度如患者作息制度(如进餐时间、睡眠时间、服药时间、通信时间、测量生命体征时间、各项康复治疗时间等)、探视制度、危险品管理制度、护送患者制度、交接班制度等。对制度的落实情况应定期督查和改进。

3. **人员管理**　精神科封闭式管理病区的工作人员,包括本院工作人员、进修生、实习护士都应严格遵守安全管理制度如危险品管理、门禁管理等。凡患者入院、会客、外出检查及活动返回时均应做好安全检查,同时对探视亲属、陪护人员应加强安全教育,严禁危险品带入。患者住院期间应经常给予各种制度的宣教,让患者理解及遵守制度是为了维持病房的秩序,为其创造一个良好的治疗休养环境,有利于患者的康复。

4. **人性化护理**　由于封闭式管理病区收治的患者大多数病情较严重,缺乏自知力,存在自伤、自杀、暴力、出走等护理风险。住院期间患者不可随意离开病房,活动范围受限,因此患者容易产生焦虑、恐惧和对立情绪。护士在工作中要有高度的责任心,应严密观察病情,注重患者的心理护理,理解患者的感受,尽可能满足其合理需求。可根据患者的病情及个人爱好,开展学习、劳动、娱乐体育等各类康复活动,以丰富患者的住院生活,稳定情绪,使其安心住院、配合治疗,早日回归社会。

二、开放式管理

虽然封闭式管理有利于患者的组织、观察和治疗护理措施的落实等优势,但随着患者住院时间的延长,患者与外界社会接触的机会减少,就容易产生住院综合征即表现情感淡漠、行为退缩,无法回归社会生活。因此,开放式管理模式能让住院患者最大限度地与外界社会保持接触,能有效地避免封闭式管理造成的弊端。

(一) 开放式管理的目的及适应证

开放式管理的主要目的是让患者在住院期间与外界社会保持自由联系,发挥患者的自我效能,提高其对疾病的自我管理能力,使其更好地适应社会环境。开放式管理主要适合一些自知力较好、能安心住院、配合治疗,并能自觉遵守各项住院规章制度的患者,如病情稳定、康复期待出院的患者。

(二) 开放式管理类型

开放式管理包括半开放式管理和全开放式管理。

1. **半开放式管理**　指在精神科封闭式管理病区住院的患者,经医生评估病情允许并取得患者家属的同意和支持,在医生开具相应医嘱后,可在其家属的陪同下,每日于规定时间段外出活动。通过外出活动期间的一系列社会交往活动,使患者尽可能不脱离社会,并保持愉快的心情,增强患者生活的自信心,早日回归社会。

2. **全开放式管理**　指住院病房环境是完全开放的,患者可以独自或在家属陪同下自由外出活动的管理模式。全开放式病房中的住院患者多为疾病自知力较好,自愿接受治疗,在生活上有较好的自我管理能力,如轻度抑郁症患者、焦虑与恐惧障碍的患者等。这种开放式管理模式促进了患者与外界的接触和交流,预防社会功能的衰退,有利于精神康复。

（三）开放式管理的实施要求

1. **入院前评估与告知** 开放式病房并非适合所有的精神障碍患者,把好患者的入口关是做好安全管理工作的前提。开放式病区收治的患者需经精神科门诊医生初步诊断,符合开放病区收治标准后登记住院,病区医生对其进行风险评估,包括患者是否存在精神症状支配下的暴力伤人、毁物、自杀、自伤、出走等风险。若病情适合收住开放式病区,则病区医生与需要住院的患者及监护人签署"入院告知书"和各种知情协议书后方可收入病房,让患者及家属了解住院期间应承担的责任和义务,以提高患者的治疗依从性,从而减少医疗纠纷的发生。

2. **强化制度管理** 完善的开放式病房规章制度是质量安全管理的关键环节。由于病区的开放式管理,患者住院期间有很大的自主性,给病房的安全管理带来很大困难,因此必须建立一套完整的管理制度,主要包括患者住院的知情同意书,作息制度,陪护管理制度,外出请假制度,药品及个人物品的管理制度,患者住院期间的权利与义务、责任等,在实施过程中不断整改和完善。

3. **加强患者自主管理** 开放病区的患者有较好的自主管理能力,住院期间应结合患者的病情做好个性化的健康教育,指导患者如何正确面对压力、紧张、恐惧和无助感,保持乐观情绪。结合患者的个性特点帮助其培养多种兴趣爱好。组织患者自主管理团体,分享病友的自我管理经验,增强患者的自控力。对患者存在的不遵医行为(如不按时返院、不规律服药、不遵从病区规则等)给予说服教育,对劝说无效者转入封闭病房,以保证开放病房诊疗秩序的正常进行及患者的安全。同时指导患者在开放病房自主开展多种康复活动,鼓励患者积极参与,有利于病情康复。

知 识 拓 展

医院日间康复站开放式管理简介

医院日间康复站是以门诊或出院后需要重新适应社会的成年精神障碍患者为对象,患者日间在康复站接受康复训练,晚上及节假日返回家中生活。通过这种过渡适应模式,使患者尽早回归社会。

1. **环境与康复项目** 医院日间康复站为开放式环境,设置有认知行为干预室、阅读室、书画室、音乐室、园艺室、职业技能康复区等。

2. **实施方法** 在患者监护人知情同意的情况下,采用多学科团队合作的方式对康复患者进行评估,并制订康复计划及实施方法。康复患者每日早上自行至康复站签到,自行保管好随身物品及当天服用的药物。康复师按康复计划带领康复患者完成生活技能训练、社会技能训练、文娱活动、职业训练等。在此期间,康复患者需遵守相关制度,如因故离开康复站,需事先到护士站请假登记后方可外出活动;中午可自行到医院餐厅就餐或院内散步等。康复患者下午可按时自行回家。

3. **康复评价** 每周由康复治疗团队对康复患者进行精神症状、社会功能、日常生活能力等评估,及时调整康复计划,促进全面康复。

三、精神科分级护理

精神科分级护理标准主要根据《中华人民共和国卫生行业标准 WS/T431-2013（护理分级）》制订。患者入院后,医生根据患者病情(包括躯体、精神症状两方面)确定病情级别,护士根据 Barthel 指数(the Barthel index of ADL)(表 3-1)确定自理能力等级,两者结合共同确定护理级别,同时医护人员应根据

表 3-1　Barthel 指数

序号	项目	完全独立	需部分帮助	需极大帮助	完全依赖帮助
1	进食	10	5	0	—
2	洗澡	5	0	—	—
3	修饰	5	0	—	—
4	穿衣	10	5	0	—
5	控制大便	10	5	0	—
6	控制小便	10	5	0	—
7	如厕	10	5	0	—
8	床椅转移	15	10	5	0
9	平地行走	15	10	5	0
10	上下楼梯	10	5	0	—

注:根据患者的实际情况,在每个项目对应的得分上划"√";将 10 个项目的分值相加即得患者 Barthel 指数总分。

患者的病情和自理能力的变化动态调整患者护理分级。

(一) 特级护理

1. 护理指征　符合以下任意一条者:

(1) 需维持生命,实施抢救性治疗的重症监护患者。

(2) 随时可能发生病情变化如生命体征不稳定者;严重的暴力、自杀、自伤行为者,需要重点监护、可能抢救的患者。

2. 护理要求

(1) 严密观察病情变化,监测生命体征。

(2) 根据医嘱,正确实施治疗、给药措施。

(3) 根据医嘱,准确测量出入量。

(4) 根据患者病情正确实施相应的基础护理(详见住院患者基础护理服务项目)和专科护理,如防暴力护理、防自杀护理、防出走护理、改良电抽搐治疗(modified electroconvulsive treatment,MECT)护理、约束护理、压力性损伤护理及管路护理等,并实施安全措施。

(5) 保持患者的舒适和功能体位。

(6) 实施床旁交接班。

(二) I级护理

1. 护理指征　符合以下任意一条者:

(1) 病情趋向稳定的重症患者。

(2) 病情不稳定或随时可能发生变化的患者,如精神症状不稳定者、伴有躯体疾病需密切观察者、生命体征尚有可能变化者等。

(3) 自理能力重度依赖(Barthel 指数≤40 分)的患者。

2. 护理要求

(1) 每半小时巡视 1 次,观察患者病情变化。

(2) 根据患者病情测量生命体征。

(3) 根据医嘱正确实施治疗、给药措施。

(4) 根据患者病情正确实施相应的基础护理(详见住院患者基础护理服务项目)和专科护理,如风险防范护理、MECT 护理、约束护理、压力性损伤护理及管路护理等,并实施安全措施。

(5) 实施床旁交接班。

(6) 提供护理相关的健康指导。

Note:

（三）Ⅱ级护理

1. 护理指征 符合以下任意一条者：

（1）病情趋于稳定或未明确诊断前，仍需观察，且自理能力轻度依赖（Barthel 指数 61~99 分）或无需依赖（Barthel 指数 100 分）的患者。

（2）病情稳定或处于康复期，且自理能力中度依赖（Barthel 指数 41~60 分）的患者。

2. 护理要求

（1）每 1 小时巡视 1 次，观察患者病情变化。

（2）根据患者病情测量生命体征。

（3）根据医嘱正确实施治疗、给药措施。

（4）根据患者病情正确实施相应的基础护理（详见住院患者基础护理服务项目）和专科护理，如症状护理、MECT 护理等，并实施安全措施。

（5）组织患者开展各项康复活动、生活技能训练。

（6）提供相关的健康指导。

（四）Ⅲ级护理

1. 护理指征 病情稳定或处于康复期，且自理能力轻度依赖（Barthel 指数 61~99 分）或无需依赖（Barthel 指数 100 分）的患者（表 3-2）。

表 3-2　自理能力分级表

自理能力等级	等级划分标准	需要照护程度
重度依赖	总分≤40 分	全部需要他人照护
中度依赖	总分 41~60 分	大部分需他人照护
轻度依赖	总分 61~99 分	少部分需他人照护
无需依赖	总分 100 分	无需他人照护

2. 护理要求

（1）每 2 小时巡视 1 次，观察患者病情变化。

（2）根据患者病情测量生命体征。

（3）根据医嘱正确实施治疗、给药措施。

（4）根据患者病情，正确实施护理措施和安全措施。

（5）组织患者开展各项康复活动、生活技能训练。

（6）提供相关的健康指导及出院指导。

第四节　精神科康复护理

精神障碍患者的康复工作是指运用一切可采取的手段，尽力纠正患者的病态表现，最大限度地恢复其适应社会生活的精神功能。目的是提高患者适应社会的能力，改善其职业功能水平，提高生活质量。由于精神障碍容易复发，病程迁延，使患者的躯体功能和神经功能发生退行性变化，从而影响患者各方面的功能。精神障碍患者的康复工作对于减轻其精神残疾、提高生活质量具有非常重要的意义。

一、精神障碍不同阶段的康复重点

精神障碍患者的康复工作应尽可能从疾病的急性期开始，康复工作开始越早，预防残疾发生的效果就越好。在康复训练前先要对患者疾病症状、社会功能水平、兴趣爱好等进行评估，制订适合患者疾病不同阶段的训练方案，以最大限度的恢复社会功能。

Note：

（一）急性治疗期的康复重点

精神障碍患者的康复工作应随着其疾病诊断的确定，康复训练就随之开始。精神障碍患者确诊后，应当根据患者具体病情进行技能训练，包括指导患者如何适应住院环境，鼓励患者与他人交往表达内心感受，引导其参加集体活动，教会患者应对症状的技巧等。

（二）病情稳定期的康复重点

经急性期治疗后，患者症状逐步缓解进入了稳定期，可以根据患者情况给予认知功能训练、药物不良反应的识别与预防技能训练、独立生活技能训练，以提高患者的自我管理能力，减少其精神残疾发生率。

（三）出院期的康复重点

疾病稳定期后即进入出院期，此期的治疗重点是预防疾病发作。因此康复工作应着重帮助患者提高自我管理疾病的能力，改善其社会功能。具体康复措施有疾病复发症状的早期识别和预防、药物自我管理能力训练、就业康复技能训练等，为回归适应社会做准备。

二、精神科康复训练程序

（一）全面评估患者

评估是精神康复工作的关键，需全面评估患者才能制订出适合患者的康复训练方案。

1. 一般情况评估　性别、年龄、知识水平、宗教信仰、患者对疾病康复及未来生活的态度和希望等。

2. 精神症状的评估　临床中常用的精神症状评定量表有简明精神病量表（the brief psychiatric rating scale，BPRS）、阴性症状量表（scale for assessment of negative symptoms，SANS）、阳性症状量表（scale for assessment of positive symptoms，SAPS）等。

3. 社会功能的评估　常用的评定工具有以下几种：

（1）功能独立性评定量表（functional independence measure，FIM）：该量表主要用于评定患者独立生活能力，也用于定期评定康复治疗的效果。

（2）康复状态量表（morning side rehabilitation stats scale，MRSS）：该量表是为评定精神障碍的康复效果而设计的，主要用于评价精神障碍患者的总体功能水平。量表评分等级为0~7级，"0"分为无异常；"7"分为状态极差或极度残疾状态，得分越高表示状态越差（表3-3）。

表3-3　康复状态量表（MRSS）

	条目	得分
Ⅰ依赖量表	1. 住所	0　1　2　3　4　5　6　7
	2. 同住者在患者依赖表现中所起的作用	0　1　2　3　4　5　6　7
	3. 家务安排：a. 购物，用膳　b. 一般杂务（洗衣等）	0　1　2　3　4　5　6　7
	4. 如何承担经济责任	0　1　2　3　4　5　6　7
	5. 个人习惯：日常的卫生、衣着整洁、起床等	0　1　2　3　4　5　6　7
	6. 专业人员访视：a. 监护支持　b. 定期　不定期 　　　　　c. 患者主动接触	0　1　2　3　4　5　6　7
	7. 医疗安排：a. 由通科医生处理　b. 肌内注射药物何处获得	0　1　2　3　4　5　6　7
	8. 其他专业人员接触情况	0　1　2　3　4　5　6　7
Ⅱ活动能力量表	1. 工作：a. 工种　b. 地点　c. 时间　d. 报酬形式	0　1　2　3　4　5　6　7
	2. 培训表现	0　1　2　3　4　5　6　7
	3. 工作主动性	0　1　2　3　4　5　6　7
	4. 每天常规：a. 起床就寝　b. 家务　c. 晨间活动　d. 午后 　　　　　e. 规律如何	0　1　2　3　4　5　6　7
	5. 空闲时活动：室内/外（周末/平日）	0　1　2　3　4　5　6　7
	6. 兴趣爱好（读书、看电视、听收音机）	0　1　2　3　4　5　6　7

续表

条目		得分
Ⅲ社交量表	1. 住所伴侣	0 1 2 3 4 5 6 7
	2. 与同住者的友谊：a. 结伴外出 b. 经常接触或比较友好	0 1 2 3 4 5 6 7
	3. 熟悉邻居？关系如何？	0 1 2 3 4 5 6 7
	4. 目前与家庭成员的接触	0 1 2 3 4 5 6 7
	5. 其他社交活动(游戏、运动等)	0 1 2 3 4 5 6 7
	6. 工作时的社交接触	0 1 2 3 4 5 6 7
	7. 亲密的朋友	0 1 2 3 4 5 6 7
	8. 社交困难或无能：a. 同亲属 b. 工作时 c. 对熟人和陌生人	0 1 2 3 4 5 6 7
Ⅳ目前症状和异常行为量表	1. 主观症状(焦虑/抑郁、动力缺乏，无兴趣，注意力受损)	0 1 2 3 4 5 6 7
	2. 询问时引出的其他严重症状	0 1 2 3 4 5 6 7
	3. 服药态度	0 1 2 3 4 5 6 7
	4. 别人观察到的症状(在社交过程中出现困窘、烦恼、痛苦或困扰的行为)	0 1 2 3 4 5 6 7
	5. 其他异常行为(强迫观念、强迫行为妄想所造成的后果)	0 1 2 3 4 5 6 7
	6. 筹划日常生活时发生困难	0 1 2 3 4 5 6 7

(3) 社会功能量表(shoulder functional reach score, SFRS)：主要从客观方面对患者社会功能进行评估。量表评分等级为 0~7 级，0 为无异常，7 为极差。分值越高社会功能越差，见表 3-4。

表 3-4   社会功能量表(SFRS)

条目			得分				
1. 穿衣	0	1	2	3	4	5	6	7
2. 洗脸，刷牙，梳头	0	1	2	3	4	5	6	7
3. 吃饭	0	1	2	3	4	5	6	7
4. 吃药	0	1	2	3	4	5	6	7
5. 家务	0	1	2	3	4	5	6	7
6. 行走	0	1	2	3	4	5	6	7
7. 听从家人	0	1	2	3	4	5	6	7
8. 自己上厕所	0	1	2	3	4	5	6	7
9. 处理钱物	0	1	2	3	4	5	6	7
10. 上街购物	0	1	2	3	4	5	6	7
11. 职业工作	0	1	2	3	4	5	6	7
12. 个人生活自理	0	1	2	3	4	5	6	7
13. 家庭职能	0	1	2	3	4	5	6	7
14. 婚姻职能	0	1	2	3	4	5	6	7
15. 父母职能	0	1	2	3	4	5	6	7
16. 子女职能	0	1	2	3	4	5	6	7
17. 家庭内活动	0	1	2	3	4	5	6	7
18. 家庭外社会活动	0	1	2	3	4	5	6	7
19. 社会性退缩(与人交往)	0	1	2	3	4	5	6	7
20. 对外界的兴趣和关心	0	1	2	3	4	5	6	7
21. 责任心和计划性	0	1	2	3	4	5	6	7
22. 住院时个人生活自理	0	1	2	3	4	5	6	7

Note：

续表

条目	得分							
23. 住院时参加集体活动	0	1	2	3	4	5	6	7
24. 住院时人际交往	0	1	2	3	4	5	6	7
25. 住院时合作性	0	1	2	3	4	5	6	7
26. 对出院的关心与打算	0	1	2	3	4	5	6	7
27. 住院时关心婚恋家庭	0	1	2	3	4	5	6	7
28. 住院时关心职业工作	0	1	2	3	4	5	6	7
29. 住院时关心时事新闻	0	1	2	3	4	5	6	7
30. 目前社会功能	0	1	2	3	4	5	6	7
31. 最重功能损害	0	1	2	3	4	5	6	7
32. 最近 2 年不做职业工作时间	0	1	2	3	4	5	6	7
33. 病前 2 年内最佳社会功能	0	1	2	3	4	5	6	7

4. 躯体疾病的评估　相当多的精神障碍患者同时合并躯体疾病,其精神状态、社会功能和生活质量也因而受到躯体疾病的影响。因此,制订康复训练计划时,需注意评估精神障碍患者是否存在躯体疾病。

5. 优势评估　制订康复计划前应评估患者的优势和特长,结合患者的兴趣爱好开展各项康复训练,尽力发挥他们的能动力,并且利用其优势转移他们对问题的过度注意力,将有效提高康复效果。

(二) 制订与实施康复计划

康复计划包括所要达到的目标,具体实施的康复类型及方法,每次康复训练的时间,训练的频率、场地和道具要求,负责训练人员的要求等。康复目标要明确,充分依据患者功能损害情况及家庭、社会对患者的要求来确定。选择具体的康复类型应切合患者的情况,同时要让患者及家属共同参与达成共识。训练的方法应详细明确便于实际操作。在康复计划的实施过程中应及时观察患者的参与度,了解患者的康复训练感受,以便做出及时调整。

(三) 康复疗效评估

康复疗效的观察是一个动态连续的过程。可以通过上述评估工具定期对患者的康复训练效果进行评价,根据评价的结果确定新的康复目标,制订新的康复进程。

三、常见精神康复训练项目简介

(一) 独立生活技能训练

这类训练主要是针对病程较长的慢性衰退患者。护士设置实际的生活技能训练内容,将患者一天的活动安排好,督促、指导患者完成各种活动,并根据完成的情况给予患者一定的言语或物质强化。也可采用代币强化法,让患者用代币获取一定的生活用品,以激励患者的进步。

(二) 文体娱乐活动训练

训练目的在于陶冶患者心情、改善情绪,培养社会活动能力,增强社会适应能力。根据患者的个性爱好选择具体内容,丰富患者的住院生活。文娱活动能唤起患者的愉悦和满足感,此种轻松愉快的气氛可稳定患者的情绪,减轻敌意和攻击性,对缓解病情和促进康复非常有利。如歌咏、舞蹈、书画、乐器演奏、体操、球类比赛、音乐欣赏等活动。

(三) 药物自我管理训练

以下是根据美国加州大学洛杉矶分校著名精神康复专家 Liberman 等编制了药物治疗的自我管理程式,包括药物自我管理训练内容和方法:

1. 药物自我管理训练内容　包括以下几方面:①人际交往训练;②患者了解训练目的和对服药

的看法;③学习有关抗精神病药物的知识,如为什么要服用抗精神病药物及坚持服药的重要性等;④学会正确管理药物的方法并能够评估自己所服用药物的作用,让患者学习正确的服药技术或方法,学会评估药物对自己所起的作用,并记录药物产生的不良反应;⑤识别并处置药物不良反应,教会患者识别抗精神病药物的不良反应,并指导患者采取适当的处理方法;⑥与医务人员商讨药物治疗有关的问题,如让患者知道什么时间通过什么方式能获得医务人员的帮助,如何能清晰地向医务人员汇报病情。

2. 药物自我管理训练方法　药物自我管理的每一部分训练内容都遵循以下 7 个步骤:①内容介绍,介绍将进行训练的主题,解释需要掌握技能的内容,鼓励患者积极参加;②看视频和提问 / 问答,用视频示范应掌握和使用的各种技能,用提问和回答的方法复习所学技能;③角色扮演,患者之间相互练习使用这些技巧;④资源管理,讨论要使用这些技能时所需要准备的条件;⑤解决新出现的问题,解决使用这些技能时出现的问题;⑥在实际生活中运用所学的技能,在训练课以外,与医务工作者在实际的环境中进行练习;⑦布置并完成课后作业。

(四)社会技能康复训练

1. 人际交往技能训练　目的在于帮助患者如同正常人那样在社会群体中生活交往。可先采用社会交往相关量表对患者的人际交往行为进行评估,从简单的社交训练开始,如教会患者怎样主动与亲戚、朋友打招呼,如何称呼对方等;再教会患者交谈技巧如言语表达、语调、目光、姿态等;如何适当利用交通设施参加各种社交活动等。

2. 社会角色技能训练　慢性精神障碍往往导致患者社会功能缺陷,不能完成自己的社会角色功能,临床上常用心理剧来进行这方面的训练。通常先设计一个情景,与实现角色功能需要解决的问题有关,让患者在扮演中模拟学习,从而胜任社会中的真正角色。扮演过程中护士应给予患者一些人际关系技巧的示范,同时对患者取得的微小进步或改善应立即给予表扬和鼓励。

(五)认知功能训练

精神障碍患者随着病程的延长和复发次数的增加,认知功能往往会出现不同程度的损害,继而使其在学习方面的能力下降,主要表现为注意力不集中,不能较长时间专注一件事情,无法坚持完成作业以及无法学习新知识、新技能。训练的目的在于帮助患者改善学习技能,提高学习能力。常采用记忆力训练、定向力训练、计算力训练、思维综合能力训练、益智类活动训练、手工作业训练等。

(六)职业技能康复训练

职业技能康复训练是减少精神残疾的一个重要内容,是以恢复或提高患者职业技能,达到重返社会,恢复工作为目的的一种康复训练方法。职业技能康复的内容包括:

1. 简单作业训练　是患者进行就业行为训练的初期阶段,训练的项目工序相对简单,技术要求低,适合大多数患者。

2. 工艺制作训练　又称为"工艺疗法",训练患者进行手工的艺术性操作。工艺制作训练可以激发患者的创造力、提高兴趣、稳定情绪。工艺制作训练大致有以下种类:编织、绘画、书法、摄影、园艺种植等。

3. 职业模拟训练　这是回归社会就业前的准备训练,可依据患者病前的工作能力选择训练项目,如超市收银员、酒吧服务员、洗车行职员等。在训练过程中帮助其调整职业心态,适应规律的职业生活,对患者的不适应行为和遇到的压力问题给予及时处理,不断提高患者的职业能力。

第五节　精神科专科监护技能

精神障碍患者常常由于精神症状的影响或严重的精神刺激等原因出现各种危机状态,如患者的自伤自杀行为、暴力行为、出走行为、木僵等。这不仅严重影响患者自身的健康和安全,也会威胁他人的安全和周围环境。因此,精神科护理人员必须掌握相应的专科监护技能来预防各种危机事件的发

Note:

生,在危机事件发生后能立即进行有效的处理。

一、暴力行为的防范与护理

精神科暴力行为是指精神障碍患者在精神症状的影响下突然发生的伤人、毁物等攻击性行为,对攻击对象或环境会造成不同程度的伤害或破坏。暴力行为是精神科最为常见的危机事件,因此,精神科护理人员需要对患者的暴力行为及时预测,严加防范和及时处理。

(一) 护理评估

1. 暴力行为的风险评估

(1) 疾病因素:不同精神障碍患者暴力行为的发生率、严重性有所不同,临床上精神分裂症患者暴力行为的发生率最高,其次为双相障碍、物质使用与成瘾行为所致障碍、人格障碍的患者。不同的精神症状与暴力行为的发生也有密切的关系,如幻觉、妄想、意识障碍、情绪障碍等这些症状存在时就容易发生暴力行为。

(2) 个人特征:年轻、男性、单身、失业、有暴力行为史的患者更容易再次发生暴力行为。个体受到挫折或受到精神症状控制时,是采用暴力行为还是退缩、压抑等方式来应对,与个体的性格、心理应对方式、行为反应方式等有关。

研究表明个体早期经历过严重的情感剥夺,性格形成期暴露于暴力环境中,会限制个体利用支持系统的能力,继而形成以自我为中心、固执、多疑、缺少同情心、情绪不稳定的性格特点,对挫折或伤害异常脆弱,容易产生愤怒情绪,导致暴力行为。

(3) 诱发因素:精神障碍患者暴力行为的发生还受许多诱发因素的影响,如拥挤嘈杂的环境、工作人员沟通交流的态度和言语不当、患者的合理要求没有得到满足、药物不良反应使患者难于忍受都有可能导致暴力行为的发生。但临床上约有 1/3 的暴力攻击行为没有明显的诱发因素。

2. 暴力行为的征兆评估

(1) 行为:暴力行为发生前患者常常表现出一些兴奋对立的行为包括拒绝接受治疗、不合作、不能静坐、来回踱步、握拳或用拳击物、下颚或面部的肌肉紧张等。

(2) 情感:愤怒、敌意、异常焦虑、易激惹、异常欣快、激动和情感不稳定可能表示患者将失去控制。

(3) 语言:患者在出现暴力行为之前可能有一些言语的表达,包括对真实或想象的对象进行威胁,或提一些无理要求,说话声音大并具有强迫性等。

(4) 意识状态:思维混乱、精神状态突然改变、定向力障碍、记忆力损害也提示暴力行为可能发生。

3. 评估工具

(1) 住院患者暴力风险筛查表(表 3-5):应在患者入院 24 小时内,首先使用该评估表对患者进行暴力风险的筛查。根据筛查结果,结合临床经验判断是否需要进一步对患者进行暴力风险评估。

表 3-5 住院患者暴力风险筛查表

危险因素	存在	部分存在	不存在
既往攻击行为史			
目前精神症状:幻听、妄想等			
入院方式:强制住院			
无自知力			
院外服药依从性差			
近一年内频繁住院(>3 次)			

(2) 布罗塞特暴力风险评估量表(Brøset violence checklist-extended,BVC)(表 3-6):对于需要进一步评估的重点患者,采用 BVC 量表进行暴力风险的连续动态评估,为进一步防范提供依据。

表3-6 布罗塞特暴力风险评估量表（BVC）

条目	说明	得分	
混乱	出现明显的混乱和定向问题,可能无法确认时间、地点或人物	不存在 存在	0 1
易激惹	容易烦恼或愤怒,无法容忍他人的存在	不存在 存在	0 1
粗暴	行为是公开的"大声"或制造"噪声"式的。如使劲关门,说话时大声叫喊等	不存在 存在	0 1
言语威胁	言语的爆发,不仅仅是提高噪声;有明确恐吓或威胁他人的意图。如言语攻击、辱骂、中伤,对中性事情的评说在言语上完全是呈现出一种咆哮、攻击性的方式	不存在 存在	0 1
身体威胁	有一个明确针对他人身体的威胁意图。例如,采取攻击性的姿态;抓住他人的衣服;对着他人扬起胳膊或腿,挥舞拳头或用撞人的样子	不存在 存在	0 1
毁物行为	行为指向物体而不是个人。例如,乱丢物品;敲打或砸碎窗户;踢、敲打或用头撞物体;或砸坏家具	不存在 存在	0 1

注:①评估方法:护士可根据患者的具体表现进行评估,当患者不出现某种行为评分为0,出现某种行为评分为1,总分最高为6分。②评分说明:量表得分为0,暴力风险很小;量表得分为1~2,暴力风险中等,应采取预防措施;量表得分>2,暴力风险很高,应采取预防措施并制订计划以处理可能发生的暴力。

（二）常见护理诊断/问题

1. 情绪失控 与幻觉、妄想、缺乏应对技巧有关。

2. 有对他人施行暴力的危险 与幻觉、妄想、激越情绪等因素有关。

（三）护理目标

1. 短期目标 ①患者能够叙述导致暴力行为的原因和感受;②患者能应用已学技巧控制暴力行为;③患者攻击性言语与行为减少或消失。

2. 长期目标 患者能够控制暴力行为,不发生暴力伤人毁物行为。

（四）护理措施

1. 暴力行为的防范

（1）及时观察评估:及时准确的暴力风险评估是防范精神障碍患者暴力行为发生的关键。护士应掌握暴力行为发生的风险因素和征兆,运用评估工具,通过仔细观察病情,及时筛查出暴力高风险患者,力争在患者出现暴力行为前及时有效处理。

（2）合理安置:对有暴力高风险的患者,应置于重点观察病室,专人看护,重点交班。环境应保持安静、宽敞、整洁、舒适,避免不良噪声和强光刺激,并与其他兴奋冲动的患者分开,做好环境中危险品的管理。

（3）减少诱因:工作人员在与患者沟通交流时要掌握好技巧,对话时放慢语速、降低语调,避免刺激性言语。向患者传达尊重和关怀的态度,及时回应患者的诉求,尽量满足患者的合理要求。实施治疗及护理操作前,先告知患者并取得其同意。及时发现患者的不良情绪或容易导致不良情绪的诱因,力争快速解除诱因。

（4）控制精神症状:对于暴力高风险的患者,护士应及时告知医生,以便及时调整治疗方案,可有效控制和减少患者暴力行为的发生。

（5）加强病房的巡视工作:对有暴力倾向的患者应全面掌握其动态表现,限制其在工作人员视线范围内活动。大多数患者发生攻击前,其语言、行为等方面会出现异常。因此,对这些患者进行重点看护,力争将暴力行为控制在萌芽状态。

（6）提高患者自控能力:鼓励患者以适当方式表达和宣泄情绪,共同探讨情绪激动的原因并商量解决问题的办法。可引导患者通过呼吸、肌肉和意象调节进行放松,转移患者注意力,缓和激动的情

Note:

绪。同时,明确告知患者暴力行为的后果,并设法提高患者的自信心,让患者相信自己有控制行为的能力。根据患者的兴趣、爱好,组织难度适宜且能吸引患者兴趣的活动,转移和分散其暴力意图。

(7) 加强人员培训:精神障碍患者暴力的发生与工作人员的专业技能、服务态度和方式有密切的关系,因此加强护理工作人员的培训,提高护士对暴力风险的评估能力,改善其沟通交流技能,建立良好的护患关系,对减少暴力事件的发生有重要作用。

2. 暴力行为的处理

(1) 评估现场:可以使用评估工具快速判别患者的暴力风险级别;评估所处环境是否安全,有无脱身出口,患者有无持危险物品,周围有无其他患者围观;评估周围的救援支持情况即有无其他人员支持,有无呼救设施,有无可使用的安全防护用品。

(2) 寻求帮助:利用呼叫设施寻求其他工作人员的帮助;站在容易脱身的出口位置,尽量在患者侧面,与患者保持安全距离至少 1m。

(3) 安抚患者:以平静沉稳的语气,关心友好的态度,有礼貌地称呼患者,询问患者有什么需求,邀请其坐下来慢慢谈。

(4) 维护环境:及时疏散围观患者,同时清理可疑危险物品及障碍物,引导就近工作人员协助维持秩序。

(5) 保持沟通:①鼓励患者表达自己的感受,运用共情技术适时进行反馈,向患者说明可提供帮助,稳定患者情绪。②让患者提出自己的建议,与患者协商暴力行为的替代方法。③给患者提供解决问题的方法让患者选择,保持磋商的空间。④接纳患者的症状,不批判,保持冷静,告知患者我们理解他现在的这种情况,请患者暂时安静下来,医护人员会给他最大的帮助。⑤如患者对解决问题的方法不同意,告知患者需要向上级报告,请患者给予等待。运用拖延的策略,使患者有充裕的时间冷静。

(6) 迅速脱身:当缓和技巧无效、患者已经采取了攻击行为,且护士孤立无援感觉现场无法控制时,宜采用脱身法迅速脱离现场。

(7) 约束保护:经过安抚和降温干预后,若患者的情绪未得到改善,已发生暴力行为或暴力风险依然很高,则可遵医嘱给予约束保护。

3. 暴力后的恢复

(1) 患者行为重建:通过分析本次暴力行为的相关因素,帮助患者重建新的反应行为方式,如情绪控制方法、挫折应对能力、人际交流技巧等。根据病情调整药物剂量或治疗方案。

(2) 护士心理调适与反思:对于经历暴力情景的护理人员,应给予及时的关心和心理疏导,提高其心理调适水平,使其尽快复原。同时对本次暴力事件的发生过程进行分析反思,如事发前是否发现暴力先兆,采取的措施是否恰当,呼叫他人是否及时,暴力处置预案是否熟悉等。如果发生类似的暴力事件,有哪些地方可以做得更好。

(五) 护理评价

1. 患者是否能以积极的方式处理自己的愤怒情绪。

2. 患者是否发生了攻击行为,有无伤害自己或他人情况。

二、自杀行为的防范与护理

自杀是指个体有意识地伤害自己的身体,以达到结束生命的行为。自杀是精神科较为常见的危机事件之一,也是精神障碍患者死亡的常见原因。据世界卫生组织报告,精神障碍患者的自杀率是普通人群的数十倍,给患者、家属及医院造成严重的损失,也容易引发医疗纠纷。因此,采取有效的措施预防自杀是精神科护理的重要任务。

(一) 护理评估

1. 自杀的风险评估

(1) 疾病因素:所有精神障碍都会增加患者自杀的危险性,相关研究表明自杀率较高的精神障碍包括抑郁障碍、精神分裂症、物质使用或成瘾行为所致障碍等。抑郁障碍患者的终生自杀风险为4%~19%;精神分裂症患者的终生自杀风险为 4%~10%。精神症状与自杀行为也密切相关,抑郁情绪是自杀者最常见的内心体验,命令性幻听和被害妄想是导致精神分裂症患者自杀行为的常见因素。酒依赖和吸毒患者伴有严重的抑郁情绪或出现酒精性幻觉或妄想容易引发自杀行为。躯体忧虑障碍患者的顽固性躯体化症状也会增加患者自杀的风险。

(2) 心理危机事件:突然遭受严重的灾害、重大生活事件,如地震、交通事故导致亲人丧失、躯体残疾、重大财产损失,重要考试失败等。

(3) 个性特征:通常具有以下心理特征的人在精神应激状态下自杀的风险会增加。①易冲动、多疑、固执、易紧张、情绪不稳;②缺少同情与社会责任感;③自我价值低,缺乏自信,易产生挫折感;④缺乏判断力,看问题以偏概全;⑤人际交往和应对现实能力差;⑥对自杀持宽容、理解和肯定态度者,更有可能采取自杀行为。

(4) 自杀信念:有自杀意念、自杀计划、自杀未遂史、自杀动机的患者往往自杀的风险更大。其中,自杀未遂史是最大的风险因素,医护人员需予以警惕和关注。病史中或近期有过自我伤害或自杀未遂的行为,表明患者将自杀行为作为解决问题的一种应对方式,其自杀死亡的成功率要比无自杀史的患者高出 10 倍。有自杀家族史的患者,如父母、兄弟姊妹曾有自杀史,其易受家庭成员间行为模式的影响,从而导致自杀风险增高。

(5) 应对资源和支持系统:包括患者的家庭和社会关系等方面,评估患者是否具备积极的应对技能以及可获得的社会支持。是否缺乏有效的应对方式,即在内外环境变化或遇到情绪困扰事件而采取的有效方法、策略和手段。抑郁症患者在发病期间更多地采用以情绪为中心的消极应对方法和手段。

2. 自杀的征兆评估 约80%有自杀倾向的患者在实施自杀行为前都曾表现出一定的自杀先兆,患者会自觉或不自觉地发出语言或非语言信息,护士应从以下几个方面进行评估:

(1) 语言信息:如患者可能会说"我不想活了""这是你最后一次见到我""这个世界没什么可留恋的了"。问一些可疑的问题,如"这阳台距地面有多高""这种药吃多少会死"等。

(2) 情感信息:如情感低落,表现为紧张、经常哭泣、无助、无望;显得非常冲动,易激惹。患者在抑郁了很长一段时间后,突然表现无原因的开心;对亲人过分关心或疏远、冷淡等均有可能是自杀行为的现状信号。

(3) 行为信息:如将自己反锁在室内或关在隐蔽的地方;清理物品信件,嘱托未了事宜或分发自己的财产;收集或贮藏绳子、刀具、玻璃片或药片等可以用来自杀的物品等。对后事有安排行为或留有遗嘱者很可能会立即采取自杀行动。

3. 自杀评估的询问技巧

(1) 自杀观念的询问:你原来有过自杀的想法吗? 是什么原因导致你产生自杀想法的? 什么时候? 什么使你没有选择自杀? 你告诉过任何人或获得过任何支持吗?

(2) 自杀行为的询问:你原来有过自杀行为吗? 几次? 什么时候? 当时发生了什么? 你学到了什么?

(3) 亲属自杀史的询问:你认识的人当中有过自杀未遂或自杀死亡的吗? 是谁? 什么时候? 发生了什么? 这件事目前对你的生活或你的自杀想法有什么影响?

(4) 痛苦情感的询问:你目前感到痛苦的程度是多少(可以用 0~100 的尺度)? 你能描述一下这种痛苦是怎么样的吗? 与以往的经历相比较,这次痛苦的程度怎么样?

(5) 支持因素的询问:你认为目前什么会对你最有帮助? 你还能为自己做些什么? 你认为可能让你活下去的理由是什么? 现在谁最有可能而且愿意帮助你?

4. 自杀评估工具 在临床工作中,护理人员还可借助于一些量表对患者的自杀风险进行筛查和评估。

（1）自杀风险筛查工具：最常用的筛查工具包括健康问卷 -9（patient health questionnaire item，PHQ-9）（表 3-7）、哥伦比亚自杀严重程度评定量表（Columbia suicide severity rating scale，C-SSRS）、护士用自杀风险评估量表（nurses'global assessment of suicide risk，NGASR）（表 3-8）、患者安全筛查问卷（patient safety screener，PSS）。

（2）自杀风险评估工具：自杀风险五步评估分级法（suicide assessment five-step evaluation，SAFE）。值得注意的是，目前在全球范围内尚未形成统一的自杀风险筛查与评估工具。筛查是为了识别具有自杀风险的高危人群，而评估主要侧重于进一步明确已有自杀倾向患者的风险程度并提供治疗依据。

表 3-7　健康问卷（PHQ-9）

问题	完全不会（0 分）	有几天（1 分）	一半以上的天数（2 分）	几乎每天（3 分）
1. 做事时提不起劲或没有兴趣				
2. 感到心情低落、沮丧或绝望				
3. 入睡困难，睡不安稳或睡眠过多				
4. 感觉疲倦或没有活力				
5. 食欲减退或吃太多				
6. 觉得自己很糟糕，或觉得自己很失败，或让自己或家人失望				
7. 对事物专注有困难，例如阅读报纸或看电视时不能集中注意力				
8. 动作或说话速度缓慢到别人已经觉察或正好相反，烦躁或坐立不安、动来动去的情况更胜于平常				
9. 有不如死掉或用某种方式伤害自己的念头				

注：①<5 分，表示情绪状态较好；②5~9 分，表示轻度抑郁；③10~14 分，表示中度抑郁；④≥15 分，表示重度抑郁。

表 3-8　护士用自杀风险评估量表（NGASR）

条目	得分	
社会经济地位低下	不存在 0	存在 1
饮酒史或酒精滥用	不存在 0	存在 1
罹患晚期疾病	不存在 0	存在 1
精神病史	不存在 0	存在 1
自杀家族史	不存在 0	存在 1
丧偶	不存在 0	存在 1
自杀未遂史	不存在 0	存在 3
近亲人死亡或重要亲密关系丧失	不存在 0	存在 3
近期负性生活事件	不存在 0	存在 1
绝望感	不存在 0	存在 3
被害妄想或有被害内容的幻听	不存在 0	存在 1
情绪低落 / 兴趣丧失或愉快缺乏	不存在 0	存在 3
人际和社会功能退缩	不存在 0	存在 1
言语流露自杀意图	不存在 0	存在 1
计划采取自杀行动	不存在 0	存在 3

注：总分≤5 分为低自杀风险；6~8 分为中自杀风险；9~11 分为高自杀风险；≥12 分为极高自杀风险。

Note:

（二）常见护理诊断／问题

1. 有自杀的危险 与严重的悲观情绪、无价值感、幻听等有关。

2. 应对无效 与社会支持不足、处理事物的技巧缺乏有关。

（三）护理目标

1. 短期目标 ①患者在治疗期内不再伤害自己；②患者能够表达自己痛苦的内心体验，并向医护人员讲述；③患者人际关系有所改善。

2. 长期目标 ①患者不再有自杀意向，无自我伤害行为；②对自己的生活有积极的认识，并能维持良好的身体状况；③能够掌握良好的应对技巧，以取代自我伤害的行为。

（四）护理措施

1. 自杀的防范措施

（1）提供安全的环境，加强危险品管理和家属的安全宣教工作，做好安全检查，尤其是外出返室和会客结束后都应仔细检查有无危险品。

（2）对自杀高风险的患者，应安置在重点观察室，设置警示标识，加强巡视，尤其在夜间、凌晨、午睡、开饭和交接班时段及节假日等病房医务人员少的情况下，应注意防范，必要时安排一对一的监护。

（3）保持与患者的密切接触，了解其心理状态及情绪变化，做好床边交班，及时发现异常言行及自杀征兆，及时与医生反馈病情并遵医嘱处理。

（4）在真诚、尊重、接纳和支持的基础上与患者建立治疗性关系。经常了解患者对症状的理解和自身感受，鼓励其表达自己的负性情绪，给予支持性心理护理。告诉患者现在的痛苦是暂时的，不会总像现在这样一直持续，类似的患者通过治疗都获得了帮助和好转。训练患者学习新的应对方式，教会其在无能力应对时如何求助，如告诉医护人员"我已坚持不住了"而不是采取自杀行动。

（5）连续评估自杀风险，直至自杀风险消除。对已有自杀计划的患者，须有技巧地询问其方法、地点、时间，了解患者获得自杀工具和发生自杀行为的可能性。

（6）给患者情感宣泄的机会，表达对其境况的理解，正常化自杀的想法，了解目前状态及情绪、饮食、睡眠对生活的影响，向患者传递出愿意帮助他的愿望，并表示我们将一起探讨其他的选择。

（7）识别患者的能动性，肯定并鼓励患者的能力；总结患者的优点，以提高其自尊和信心，帮助患者建立正向思维模式。

（8）参加有益的活动，一些有意义的活动可帮助释放紧张和抑郁的情绪，如洗衣服、打扫卫生等。让患者独立参与日常活动很重要，因为这些活动可以促使患者产生生活兴趣，增加其成就感、归属感、自我价值感。

（9）充分动员社会支持系统，帮助患者了解可利用的资源，对患者家属进行与自杀干预有关的健康教育，让家属参与干预治疗。

（10）利用支持系统，告知患者病情的治疗和自杀观念的改变会有一个过程，需要时间，写下可以为患者提供帮助的姓名和电话。让患者学会使用医院的资源来帮助应对自杀的想法和冲动，以及针对现实问题可采取哪些应对方式、可利用的支持系统等。

（11）培训与教育：通过对护理人员的培训，使其具备与自杀相关的应对知识、以人为中心的护理技能，以及团队合作、沟通、心理护理等核心能力。在此基础上，为患者及家属提供个性化的健康教育。

2. 常见自杀行为的紧急处理 精神障碍患者多采用自缢、服毒、割腕、坠楼、撞墙等方式进行自杀。当自杀行为发生时，医护工作者应立即对患者实施抢救。

（1）自缢：自缢是最常见而且致死性很高的一种自杀方式，自缢时颈动脉受压，反射性地使心跳减弱直到停止；大脑供血不足，引起脑细胞死亡；同时气管受压造成窒息。如果发现不及时，会很快死亡。急救措施包括：

1）松开缢套：发现患者自缢，立即抱住其身体向上举，以减轻对颈动脉的压力，同时快速松解或剪断缢套，防止坠地时跌伤。

Note：

2）立即抢救:将患者就地平放或置于硬板床上,松开衣扣、腰带,清除呼吸道分泌物,保持呼吸道通畅。检查呼吸、心搏,如已停止,立即进行口对口人工呼吸和体外心脏按压,直至患者呼吸、心跳恢复。

3）联系医生或其他人员共同抢救。

4）配合医生抢救,按医嘱给氧、注射呼吸兴奋剂、强心剂等。

5）患者复苏后,要纠正酸中毒和防止因缺氧所致的脑水肿,并给予其他的支持性治疗,密切观察病情变化,做好抢救记录。

6）给予患者心理支持,稳定患者情绪,避免再次出现自杀行为。

(2)服毒:以精神科药物最为常见。

1）首先评估患者的生命体征、意识、瞳孔、呕吐物、分泌物、肤色等。

2）初步判断所服毒物种类、剂量和性质。对意识清醒的患者,应尽量引导患者说出所服毒物的种类、量及过程。

3）对服毒的患者无论服毒时间长短,均应进行洗胃。根据获得的信息,正确选择洗胃液,对服用抗精神病药物和镇静安眠药物者,可首选(1∶15 000)~(1∶20 000)的高锰酸钾溶液,对毒物性质不明者,首选清水。

4）对意识清醒的患者,应先通过刺激咽喉部促使其呕吐,对刺激不敏感者,可先口服适量洗胃液后,再催吐,继后洗胃。

5）对意识不清或休克的患者,应配合医生进行急救处理,同时进行洗胃。

6）洗胃时应留取胃内容物及其标本送检。

(3)割腕:患者常用刀、剪、玻璃等锐器割腕。一旦发现,应立即止血包扎,观察患者的神志、面色、口唇、血压、脉搏,并根据受伤时间、部位估计失血量。同时通知医生,如患者失血量大,应立即开通静脉通路,就地抢救。

(4)坠楼:如果发现患者自高处坠落,应立即检查有无开放性伤口、患者意识是否清醒,有无呕吐、头痛,外耳道有无血性液体流出,肢体有无骨折;对开放性伤口,立即用布带结扎肢体近心端止血。如果发现骨折,应妥善固定;搬运时,应使用平整的硬板床,并观察有无内脏的损伤;同时通知其他工作人员共同急救,若患者已出现休克情况,应就地进行抢救。

(5)撞击:当发现患者撞击(如用头撞墙)时,应立即检查患者头部伤情,观察患者的意识、瞳孔、呼吸、血压、脉搏及有无呕吐等。如有开放性伤口,应先止血包扎,同时报告医生,配合医生对患者进行各项检查和处理,若患者伤情严重,应就地进行抢救。

(五)护理评价

对自杀患者的评价是一个持续的过程,需要不断地评价和判断目标是否达到。

1. 患者的抑郁情绪是否好转,能否自己述说不会自杀,或出现自杀意念时,能积极寻求帮助。

2. 患者能否学会更多的向他人表达情感的有效方法,能否保持一个更为积极的自我概念,人际关系是否改善。

三、出走行为的防范与护理

出走行为是指患者在住院期间,未经医生批准,擅自离开医院的行为。由于精神障碍患者自我防护能力较差,出走可能会给患者或他人造成伤害。因此,精神科护理人员应掌握精神障碍患者出走行为的风险评估和防范措施。

(一)护理评估

1. 出走的原因评估

(1)疾病因素:精神分裂症患者缺乏自知力,否认有精神障碍,不愿住院治疗;有的患者存在被害妄想、幻觉症状,认为住院是受迫害,患者会企图离开医院。也有一些精神分裂症患者为实现某种病态信念而擅自离开医院,如上访、告状等。有些抑郁障碍患者认为医院防范严密,达不到自杀目的而寻找机会离开医院。部分双相障碍患者则可能因为情感高涨和思维敏捷突然要去实行一个宏伟计划,怕来不及做或怕受到阻拦而寻机离开医院。物质使用或成瘾行为所致精神障碍患者因戒断症状难受而试图摆脱住院环境,以寻求满足。

(2) 环境影响:如患者感到封闭的住院生活单调、受拘束和限制、处处不自由等而出走。

(3) 一些患者因思念亲人想早日回家,如牵挂家庭、想念孩子等而出走。

(4) 患者对住院治疗存在恐惧或不理解,如害怕被约束、对电抽搐等治疗存在误解等。

(5) 工作人员态度生硬、方法简单、解释不耐心等给患者以不良刺激,使其产生不满心理而出走。有时因工作人员疏忽大意造成,如责任心不强、离岗或注意力不集中等给患者可乘之机出走。

2. 出走的风险评估　下列项目可以帮助护理人员评估精神障碍患者出走的风险,如患者曾有出走史;有明显的幻觉、妄想;对疾病缺乏认识,不愿住院或强迫入院;患者对住院及治疗感到恐惧,不能适应住院环境等。对住院患者可采用出走风险筛查表(表3-9)进行评估,并根据不同的风险程度采取相应的防范措施。

表 3-9　住院患者出走风险筛查表

曾有出走史	明显幻觉、妄想	对住院治疗感到恐惧	有寻找出走机会的行为	流露出走意图的言语	强制住院	无自知力
0/4 分	0/1 分	0/1 分	0/2 分	0/2 分	0/1 分	0/1 分

注:2~4 分为中风险,5~9 分为高风险,≥10 分为极高风险。

3. 出走的征兆评估

(1) 意识清楚的患者多采用隐蔽的方法,常常主动与工作人员建立良好关系,主动帮助工作人员做一些日常工作以取得他们的信任,待工作人员放松警惕,遇有机会如患者出病房去检查治疗的途中,便乘机出走。

(2) 患者常在门口附近活动,趁门前人员杂乱或工作人员不备时出走,如下班时间、有学生或参观人员进出时或患者家属探视时段等。

(3) 患者四处寻找可出走的地方,如不结实的门、围墙等。

(4) 处于朦胧状态或意识不清楚的患者,其出走无目的、无计划,出走不讲究方式,不知避讳,会旁若无人地从工作人员身边走过。这类患者一旦成功出走,有可能找不到家,容易受到伤害。

(二) 常见护理诊断 / 问题

有出走的危险　与患者自知力缺乏,意识障碍等有关。

(三) 护理目标

患者能对自身疾病和住院有正确的认识,表示能安心住院,住院期间未发生出走行为。

(四) 护理措施

1. 出走的防范措施

(1) 对住院患者进行出走风险评估,对高风险的患者设置警示标识,将患者安置在工作人员的视线内,加强巡视,做好床边交接班。

(2) 与患者建立良好的治疗性信任关系,观察患者的病情变化,了解其不安心住院的原因和想法,给予安慰与解释,指导患者正确解决生活中的矛盾和问题,满足其合理需求。

(3) 创造舒适的休养环境,介绍住院环境和同室病友,消除其紧张、恐惧心理。丰富患者的住院生活,鼓励参加集体活动,分散患者出走的意念。

(4) 加强安全防范措施,做好环境设施的安全检查,重点时段如探视期间应加强防护。

(5) 对需要外出活动或做检查的患者应清点患者人数,由专人护送,并与其他科室人员做好交接。

(6) 尊重和关心患者,避免简单生硬的言语刺激患者。

（7）加强与家属的联系,鼓励家属探视,减少患者的孤独感。

（8）做好护理人员的培训教育,规范落实各项防范措施,提高其责任心。

2. 出走的应急处理

（1）发现患者出走情况,应立即启动应急预案。立即组织人员寻找,同时应报告上级部门,通知家属协助寻找。

（2）在寻找患者的同时,应妥善管理好病房内其他患者,以防产生不安情绪,避免再次发生不良事件。

（3）如患者返院后应给予关心和安抚,避免训斥和责备。做好护理记录,并严格交接班,防止再次出走。

（五）护理评价

患者是否对自身疾病有正确的认识,是否能适应医院环境和安心住院,有无出走想法和计划,有无出走行为发生。

四、噎食的防范与护理

噎食是指食物堵塞咽喉部或卡在食管的第一狭窄处,甚至误入气管,引起呼吸窒息。通常在患者进食过程中突然发生,轻者仍有较好的气体交换,能够用力咳嗽,咳嗽时可能有哮鸣音;重者无法咳嗽、说不出话、呼吸困难、双手不由自主地以 V 字状紧贴颈部即海姆立克(Heimlich)征象(图 3-1),患者嘴唇、面色和甲床发紫,甚至意识丧失、四肢抽搐、大小便失禁、呼吸和心搏停止。精神障碍患者是噎食窒息发生的高风险群体,做好防范和应急处理是精神科临床护理人员的必备技能之一。

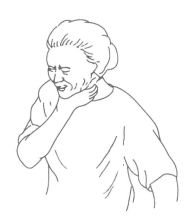

图 3-1　海姆立克征象

（一）护理评估

噎食的风险评估包括:

（1）抗精神病药物所致的锥体外系不良反应,引起吞咽肌肉运动不协调,抑制吞咽反射而致噎食。

（2）脑器质性损害等因素,如认知障碍患者吞咽反射迟钝导致噎食。

（3）精神障碍患者因药物所致饥饿感增强,患者急速进食;老年患者牙齿脱落,咀嚼不充分,而导致噎食。

（4）洼田氏饮水试验:当患者因抗精神病药物或脑器质性损害等因素所致吞咽功能异常时,应进一步做洼田氏饮水试验,具体实施与评定方法:①患者取坐位或半卧位。②患者按习惯喝下 30ml 温水。③结果评定:1 级(优)能顺利一次将水饮下(五秒钟内);2 级(良)分两次以上,能不呛咳的咽下(五秒钟内);3 级(中)能一次咽下,但有呛咳;4 级(可)分两次以上咽下有呛咳;5 级(差)频繁咳嗽,不能全部咽下。④测试结果:2 级以下可经口进食;3 级及以上存在吞咽功能障碍,应结合患者具体情况选择饮食类型和进食途径;5 级存在严重的吞咽功能障碍,禁止经口进食。

（二）常见护理诊断 / 问题

1. 吞咽障碍　与抗精神病药物不良反应或神经认知障碍等有关。

2. 有窒息的危险　与吞咽障碍或进食过急有关。

（三）护理目标

1. 患者在住院过程中不发生噎食。

2. 患者了解噎食的相关原因和防范措施,能有效防止噎食。

（四）护理措施

1. 噎食的防范措施

（1）对住院患者进行噎食风险评估,对高风险的患者,设立警示标识。餐厅设置防噎食专座,进餐时对有噎食风险者重点看护,防止噎食发生或力争对噎食早发现、早抢救。

(2) 严密观察患者病情及药物的不良反应,对有严重锥体外系反应的患者,除按医嘱给予拮抗药物外,还应指导合适的食物和进食方式。

(3) 加强饮食管理,对抢食及进食速度过快的患者,应单独进食,专人管理,禁止患者将食物带回病室。

(4) 做好患者、家属和陪护的健康教育,使他们了解噎食的原因和防范措施,共同参与噎食的防范。

(5) 有噎食风险的患者避免进食汤圆、粽子、团子、馒头、地瓜、芋头等黏性食物,避免患者发生噎食,根据患者的情况给予半流质或流质饮食,必要时遵医嘱鼻饲。

(6) 对于卧床需在床上进食的患者在喂食时应摇高床头 30°~45°,采取头稍前倾 45°或头部转向偏瘫侧 80°姿势,以进食半流质饮食为宜。

2. 噎食的急救处理

(1) 患者一旦发生噎食,护士应立即就地抢救,判断患者噎食的程度。

(2) 如为轻度噎食,即患者尚能呼吸和咳嗽,护士应鼓励患者咳嗽,清除其口咽部食物,同时观察患者噎食是否解除。

(3) 如为重度噎食,即患者无法呼吸和咳嗽,护士应立即清除患者口咽部食物,采取海姆立克手法抢救,同时呼叫其他工作人员,通知医生和麻醉师。

(4) 海姆立克手法抢救:分为立位腹部冲击法和仰卧位腹部冲击法。

1) 立位腹部冲击法(用于意识清醒患者),见图 3-2:①施救者站在患者身后,双手环抱患者腰部,一腿在前,于患者两腿之间呈弓步,另一腿在后伸直;如患者无法站立,施救者协助患者采取坐位,并跪在患者身后。②指导患者身体前倾、低头、张嘴,有利于气道异物排出。③施救者一手握拳,拳眼置于患者肚脐与剑突之间(脐上两横指处),用另一只手固定拳头,用力向内向上快速冲击 5 次,见图 3-3。如为肥胖或怀孕者,施救者双臂从患者的双侧腋下环抱患者胸部,一手握拳,拳眼置于两乳头连线中间,另一手固定拳头,用力向内快速冲击。

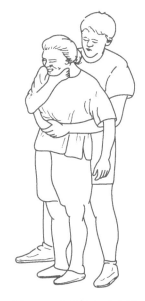

2) 仰卧位腹部冲击法(用于意识丧失患者),见图 3-4:①将患者置于仰卧位,救护者骑跨在患者髋部两侧。②一只手的掌根置于患者腹部正中线、脐上方两横指处,不要触及剑突。另一只手直接放在第一只手的手背上,两手掌根重叠。③两手合力快速向内、向上有节奏冲击患者的腹部。④连续 5 次冲击后,检查患者噎食是否解除,如果仍旧存在,继续重复冲击,直至患者噎食解除。

(5) 若使用以上急救法不能奏效,协助医生采用环甲膜穿刺术,将患者

图 3-2 立位腹部冲击法

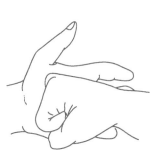

图 3-3 海姆立克手法

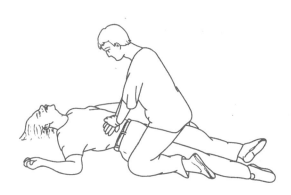

图 3-4 仰卧位腹部冲击法

取仰卧位,头后仰,颈部伸直,摸清甲状软骨下缘和软骨环状的上缘之间的凹陷处,左手固定此部位,右手持环甲膜穿刺针刺入气管内,可暂缓通气。应尽早行气管插管术。

(6) 如患者心跳呼吸停止,应立即对患者实施心肺复苏。

(7) 如噎食解除,自主呼吸恢复,应立即氧气吸入,防止吸入性肺炎,专人持续监护,给予心理安抚。

(五) 护理评价

1. 各种预防措施是否有效,患者吞咽障碍情况是否改善。

2. 患者是否了解噎食的原因和防范措施,能否对所摄食物进行选择,有无噎食发生。

五、吞食异物的防范与护理

吞食异物是指精神障碍患者在精神症状的影响下吞下非食用物品,吞食的异物种类各异,常见的小物体如纽扣、别针、硬币、戒指、刀片,也有较大的物品如体温表、铁丝、筷子等。除此之外,患者有时还会吞服沐浴露、洗发露等液体。吞食异物可导致严重的后果,在临床护理中需严加防范,及时发现和正确处理。

(一) 护理评估

1. 相关因素 精神障碍患者受幻觉妄想支配而吞食异物;患者因心境抑郁出现自杀、自伤观念而吞食;痴呆及智力发育障碍者由于缺乏对食物的分辨能力而吞食异物;患者由于缺乏自知力不安心住院,为了出院而吞食;也有部分异食症患者动机不明而吞食异物。

2. 吞食异物的表现 吞食异物的危险性视吞食异物的性质不同而定。如为锐利的刀口或玻璃片,以及尖峰的金属物可损伤器官或血管,引起胃肠穿孔或大出血;吞下较多的纤维织物可引起肠梗阻;吞食体温表、沐浴露等可引起中毒。

(二) 常见护理诊断 / 问题

1. 有受伤的危险 与吞食异物有关。

2. 应对无效 与社会支持不足、个人缺乏应对技巧有关。

(三) 护理目标

1. 患者住院期间未发生吞食异物行为。

2. 患者学会合理的应对方式,能认识吞食异物的后果。

(四) 护理措施

1. 吞食异物的防范

(1) 护理人员应通过了解患者的病情、诊断和治疗,充分评估患者吞食异物的风险,对高风险的患者应安置在重点观察室看护,加强巡视,做好交接班。

(2) 应做好患者的心理护理和健康教育,护理人员应以耐心、尊重、接纳的态度与患者建立良好的护患关系,引导患者以适当方式表达和宣泄,增强控制行为的能力,耐心说明吞食异物导致的不良后果。了解患者吞食异物的原因,满足患者的合理需求。

(3) 加强对各类危险物品的管理,严格执行安全制度,经常检查病房环境及危险物品。为患者治疗时,应保管好安瓿和消毒剂,防止患者吞食。患者如果使用剪刀、针线、指甲钳等物品时,应在护理人员的视线范围内进行。

(4) 加强探视亲属的教育,家属探视及患者假出院返院时要专人接待,做好安全检查,防止危险品带入病室。

2. 吞食异物后的处理 一旦发现患者吞食异物,护士应沉着冷静,妥善安置患者,报告医生,了解吞食异物的种类,遵医嘱安排患者行 X 线等相关检查,以确定异物的种类和在体内的部位,进行相应处理。

(1) **吞食液体异物**:应立即温水洗胃,防止吸收中毒。

（2）吞食固体异物：较小的异物多可自行从肠道排出。但如果异物有锐利的刀口或尖峰，应让患者卧床休息，减少活动，并进食含较多纤维的食物如韭菜，以及给予缓泻剂，以利于异物的排出。期间应观察粪便以发现排出的异物，同时，尤其注意患者腹部疼痛和血压情况，如发现患者出现腹部疼痛明显或内出血迹象时，应立即报告医生，安排患者手术取出异物。如吞食长形异物，如牙刷、筷子等，应立即报告医生，遵医嘱安排患者到外科诊治，通过内镜取出。

（五）护理评价

1. 患者是否吞食了异物，以及是否发生了内出血，中毒等危险情况。

2. 患者是否认识到吞食异物的危险性，学会积极应对的行为方式。

六、木僵患者的护理

木僵状态是指患者在意识清晰时出现的精神运动性抑制综合征，主要表现为患者的言语、动作和行为活动的减少甚至完全抑制。轻者言语和动作明显减少或缓慢、迟钝，又称为亚木僵状态。严重时全身肌肉紧张，随意运动完全抑制。木僵不同于昏迷，木僵患者一般无意识障碍，各种反射存在。木僵解除后患者可回忆起木僵期间发生的事情。

（一）护理评估

1. 木僵的原因与危险因素 详细询问病史，了解木僵发生的时间、过程、起病缓急及发生的原因。严重的木僵常见于精神分裂症，称为紧张性木僵；严重抑郁障碍亦可能出现木僵状态，但程度一般较轻。突然的严重精神刺激可引起心因性木僵，一般维持时间很短，事后对木僵期的情况不能回忆；感染、中毒、脑瘤、脑血管病变等可引起器质性木僵；药物反应引起药源性木僵。

2. 木僵的分类及表现

（1）紧张性木僵：轻者动作迟缓，少语少动，长时间保持某一姿势不动，重者终日卧床，对周围环境刺激不起反应，肌张力增高，可出现蜡样屈曲，持续时间长短不等，短者数日，长者可数年，木僵解除后能清楚回忆病程经过。

（2）抑郁性木僵：表现缺乏主动行为和动作，反应极端迟钝，经常呆坐不动或卧床，缄默不语，不主动流露任何意愿要求。在反复劝导或要求下，可有细微活动倾向，如点头或摇头。患者平淡的表情中透露出焦虑、忧郁与痛苦，当谈话触动其心扉时，忧郁可见加重。肌张力增高不明显，基本上不出现僵住、违拗、刻板动作及两便失禁。

（3）器质性木僵：表现呼之不应，推之不动，不主动进食，缄默、抗拒、肌张力增高，可出现蜡样屈曲，两便失禁，面无表情，两眼凝视或眼球随外界物体移动。躯体及神经系统检查或化验检查发现相应的阳性体征。

（4）心因性木僵：强烈的精神刺激后可出现木僵状态，患者可突然出现某个姿势不动，推呼不应，不语、呆滞、缄默、两眼凝视不动，甚至可呈现僵住状态，可有尿失禁。常伴有自主神经功能失调的症状，如心跳加速、面色苍白、瞳孔散大。一般无蜡样屈曲、违拗。木僵状态维持时间较短，可迅速发生，很快缓解。木僵缓解后多数患者有遗忘现象。

（5）药源性木僵：由药物引起的木僵，常见于大剂量抗精神病药物、骤停或骤换抗精神病药物、不恰当地联用多种抗精神病药物的患者，尤其是儿童、老年人、脑损伤的患者、癫痫患者以及有躯体疾病的患者，药源性木僵出现之前，患者往往已有其他药物副反应的表现。经减药、停药或换药后木僵会有明显改善。

（二）常见护理诊断／问题

1. 有受伤的危险 与自我保护能力缺失有关。

2. 有对他人施行暴力的危险 与突然进入兴奋状态有关。

3. 自理能力缺陷 与精神运动抑制有关。

4. 营养失调：低于机体需要量 与不能自行进食有关。

5. 有压力性损伤的危险 与长期卧床、精神运动抑制有关。

6. 有感染的危险 与长期卧床、抵抗力下降等有关。

7. 有便秘、尿潴留的危险 与精神运动抑制有关。

(三) 护理目标

1. 不发生自我受伤情况。

2. 不发生攻击伤害他人情况。

3. 自理能力恢复。

4. 营养供给能满足患者的机体需要量。

5. 住院期间未发生皮肤压力性损伤。

6. 患者未发生肺部及尿路感染等情况。

7. 患者排便正常,未发生便秘或尿潴留情况。

(四) 护理措施

1. 妥善安置 应将患者安置于重点监护室,不与有吵闹、攻击行为的患者同住一室,环境应安静舒适、光线柔和。室内陈设应简洁,不应放置有危险性的物品,防止患者突然兴奋或起床时发生意外事故。

2. 安全护理 加强巡视和观察,必要时患者应24小时不离工作人员视线,防止患者冲动伤人或被其他患者伤害。抑郁性木僵患者在木僵缓解期自杀成功率很高,自杀手段很隐蔽,尤其应加强此阶段的防护。

3. 基础护理 ①个人卫生护理:因患者卧床不动,无法料理个人卫生。因此应做好晨晚间护理,定时翻身、擦背,保持皮肤清洁,以及床单位的干燥、整洁。②预防皮肤压力性损伤:木僵患者因长期卧床不动,易导致肢体局部长时间受压,血液循环受阻而出现皮肤压力性损伤,应给予定时按摩、改变体位等措施。③饮食护理:病情较轻者可在耐心安抚下给予喂食,病情严重者需鼻饲流质饮食以保证足够的营养,维持水、电解质平衡。④口腔护理:患者进食后应及时用生理盐水或清水清洗口腔,同时应及时清除口腔分泌物,保持口腔清洁。⑤大小便护理:应每天观察记录患者的大小便情况,鼓励患者规律排便,对于大便干燥,小便潴留的患者应及时报告医生,妥善处理。

4. 心理护理 木僵期间患者的言语、行为能力出现不同程度的抑制,但患者的意识是清楚的,木僵缓解后患者可回忆起木僵期间发生的事情。在护理过程中应正确对待患者的病态行为,态度和蔼,使其充分感受到被尊重和理解;在进行各种治疗护理操作前,给予必要的解释和安抚;避免在患者面前谈论病情及其他不利于患者的事情。

5. 功能锻炼 对于木僵程度较轻的患者,应充分调动患者的主观能动性,指导患者主动运动。对于严重木僵的患者,每天应给予定时按摩肢体,关节被动运动,避免因长期卧床,机体缺乏锻炼而导致肌肉萎缩等。

6. 健康教育 耐心引导患者与现实接触,按时服药,定时排便,规律作息。指导患者逐步了解病情,正确对待疾病,学习管理疾病的知识和技能。鼓励家属配合治疗与护理,多关心和陪伴患者,帮助患者增强治愈疾病的信心。

(五) 护理评价

1. 患者有无发生受伤情况。

2. 患者有无发生伤害他人情况。

3. 患者自理能力是否恢复。

4. 营养供给是否满足患者的机体需要量。

5. 住院期间有无发生皮肤压力性损伤。

6. 患者有无发生肺部及尿路感染等情况。

7. 患者大小便是否正常,有无发生便秘或尿潴留情况。

Note:

护 理 创 新

移动护理在精神科护理风险管理中的应用

随着我国信息化建设的飞速发展,移动护理在精神科临床的应用日趋普遍,尤其在护理风险管理中发挥着积极的作用。护士可通过移动护理终端(PDA)对住院患者进行风险评估,并通过PDA与相关的管理制度、应急预案实时联动,指导护士落实各种防范措施;同时利用PDA实现巡视扫描,保障护理措施真正落实到位;对护理高风险的患者实施24小时视频监控;利用电子定位系统协助管理出走及自杀高风险的患者。随着人工智能的介入,将进一步推动精神科护理风险管理举措的创新。

七、精神科身体约束与护理

(一) 定义

约束是指一切用身体、药物、环境、器具等措施来限制患者活动能力的行为。身体约束是指使用物理或机械性设备、材料或器具附加或限定患者的身体,患者不能轻易将其移除,限制患者的自由活动或使患者不能正常接近自己的身体。

(二) 适用范围

精神障碍患者在医疗机构内发生或者将要发生伤害自身、危害他人安全、扰乱医疗秩序的行为,医疗机构及其医务人员在没有其他可替代措施的情况下,可以实施约束、隔离等保护性医疗措施。

(三) 基本要求

1. 应遵循最小化约束原则,当约束替代措施无效时实施约束。

2. 应遵循患者有利原则,保护患者隐私及安全,对患者提供心理支持。

3. 约束过程中应动态评估,医护患三方应及时沟通,调整约束决策。

(四) 实施过程

1. 评估　①患者情况:如自杀、暴力、出走、扰乱医疗秩序等风险;意识状态、合作程度、肢体情况。②约束方式:包括约束用具类型与约束部位、约束带数量、协同约束的工作人员数等。③约束环境:是否安全、能否保护患者隐私。

2. 约束准备　①执行查对制度,并进行身份识别。一般情况下由医生先开具医嘱,特殊或紧急情况下,可先实施紧急约束,但需及时通知医生补开医嘱,并在病程记录内记载和说明理由。②应告知患者或监护人或委托人约束的相关内容,共同决策并签署知情同意书。紧急情况下,可先实施约束,再行告知。③床单位准备:宜选择单人间或便于观察的重点监护室床位,铺好橡胶单和中单。④约束用具准备:临床上常采用肢体约束带(磁扣式与棉布)、肩部约束带、磁扣式腰部约束带、约束背心与约束椅,见图3-5~图3-10。

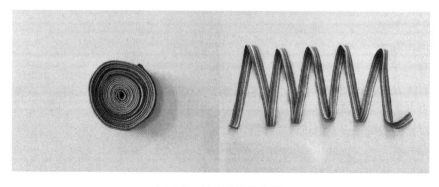

图3-5　棉布肢体约束带

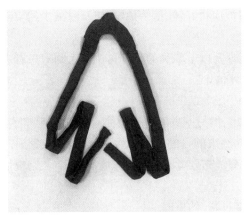

图 3-6 肩部约束带

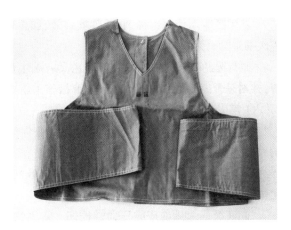

图 3-7 约束衣

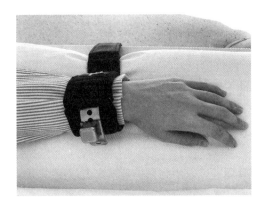

图 3-8 磁扣式肢体约束带

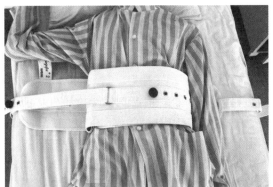

图 3-9 磁扣式腰部约束带

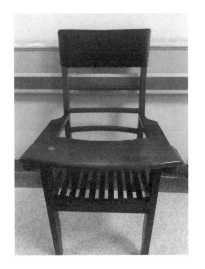

图 3-10 约束椅

3. 实施约束 ①按约束操作规范执行,告知患者约束的目的,以尽可能取得患者的理解。②约束顺序为:上肢→下肢→肩部,肩部约束时应使用肩部专用约束带,否则应在腋下垫棉垫或毛巾以保护臂丛神经,约束带松紧应适宜,以能伸进 1~2 横指为宜,约束带应固定在患者不可及处。③约束过程中工作人员应相互协作,用力适当,以免双方人员受伤。同时约束过程中应一直保持与患者的沟通,安抚其情绪,以取得患者最大程度的配合和理解。④做好约束记录,包括约束原因、时间、约束用具及带数、约束部位、约束部位皮肤和血液循环,患者情绪、行为反应,实施者等。

(五)约束后护理

1. 约束与非约束患者应分房间安置,若无条件,约束患者必须 24 小时在护理人员视线范围内监护,防止其受到其他非约束患者的攻击。

2. 保持约束肢体的功能位及一定的活动度,约束部位应 1~2 小时松解一次,给予按摩和适当变换体位。

3. 15~30 分钟巡视一次,观察约束带的松紧度,约束部位皮肤完整性、血液循环情况,以及观察患者的意识、呼吸、情绪状况等。

4. 做好基础护理包括饮食护理、大小便护理、个人卫生护理等。

5. 给予人文关怀,理解患者的内心感受,满足其合理需求。

6. 对于约束患者,护士应做好床边交接班和护理记录。

Note:

7. 遵医嘱适当使用镇静剂,并观察疗效,如患者精神症状好转、情绪稳定,应及时减少约束部位或遵医嘱解除约束。

8. 如持续约束超过 24 小时,应当由具有副主任医师及以上职称的精神科执业医师对患者进行检查,并对是否需要继续采取约束或隔离措施重新做出评估。

（六）常见并发症及防范措施

1. 自尊受损　身体约束一方面对患者起到保护作用,但另一方面也是一种不良的心理刺激。因此约束前应做好患者和家属知情同意及解释工作,告知约束的目的和必要性,取得患者及家属的配合。约束期间应做好人文关怀,落实心理护理和健康教育。充分考虑患者及家属的价值观、宗教信仰和文化背景,注意对患者隐私的保护。

2. 血液循环障碍或皮肤压力性损伤　常因约束带过紧,约束时间过长,使局部受压过久所致。应加强巡视,约束部位皮肤给予适当保护,约束带松紧应适宜,定时放松或更换约束部位,尽可能减少约束时间。

3. 关节脱位或骨折　常因约束时患者极度反抗、医务人员用力不当或用力过大、过猛所致。因此在约束时,应根据评估结果配备适当人数的工作人员协同操作,工作人员间分工明确、配合默契、力度适宜。

4. 臂丛神经受损　常为一侧,表现为上肢麻木,不能上抬、外展、旋转、屈曲等。多因保护性约束时未将肢体置于功能位置,长时间牵拉和约束过紧所致。因此,肩部约束时应使用特制的肩部约束带,或在腋下垫棉垫或毛巾后再约束,松紧应适当,连续评估患者情况,尽早缩短患者肩部约束时间。

（七）住院患者身体约束集束化护理核查表

为了规范约束程序和确保约束护理质量,临床护理管理者可采用约束护理核查表,对约束护理质量进行督查,见表 3-10。

表 3-10　住院患者身体约束集束化护理核查表

核查日期：　　　核查人：　　　核查科室：		
床号：　　　性别：　　　患者姓名：　　　住院号：　　　开始约束时间：		
核查项目	请勾选是否确实执行	
	是	否
1. 有住院患者身体约束的制度流程		
2. 约束指征合理		
3. 床位安置合理		
4. 约束工具选择合理		
5. 约束部位选择合理		
6. 约束方式正确		
6.1　使用衬垫,保护约束部位		
6.2　体位舒适,约束肢体活动度适宜		
7. 遵医嘱适当镇痛、镇静,有效果评价		
8. 每 30min 巡视一次		
9. 每 2h 放松一次		
10. 每 2h 评估一次		
11. 基础护理落实到位		
12. 注重对患者的人文关怀		
13. 约束记录完整		

（施忠英）

思 考 题

1. 护士应如何与患者建立治疗性护患关系？
2. 精神障碍的观察包括哪些内容？在观察过程中有哪些注意要点？
3. 如何评估患者的暴力风险？
4. 自缢患者的急救措施有哪些？
5. 住院患者出走的常见原因及防范措施有哪些？
6. 如何对噎食患者进行急救处理？
7. 如何对吞食异物的患者进行处理？
8. 实施约束后的护理要点有哪些？

Note：

URSING

第四章

神经认知障碍及相关疾病患者的护理

04章 数字内容

学 习 目 标

知识目标：

1. 掌握神经认知障碍及相关疾病患者的护理。
2. 熟悉神经认知障碍的基本概念和常见临床综合征；与神经认知障碍有关的常见脑部疾病；躯体疾病所致神经认知及精神障碍。

能力目标：

能结合临床病例，对神经认知障碍及相关疾病患者进行护理评估，制订护理计划，并实施个体化的护理措施。

素质目标：

能认识到各种脑部疾病和躯体疾病都可能出现神经认知及精神障碍，接纳和理解患者出现的各类精神症状，尊重、关爱患者。

陈先生,80岁,眼科医生。2年多前开始无明显诱因出现记忆力下降,常外出后找不到家,并多次被邻居送回家。1年前开始出现有时分不清白天黑夜的症状。患者常年在广州,但常称自己不在广州,而是在江门或者北京。半年前开始不认识同楼邻居,偶尔不认识女儿。近2个月常发脾气,家属觉得他变得固执,当家人不顺其意时就发脾气、摔东西,曾有数次把碗碟摔烂到地上。患者曾问家人是不是有人跟自己说话,称听到有人喊自己。患者经常搭配错袜子、鞋子(如左脚拖鞋,右脚皮鞋)等,吃饭尚能自理,常需反复督促才洗澡。近期睡眠、饮食、大小便正常。体重无明显改变。

请思考:

1. 患者可能的诊断是什么?

2. 护理评估包括哪些?

3. 主要的护理措施包括哪些?

第一节　概　　述

一、神经认知障碍的临床特点

依据国际疾病分类第11次修订本(*International Classification of Diseases-11*,ICD-11),神经认知障碍(neurocognitive disorders,NCD)指的是获得性的认知功能缺损,即神经认知障碍不包括出生或生长发育过程中出现的认知障碍(它们应当归类于神经发育障碍)。此外,神经认知障碍反映的是先前认知水平的下降。它包括谵妄、不同亚型轻度神经认知障碍(mild NCD)和重度神经认知障碍(major NCD),此前研究和临床实践中将轻度神经认知障碍称为轻度认知功能损害(mild cognitive impairment,MCI),遗忘就属于轻度认知功能损害;将重度神经认知障碍称为痴呆。神经认知障碍具有相对明确的病理生理机制,涉及多种脑部和躯体疾病。

神经认知障碍的临床特征与原发疾病之间并不存在特异性的关系,也就是说,不同的病因可以引起相同的症状,相同的病因在不同的患者身上也可以引起不同的症状。尽管如此,上述二者仍有共同之处。根据起病的急缓和病程的长短,可将其大致分为谵妄和痴呆。谵妄起病急,病程短,临床表现主要为意识障碍、幻觉、妄想、兴奋,具有昼轻夜重的特点;痴呆起病慢,病程长,临床表现以记忆力减退、人格改变、智能减退为特征。谵妄大多是可逆的,而大部分痴呆是不可逆的,且呈进行性发展。同时,神经认知障碍的出现和器质性病变的进展存在时间上的联系,而且它会随着原发疾病的改善而改善。此外,神经认知障碍患者往往有体征及阳性辅助检查结果。

神经认知障碍的治疗原则上以病因治疗及对症治疗并重。由于多数精神障碍会影响原发疾病的严重程度和治疗,精神障碍的对症治疗也是必要的。在应用精神科药物时应慎重,要注意避免对身体脏器的损害,避免加深意识障碍。

二、常见综合征

常见的神经认知障碍临床综合征包括谵妄、遗忘和痴呆。

(一) 谵妄

谵妄(delirium),也被称之为急性脑综合征(acute brain syndrome),是以注意力障碍和意识障碍为特征,在短时间内产生并在一天内症状呈现波动变化的一组综合征,通常伴随着其他认知损伤,如记忆障碍、定向力障碍或言语紊乱、视觉空间、知觉感知障碍以及睡眠觉醒周期的改变等。谵妄是一组急性、一过性、广泛性的认知障碍。

1. **病因** 引起谵妄的原因很多,可分为脑源性(各种器质性脑病,如脑动脉硬化和脑外伤)和非脑源性(包括感染中毒、躯体疾病、精神创伤、物质滥用、心力衰竭、电解质紊乱、贫血等均可导致发病)。高龄是最肯定的发生谵妄的危险因素。此外,手术、药物因素和睡眠剥夺也会引发谵妄。谵妄的发病机制迄今尚不十分清楚。胆碱能假说是目前较公认的,认为谵妄与血浆乙酰胆碱等神经递质合成减少密切相关。

谵妄在住院患者的发生率一般为10%~30%,在老年病房、急诊室和重症监护病房中较常见,术后谵妄发生率在10%~74%之间;高达87%的危重患者在ICU期间出现谵妄。在晚期癌症患者中,42%的患者在入院时被诊断为谵妄,另有45%的患者在住院期间出现谵妄;88%的患者死于终末期谵妄。谵妄通常急性起病,症状变化大,通常持续数小时或数天,通常10~12天可完全恢复,老年患者亦有持续数月的。

2. **临床表现** 以意识障碍和注意障碍为临床特征性表现,谵妄常进展较快,严重程度一天中会有波动,有昼轻夜重的特点。

(1) 意识障碍:谵妄的核心症状是意识障碍,表现为意识水平下降,对环境甚至自身定向能力的减弱。

(2) 注意障碍:主要表现为注意的定向、集中、维持以及转换注意力的能力下降,进而导致患者在对话时停留在先前问题中,无法随着问题的改变转移注意力,故此对患者的提问需要多次重复。患者也容易被无关的事情影响分神。

(3) 学习或者记忆障碍:以即刻记忆和近记忆障碍最为明显,对新近发生的事情难以识记。好转后患者对病中部分不能回忆。54%~81%能回忆起谵妄发作的患者,体验是痛苦的。谵妄发作越严重,患者回忆起来的可能性就越小。

(4) 定向障碍:特别是时间、地点定向障碍,严重者可出现人物定向障碍。

(5) 知觉与思维障碍:知觉障碍如错觉或者幻觉,特别是视幻觉常见。思维障碍主要表现为思维不连贯、言语凌乱,被害妄想常见。谵妄患者会把自己体验的幻觉和错觉在他们的思维中形成凌乱的妄想,如凭空看到病房天花板中有火光,继而产生有要放火烧死自己的妄想。谵妄的妄想不同于精神病的妄想,组织松散,不持久固定。

(6) 睡眠-觉醒障碍:包括日间困顿、夜间激越、入睡困难以及整夜清醒,易出现昼夜颠倒。

(7) 情绪行为障碍:表现呈多样性,程度轻重不一。其可表现为兴奋型:兴奋、躁动、极度紧张、拒绝各种治疗,有时伴有秽语、行为紊乱,甚至有伤人或自伤等危险行为。其还可表现为淡漠型:情感淡漠,反应迟钝等。兴奋型谵妄易引起医护人员重视,淡漠型则易被忽略。而患者往往出现混合表现,有时兴奋,有时淡漠。

3. **诊断要点** 根据典型的临床症状做出诊断:急性起病,意识障碍,定向障碍,伴波动性认知功能损害等。认知评估可显示认知功能的全面紊乱。还需根据病史、体格检查及辅助检查来明确谵妄的病因,如躯体疾病、电解质紊乱、感染、酒精或其他物质依赖等。

4. **治疗与管理** 谵妄的治疗主要包括病因治疗、支持治疗和对症治疗。病因治疗是指针对原发脑部器质性疾病或躯体疾病的治疗。支持治疗一般包括维持水电解质平衡,适当补充营养等。治疗过程中需要注意:

(1) 调整药物:为避免药物加重意识障碍,应减少或去除精神药物(如抗胆碱能药、镇静助眠药、阿片类药物等)。精神药物仅用于激越严重至干扰到必要治疗(如插管)的患者,以及伴有严重精神病性症状者,而且应尽量给予小剂量的短期治疗。药物从低剂量起始,缓慢滴定加量,直至获得疗效。抗精神病药如氟哌啶醇,因其嗜睡、低血压等副作用较轻,可首先考虑氟哌啶醇。非典型抗精神病药物疗效与氟哌啶醇相近,如利培酮、奥氮平、喹硫平也可以考虑使用。除非谵妄是由于酒精或镇静催眠药物的戒断引起,最好不使用苯二氮䓬类药物,因会加重意识障碍,甚至抑制呼吸,并加重认知损害。

(2) 治疗急性躯体问题:通过多学科合作治疗感染、代谢紊乱等躯体状况,保证液体入量及营养,改善缺氧状况。

（3）帮助患者重新定向：鼓励患者家属参与，必要时请陪护；关注患者的感官损害，提供墨镜、听觉辅助设备，让能解读患者意图的人陪伴帮助。

（4）保证安全的基础上适度活动：避免使用躯体约束、安全系绳及床头警铃；若患者躯体状况尚可，每天协助患者步行至少 3 次，每次视患者耐受能力步行 3~5 分钟，积极活动肢体局部；鼓励患者自我照料和常规交流。

（5）纠正睡眠 - 觉醒周期：不鼓励患者白天睡觉，鼓励其白天暴露于亮光中；尽可能为患者提供不被打断的夜间睡眠时段；为患者提供非药物的睡眠干预方案以及夜间安静且光照弱的房间。

（二）遗忘综合征

遗忘综合征（amnestic syndrome）又称科萨科夫综合征（Korsakoff syndrome），是脑部器质性病变导致的选择性或局灶性认知功能障碍，以近事记忆障碍为主要特征。患者意识清晰，常出现错构或虚构症状以弥补记忆障碍，其他认知功能保持完好。

1. 病因　酒精滥用导致硫胺（维生素 B_1）缺乏是遗忘障碍最常见的病因。下丘脑后部和近中线结构的大脑损伤，双侧海马结构受损也可导致遗忘障碍。其他如营养缺乏、心搏骤停后的海马损害、大脑后动脉颞叶分支的梗死、单纯疱疹病毒性脑炎、一氧化碳中毒等也可导致遗忘障碍。一过性的科萨科夫综合征也是颞叶癫痫、外伤性脑震荡的显著表现。

2. 临床表现　科萨科夫综合征的核心是学习障碍（顺行性遗忘）和逆行性遗忘。顺行性遗忘通常也伴随着逆行性遗忘，后者在程度上更严重，虽然很少是完全性的，逆行性遗忘常常表现在起病的最先几年，通常离发病越近的记忆比远期记忆的受损要严重。患者对过去的某一事件仍有记忆，但是对其具体的过程已经遗忘。患者在学校学到的语言、计算能力和知识以及生活习惯一般没有遗忘。虚构（confabulation）一直被认为是科萨科夫综合征的特征性表现，患者因为近记忆缺损，常编造生动和详细的情节来弥补。其他认知功能和技能则相对保持完好。

3. 治疗与管理　主要是针对病因治疗，如酒精依赖所致者需戒酒，并补充维生素 B_1，大剂量的硫胺可以改善许多患者的定向障碍和虚构，但是记忆障碍改善不明显。其次，也要制订一些康复训练计划，如强调每天坚持读报、看新闻，训练记忆电话号码数字等，帮助患者康复。

（三）痴呆

痴呆（dementia）是指较严重的、持续的认知障碍。临床上以缓慢出现的智能减退为主要特征，伴有不同程度的人格改变，但没有意识障碍。虽然短期记忆的轻微减退是衰老的预期表现，但痴呆不是衰老的正常表现，痴呆会导致严重的损害，并能极大地影响生活质量。痴呆起病缓慢，病程较长，又称为慢性脑综合征（chronic brain syndrome）。

流行病学调查发现 65 岁的老人痴呆的发病率为 3%~5%，随年龄增大发病率升高，到 80 岁，发病率增高至约 20%。

1. 病因　痴呆通常由脑细胞的损伤或破坏引起，特别是大脑皮层神经元的受损。引起痴呆的病因很多（表 4-1），在某些情况下，这种损伤或破坏不是永久性的，痴呆症状是可逆的，通过适当的治疗可以缓解或治愈。

2. 临床表现　痴呆发生多缓慢隐匿。记忆减退是常见症状。痴呆的常见症状还有难以完成诸如做饭或打扫卫生之类的日常工作，找不到放错地方的东西，注意力集中能力下降，时有迷失方向，性格和情绪变化，难以口头或书面交流，判断力和推理能力下降，无法适应变化，无法准确判断距离等视觉问题，失去动力、冷漠和退缩。伴随痴呆的认知能力下降并不是一下子就发生的，痴呆的进展可以分为七个不同的阶段：

第 1 阶段：无认知功能减退阶段，也可归类为正常功能阶段。

第 2 阶段：年龄相关性记忆障碍阶段。这一阶段的特点是偶尔出现的记忆衰退，最常见的表现是忘记放置物体的地方，忘记曾经非常熟悉的名字，这种轻微的记忆衰退仅仅是正常的年龄相关性认知

表 4-1　引起痴呆的病因

分类	病因
可逆性痴呆	谵妄:感染(肺部感染、尿路感染或流行性感冒)、戒断、脑卒中或药物不良反应
	正常压力性脑积水
	韦尼克脑病:痴呆只能部分可逆,慢性酒精中毒致维生素 B_1 缺乏引发
	维生素 B_{12} 缺乏
	硬膜下血肿:外伤所致
	甲状腺疾病:甲状腺激素分泌不足或过多
	肿瘤
	对药物或化学品的毒性反应:某些药物或药物相互作用,以及一氧化碳、汞、铅或其他重金属中毒,吸毒和酗酒(严重或长期滥用后损害会是永久性的)
不可逆性痴呆	阿尔茨海默病
	额颞叶痴呆,包括额颞痴呆
	血管性痴呆
	混合性痴呆:阿尔茨海默病、血管性痴呆和路易体痴呆的两种或三种疾病的混合
	帕金森病
	路易体痴呆
	亨廷顿病
	传染性痴呆:克罗伊茨费尔特 - 雅各布病(简称克 - 雅病)、艾滋病性痴呆综合征、神经梅毒
	正常压力性脑积水

衰退,但它也可能是退化性痴呆的早期症状之一。这一阶段,通过临床测试仍然无法发现这些迹象。

第 3 阶段:轻度认知障碍阶段。开始出现明显的认知问题,包括容易迷路,工作表现明显变差,忘记家人和亲密朋友的名字,难以保留书本或文章中阅读的信息,丢失或放错重要的东西,注意力难以集中,患者通常会出现轻度到中度的焦虑症状,日渐干扰日常生活。这一阶段的患者与临床医生进行临床面谈,可以获得正确的诊断。

第 4 阶段:轻度痴呆阶段。可能开始变得孤僻,并表现出性格和情绪的变化。常常否认症状,避免面对挑战性情况,以减轻压力或焦虑。表现包括对当前和 / 或最近事件的认识减少、记忆个人历史的困难、处理财务和安排旅行计划的能力下降等;定向障碍、难以辨认面孔和人,但识别熟悉的面孔或前往熟悉的地点没有困难。

第 5 阶段:中度痴呆阶段。需要帮助才能完成他们的日常生活。主要症状是无法记住重要的细节,如近亲的名字或家庭住址。患者可能会对时间和地点失去方向感,难以做出决定,忘记自己的基本信息,如电话号码或地址。虽然中度痴呆会干扰患者的基本功能,但患者使用浴室或进食等基本功能方面不需要帮助。患者还能记住自己的名字,以及配偶和子女的名字。

第 6 阶段:重度痴呆阶段。患者开始忘记孩子、配偶或主要照顾者的名字,需要全职护理。通常不知道他们周围的环境,不能回忆最近的事件,对过往有记忆错误。出现妄想、幻觉、强迫症状、焦虑激越、攻击行为,意志力丧失,还可能开始徘徊游走、睡眠困难。

第 7 阶段:严重痴呆阶段。伴随着运动技能的丧失,逐渐丧失说话能力。需要帮助患者行走、进食和使用浴室。

3. 诊断要点　首先要明确病史;其次了解患者起病方式和病程,外伤、脑血管疾病所致痴呆多为急性起病,其他病因者则多是慢性起病。脑血管疾病所致痴呆症状波动,可自行减轻;心脏疾病、甲状腺功能减退及维生素缺乏引起的痴呆常随躯体症状的缓解而减轻。

认知功能可使用简易精神状态检查(mini mental state examination,MMSE)、认知量表(cognitive assessment system,CAS)等进行量化评估。痴呆患者的体格检查非常重要,痴呆虽无特定体征,但是原发病多有一定体征。如颅内疾病(除变性疾病外)所致的痴呆患者往往有神经系统定位体征;麻痹性痴呆患者可出现阿罗瞳孔(Argyll Robertson's pupil),瞳孔不整齐、两侧不等大;铅中毒者牙龈可见铅线。另外,实验室检查也有助于明确诊断和鉴别诊断,对怀疑痴呆的患者,辅助检查主要是化验室、神经影像、神经心理、电生理等检查。

痴呆需要与谵妄相鉴别,谵妄与痴呆均表现为记忆及其他认知功能损害,谵妄往往起病急骤,病程较短,认知障碍昼轻夜重;注意和感知障碍较为明显,有意识障碍;而且视幻觉、片段的妄想较常见。

简易精神状态检查(MMSE)由美国Folstein等人于1975年编制,最初作为评价老年人认知功能的床边工具,后来应用于痴呆的筛查(表4-2)。该量表共20个条目,总分30分,包含"时间与空间定向力""记忆力""注意力和计算力""语言""观念运动性运用""回忆""图形复制"七个方面。在有文化的人群中,25~30分为正常人,21~24分为轻度痴呆,14~20分为中度痴呆,13分以下为重度痴呆。检查时要求被评定者的意识是清晰的。

表 4-2　简易精神状态检查 MMSE

序号	项目	分数	最高分
1	请告诉我今天的日子。1(年份);2(季节);3(月份);4(几号);5(星期几)		5
2	请告诉我们所处的地方。1(省/市);2(区/县);3(街/乡);4(楼层);5(地址或建筑名称)		5
3	我会讲3样东西的名字,讲完后,请你重复讲一次(皮球、树木、国旗,5分钟后我会重复问一次)		3
4	请你用100减7,然后再减7,如此一直算下去,直到我叫你停为止(减5次后便停)		5
5	我前面叫你记住3样东西的名字是什么啊?		3
6	这是什么东西?(铅笔)(手表)		2
7	请你跟我讲句话(44只石狮子)		1
8	台子上有一张纸,用你的右手拿起纸;		1
	用两只手一齐将纸对折;		1
	然后将纸放在台子上面		1
9	请读出这张纸上面的字,然后照着做(举起一只手)		1
10	请你讲任何一句完整的句子给我听,例如(我是一个人)(今天的天气很好)		1
11	这里有幅图,请你照着画一遍(两个等边五边形,交叉区域为菱形)		1

4. 预防 采取预防措施来降低患痴呆的风险是至关重要的。某些危险因素如年龄或遗传易感性是无法改变的,但还有许多因素会增加患痴呆的可能性。这些因素包括:①吸毒或酗酒;②心血管因素,如高胆固醇、高血压、糖尿病、心脏病、脑卒中、动脉粥样硬化、高血压或肥胖;③吸烟;④抑郁症等心理健康问题;⑤女性雌激素水平高;⑥头部外伤;⑦高同型半胱氨酸水平。

降低患痴呆的风险可能有益的措施包括:①保持体力活动;②保持社交活跃;③刺激大脑的学习活动,学习语言或继续教育;④戒酒;⑤戒烟;⑥远离毒品;⑦健康饮食,富含鱼类、坚果、全谷类和植物性食物可能对预防痴呆最为有益;⑧充分管理心血管疾病,如糖尿病、高胆固醇或高血压。这些措施不仅适用于那些想要预防痴呆的人,对已经确诊的人也是有益的,可以减缓痴呆的进展。

Note:

5. 治疗 首先,需要对引起痴呆的原发疾病进行治疗,给予针对病因的药物,这在治疗可逆性痴呆时尤为重要。其包括:①因恶性贫血出现痴呆的患者补充维生素 B₁₂;②因甲状腺功能亢进、甲状腺功能减退或其他激素不平衡出现痴呆的患者补充甲状腺素或其他激素补充剂;③选择性 5- 羟色胺再摄取抑制剂(SSRIs)或其他抗抑郁药,用于有假性痴呆现象的抑郁症;④因脑炎或脑膜炎等脑部感染出现痴呆的患者使用抗生素等药物。

当痴呆的病情无法治疗、减缓或逆转时,有几类药物被证明可以改善痴呆的症状,其中包括:

(1) 胆碱酯酶抑制剂:多奈哌齐、加兰他敏、利伐他明等。胆碱酯酶抑制剂通过减缓乙酰胆碱酯酶的分解来缓解路易体痴呆和阿尔茨海默病的症状,乙酰胆碱酯酶在学习、记忆和认知技能中发挥作用。胆碱酯酶抑制剂可以减少定向障碍、混乱和记忆问题,但可能出现以下副作用,包括头晕、恶心、呕吐。

(2) 谷氨酸抑制剂:美金刚防止伴随痴呆的有害谷氨酸生产过剩。谷氨酸生产过剩会导致细胞损伤和神经退行性变,因此美金刚可以通过预防这种损伤来治疗中重度阿尔茨海默病。

(3) 精神类药物:痴呆会引起情绪波动,增加焦虑和不安,使用稳定情绪的药物有助于缓解症状。痴呆患者中有很高比例的个体患有抑郁症,因此抗抑郁药被用来改善健康和生活质量。虽然抗精神病药可以处理幻觉和妄想,但它们有危险副作用的风险,应在严密观察下谨慎使用。

除了药物和补充剂外,使用非药物措施有助于改善痴呆的症状,改善患者的幸福感、日常功能和整体情绪,非药物措施包含多种不同类型的治疗方法,可根据患者的兴趣和特点选择,常用的包括:

(1) 认知刺激疗法:认知刺激疗法(cognitive stimulation therapy,CST)可以帮助轻度到中度痴呆患者,是痴呆患者的首选治疗方法之一。CST 包括训练记忆、语言能力和解决问题的能力,以改善认知功能,并且可以在不服药的情况下提高记忆和推理能力。

(2) 行为疗法:行为治疗包括各种减轻患者不良行为如攻击性行为或徘徊游走的方法,这些行为无需药物治疗。行为疗法可以是解决不良行为的原因或诱因,也可以是提供出口,如给有攻击行为的患者提供可攻击的人偶或物品,为徘徊游走的患者提供可游走的场地。另外,训练有素的护理人员可能会发现:不安或压力感会导致患者离家出走,因此可以实施锻炼方案来缓解这种不安。

(3) 蒙台梭利疗法:强调与痴呆症患者建立有效的互动,让患者回想过去的经历,发现还拥有的能力、兴趣,找回自信以及获得角色的回归感,以满足患者的需要及重拾自信,使他们重新获得对生活各个方面的控制能力。

(4) 现实定向疗法:通过一天中多次提供关于时间和地点的定向信息来减少伴随痴呆的困惑和迷失。

(5) 验证疗法:包括讨论和接受痴呆患者的想法和价值观,以促进积极的沟通和减轻患者的压力。

6. 管理 痴呆对患者和他们家人的日常生活都有很大影响,应对痴呆需要改变生活方式和环境。综合管理系统包括治疗和咨询,以管理可能的压力、焦虑和抑郁。患有晚期痴呆的患者可能需要能够提供定期或半定期支持的护理者。患者和护理人员可以使用方法包括:

(1) 使用外部记忆辅助工具:有助于弥补记忆减退的系统或装置,包括提醒患者服药的闹钟、图片、笔记、留言板或带有信息的时钟,以帮助减少混乱和迷失方向。

(2) 固定的日常生活习惯:建立每日固定的节律对痴呆患者是有帮助的,而固定的时间表可以让患者有更高水平的稳定性和独立性。护理者可能会注意到患者在一天中会有合作、少迷失方向的时间段,重要的事件或活动应该安排在这种时间段。

(3) 压力管理:尝试几种不同的压力管理方法是有帮助的。减压技巧包括松弛训练、音乐疗法、与宠物和动物的互动、冥想和社交。

(4) 治疗性环境:噪声大、光线不好、眩光反射,或者颜色和图案混乱冲突等因素都会导致痴呆患者的焦虑和定向障碍。创造一个平静简洁的环境,有助于减轻患者的不安。

第二节 与神经认知障碍有关的常见脑部疾病

一、阿尔茨海默病

阿尔茨海默病（Alzheimer's disease，AD）是一种不可逆的神经系统变性疾病，其病理特征为老年斑、神经元纤维缠结、海马锥体细胞颗粒空泡变性及神经元缺失。临床特征为隐袭起病，进行性智能衰退，多伴有人格改变，病程通常为 8~10 年。AD 有两种类型：30~60 岁之间发病的早发性阿尔茨海默病和 60 岁以上发病的晚发性阿尔茨海默病。

阿尔茨海默病也是痴呆的主要病因，占痴呆的 50%~80%。阿尔茨海默病常见于 65 岁以上的老年人，患病率随着年龄的增长而升高，65 岁以上患病率约 5%，85 岁以上是 20%~50%。阿尔茨海默病通常为散发，女性多于男性。

（一）病因及发病机制

阿尔茨海默病的病因与发病机制尚未明确，目前已发现如下的因素参与了阿尔茨海默病的发生发展：

1. **遗传因素** 约 5% 的患者有家族史，阿尔茨海默病的一级亲属发病率是普通人群的 4.3 倍。近年发现，三种早发型家族性常染色体显性遗传的阿尔茨海默病致病基因，分别是 21 号染色体的 APP 基因，14 号染色体的早老素 1 基因（presinilin 1，PS1）及 1 号染色体上的早老素 2 基因（presinilin 2，PS2）。19 号染色体的载脂蛋白 E（APOE）基因是晚发型阿尔茨海默病的重要危险基因，有 ε2、ε3 和 ε4 三种常见亚型。APOEε2 等位基因有保护作用，而 APOEε4 等位基因携带者患阿尔茨海默病的风险增加，并可使发病年龄提前。

2. **β-淀粉样蛋白（β-amyloid，Aβ）代谢异常** Aβ 生成和清除失衡是神经元变性和痴呆发生的始动因素，可诱导 tau 蛋白过度磷酸化、炎症反应、神经元死亡等一系列病理过程。

3. **神经递质障碍** 阿尔茨海默病患者存在广泛的神经递质异常，包括乙酰胆碱、单胺、氨基酸类及神经肽等。其中比较明显的是乙酰胆碱，随着疾病进展，患者乙酰胆碱水平迅速下降，这也是目前阿尔茨海默病获得有限疗效的药物治疗基础。

（二）病理改变

阿尔茨海默病患者的大体病理呈弥漫性脑萎缩，重量减轻，脑回变窄，脑沟增宽，尤以颞叶、顶叶、前额叶萎缩更明显，第三脑室和侧脑室异常扩大，海马萎缩明显。电镜下病理以老年斑、神经元纤维缠结和神经元减少为主要特征。

1. **老年斑（senile plaques，SP）** SP 的中心是 β-淀粉样蛋白，周围缠绕着大量的蛋白和细胞碎片。老年斑通常是从海马和基底前脑开始，逐渐累及整个大脑皮质和皮层下灰质。老年斑形成的同时，还有广泛的进行性突触丢失，这与短时记忆障碍有关。

2. **神经元纤维缠结（neurofibrillary tangles，NFTs）** NFTs 电镜下为螺旋样细丝，主要由高度磷酸化的微管相关蛋白（tau 蛋白）组成。磷酸化 tau 蛋白不利于微管蛋白聚合成为微管，而高度磷酸化的 tau 蛋白则丧失了对微管的稳定作用，可导致细胞骨架结构分解破坏。

3. **广泛神经元缺失** 神经元缺失，代以星形胶质细胞增生和小胶质细胞增生。

4. **其他病理特征** 还有海马锥体细胞颗粒空泡变性，轴索、突触异常断裂和血管淀粉样变等。

（三）临床表现

阿尔茨海默病多在老年前期和老年期起病，起病隐袭，早期不易被发现，病情逐渐进展。核心症状为三部分，即：日常生活能力的逐渐下降，精神症状和行为障碍，认知能力下降。

1. **认知功能下降** 典型的首发症状为记忆障碍，早期以近记忆力受损为主，远记忆力受损相对较轻。早期常被忽略，被认为是老年人爱忘事，但逐渐会影响患者日常生活。同时语言功能逐渐受损，出现找词、找名字困难的现象，可出现计算困难、时间地点定向障碍、执行功能下降等。

2. **精神症状和行为障碍**(behavioral and psychological symptoms of dementia,BPSD) 包括抑郁、焦虑不安、幻觉、妄想和失眠等心理症状;踱步、攻击行为、无目的徘徊、坐立不安、行为举止不得体、尖叫等行为症状。发生率为 70%~90%,影响患者与照料者生活质量,是阿尔茨海默病患者住院的主因。

3. **日常生活能力的逐渐下降** 表现为完成日常生活和工作越来越困难,吃饭穿衣上厕所也需要帮助,简单的财务问题也不能处理,日常生活需要他人照顾,最后完全不能自理。

临床上认为的将阿尔茨海默病的临床过程大致分为三个阶段。

第一阶段:为轻度痴呆期。

第二阶段:为中度痴呆期。

第三阶段:为重度痴呆或严重痴呆期。严重记忆力丧失,仅存片段的记忆;日常生活不能自理,大小便失禁,出现缄默、肢体僵直,可见锥体束征阳性,有强握、摸索和吸吮等原始反射,最终昏迷。其多死于感染等并发症。

(四)治疗

目前无特效疗法,但早期在支持、对症治疗策略基础上进行干预治疗,可延缓患者病情进展。

1. **心理社会治疗** 进行认知刺激疗法、行为疗法等心理社会治疗以延缓衰退速度,延长患者的生命及改善生活质量。详见本章第一节的痴呆的非药物措施相关内容。

2. **一般支持治疗** 给予扩张血管、改善脑血液供应、神经营养和抗氧化等辅助用药。

3. **药物治疗** 主要包括胆碱酯酶抑制剂(acetylcholinesterase inhibitors,AChEI)及 N- 甲基 -D- 天门冬氨酸(N-methyl-D-aspartate,NMDA)受体拮抗剂两大类。

(1)胆碱酯酶抑制剂:多奈哌齐、卡巴拉汀、加兰他敏、石杉碱甲等。

(2)NMDA 受体拮抗剂:美金刚。

在使用促认知药物后精神症状无改善时可酌情使用抗焦虑药物、抗抑郁药物或抗精神病药物治疗,用药原则是低剂量起始,缓慢增量,增量间隔时间稍长,尽量使用最小有效剂量,治疗个体化,注意药物间的相互作用等。

二、血管性神经认知障碍

血管性神经认知障碍(vascular neurocognitive disorder)是脑血管病变及其危险因素导致的临床卒中或亚临床血管性脑损伤,涉及至少一个认知域受损的临床综合征,涵盖了从轻度认知障碍到痴呆,也包括合并阿尔茨海默病等混合性病理所致的不同程度的认知障碍。本节主要介绍血管性痴呆(vascular dementia,VD)。

65 岁以上老年人群中,血管性痴呆的患病率为 1.5%,是仅次于阿尔茨海默病的常见痴呆类型。发病与年龄有关,男多于女。导致血管性痴呆的危险因素与脑卒中类似,最重要的 7 个危险因素是肥胖、高血压、糖尿病、高胆固醇血症、抽烟、低教育水平和心血管病。

与阿尔茨海默病相比,血管性痴呆一定程度上是可以预防的,治疗反应也是较优的。血管性痴呆的自然病程为 5 年左右,其预期寿命较普通人群甚至阿尔茨海默病患者短。因此对血管性痴呆可疑病例的早期检测和准确诊断尤显重要。

(一)临床表现

与阿尔茨海默病相比,血管性痴呆的起病较急,常出现夜间精神异常,少数患者可出现人格改变,可伴发抑郁、情绪不稳和情感失控等症状。患者有卒中或短暂性脑缺血发作的病史,有局灶性神经系统体征,CT 或 MRI 影像学检查可见多发性梗死灶。痴呆和脑血管病有相关性:①在明确的卒中后 3 个月内发生痴呆;②突然认知功能衰退,或波动性、阶梯样进行性认知功能损害。

(二)预防与治疗

控制心血管危险因素可预防血管性痴呆,而改变生活方式相关的心血管危险因素,如饮食调节、增强锻炼、戒烟、控制酒精摄入、减肥等,有望减少血管性痴呆的发生。降压药物、他汀类降脂与阿司匹林抗血小板治疗的使用也可降低痴呆与脑卒中的风险。最近研究显示,综合性干预可能对脑卒中或痴呆高风险人群更有效。

目前还没有特效药治疗血管性痴呆。胆碱酯酶抑制剂与 NMDA 受体拮抗剂用于血管性痴呆和合并阿尔茨海默病的混合性痴呆的治疗。丁苯酞、尼莫地平、银杏叶提取物、脑活素、小牛血去蛋白提取物等对血管性痴呆的治疗可能有效。此外,对伴发精神症状和行为障碍者应给予相应的对症治疗。

三、由创伤性脑损伤所致的神经认知障碍

由创伤性脑损伤所致的神经认知障碍(neurocognitive disorder due to traumatic brain injury)是指由于对大脑的冲击或其他因素引起颅内大脑快速移位造成脑损伤而导致的神经认知障碍。常见的创伤是交通事故、高处坠落、运动、战争等引起的颅脑损伤。全球每年有超过 5 000 万人遭受创伤性脑损伤,由创伤性脑损伤所致的神经认知障碍发生率、致残率较高。

(一) 临床表现

神经认知障碍在创伤性脑损伤或意识恢复后立即出现,并在急性脑损伤后持续存在。脑损伤的急性期症状以意识障碍为主,持续数秒至长期不等。若丧失意识时间超过数小时,完全康复的机会降低。昏迷患者往往要经历一段外伤后精神混乱状态(post-traumatic confusional state)才能意识恢复。

意识恢复后脑外伤后遗忘(post-traumatic amnesia,PTA)常见。而持续性记忆障碍和执行功能受损也较常见,主要包括信息处理、计划、问题解决、时间组织、注意力、认知行为和心理行为的障碍。严重的患者可有失语、结构性失用等。患者还可伴有情感障碍(抑郁、易激惹、紧张焦虑、情绪不稳)、精神症状(分裂样症状或偏执症状)、人格改变(脱抑制、情感淡漠、多疑、攻击性)、躯体障碍(头痛、疲劳、眩晕、耳鸣、对声光敏感、睡眠障碍)及神经系统的症状和体征(惊厥、偏瘫、视觉障碍等)。轻度创伤性脑损伤患者的神经认知症状及其他伴随症状可能会在数天至数周内恢复,通常在 3 个月后恢复。而重度创伤性脑损伤患者通常会出现持续的神经认知障碍,甚至可能出现痴呆。

(二) 治疗

颅脑外伤急性阶段的治疗主要由神经外科处理。危险期过后,应积极治疗精神症状,按谵妄的处理原则进行。病情稳定后可进行:

1. 认知功能训练　主要包括注意力、记忆力和执行功能训练,还可以使用计算机辅助和虚拟现实的认知训练。

2. 高压氧治疗。

3. 药物治疗　临床常用的药物有以下几类:谷氨酸受体阻断剂、胆碱酯酶抑制剂(AChEI)、γ- 氨基丁酸(GABA)环型衍生物、钙通道阻滞剂和健脑益智类中药。另外,还可酌情使用抗焦虑药物、抗抑郁药物或抗精神病药物治疗处理精神行为症状。患者继发的惊厥症状也需要使用抗惊厥药物处理。

4. 物理治疗　主要为便携式经颅直流电刺激(tDCS)。

四、颅内感染所致的神经认知及精神障碍

不少颅内感染患者可出现神经认知障碍,如在疾病的急性期较容易出现谵妄,而在疾病的恢复期及后遗期则可能出现轻度神经认知功能障碍或痴呆,同时在整个疾病过程中会伴有较复杂的精神行为异常。颅内感染按部位分为脑膜炎、脑炎或局限的脑脓肿。按病原体分为病毒、细菌、寄生虫或螺旋体直接侵犯脑组织引起的精神障碍。常见病毒性脑炎、结核性或化脓性脑膜炎、艾滋病脑炎、神经梅毒等均可伴发精神障碍。本章仅介绍比较有特点的麻痹性痴呆。

(一) 概述

在 20 世纪初期,梅毒所致精神障碍很常见。随着青霉素的使用,梅毒的发生率一度下降。而自

20世纪70年代后发病率有呈上升趋势,特别是随着艾滋病和免疫力低下患者的增多,神经梅毒患者逐渐增加,神经梅毒严重者可出现重度神经认知障碍即麻痹性痴呆(general paresis of insane,GPI)。麻痹性痴呆是由梅毒螺旋体侵犯大脑引起的一种晚期梅毒的临床表现,以神经麻痹、进行性痴呆及人格障碍为特点。神经梅毒的晚期表现系中枢神经系统器质性损害所致。该病的潜伏期一般在5~25年,多在感染后15~20年内出现,以40~50岁多见,男性患病率高于女性。少年型麻痹性痴呆是一种先天性梅毒,一般在10岁左右出现症状。

（二）病因及发病机制

麻痹性痴呆是梅毒螺旋体侵入脑组织后慢性炎性反应的结果,不仅包括大脑实质和脑膜,而且还包括脑神经及脊髓等。其病理表现为神经细胞出现退行性病变,大量神经细胞脱失和坏死,皮质内部结构遭到严重破坏,脑萎缩以额叶最为明显。

（三）临床表现

起病隐匿,缓慢发展,病前5~20年内可能有冶游史或吸毒史,临床表现是复杂而多样的。

1. 精神症状

（1）早期:以脑衰弱症状最多见,如头痛、头晕、睡眠障碍、易兴奋、易激惹或发怒、注意力不集中、记忆减退、易疲劳。其次为性格改变,思维迟钝,智能下降,情绪抑郁及低级意向增加。

（2）进展期:以日趋严重的智能下降及人格改变为主,常表现为知觉、注意、记忆、计算、思维等智能活动的衰退,性格改变、不守信用、不负责任,行为轻浮放荡,自私、吝啬或挥霍、偷窃或违反社会道德,可有幻觉妄想,情绪易激惹或强制性哭笑。

（3）晚期:痴呆日益加重,情感淡漠、意向倒错、本能活动亢进。

2. 躯体症状　神经系统症状和体征多发生在疾病中、晚期。常见神经体征有阿罗瞳孔,视神经萎缩,吐字不清或单调脱节,书写障碍,睑、唇、舌、指震颤,感觉性共济失调与锥体束征;癫痫样发作,大小便失禁或尿潴留和便秘等。

（四）治疗原则

治疗原则是对因、对症和支持治疗。对因治疗是选择青霉素或其他抗生素治疗神经梅毒,但治疗剂量需确保脑脊液中达到有效治疗浓度。精神病药、情绪稳定剂和抗抑郁药可用于对症治疗。

五、颅内肿瘤所致的神经认知及精神障碍

颅内肿瘤可损害正常脑组织、压迫邻近脑实质或脑血管,造成颅内压增高,出现局灶性神经系统症状、癫痫发作或精神症状。有部分颅内肿瘤以精神症状为首发症状,缺乏神经系统定位体征。精神症状常包括神经认知障碍、情感症状和精神病性症状。

（一）临床表现

1. 常见精神症状　肿瘤的性质、部位、生长速度、有无颅内高压及患者的个性特征等因素均可影响精神症状的产生与表现。

（1）神经认知障碍:颅内肿瘤所致的精神症状中神经认知障碍最常见。轻者可见注意范围缩窄、集中困难、近记忆不良、反应迟钝、思维不连贯、定向障碍及嗜睡,随着病情进展出现意识障碍加重,直至昏迷,早期意识障碍具有波动性,间有意识相对清醒期。早期为近记忆减退或近事遗忘,后可出现定向障碍。可表现为全面痴呆,联想缓慢,思维贫乏,定向障碍,记忆困难,计算、理解和判断不良。神经认知障碍最常见于额叶肿瘤,其次为颞叶肿瘤。若肿瘤体积较大时均可引起严重的颅内压增高,从而出现精神运动迟缓、嗜睡、木僵和昏迷等精神障碍。

（2）情感障碍:初期由于个体对大脑功能障碍的适应不良而情绪不稳,易激惹。随病情发展出现焦虑、抑郁或欣快。后期则以情感淡漠为主,缺乏主动性,对周围事物不关心,对亲人冷漠。

（3）人格改变:与以往性格判若两人,表现为主动性丧失、羞耻感消失、低级意向增加、行为幼稚及违背常理的行为。

（4）其他：脑肿瘤的早期或任何阶段可出现各种精神状态，如类精神分裂症、类双相障碍、类偏执性精神病的临床相。可有幻视、幻听、幻触及感知综合障碍，不同部位的肿瘤可产生不同种类的幻觉，如枕叶肿瘤可产生原始性视幻觉；颞叶肿瘤可出现较复杂的幻视和幻听，也可有幻嗅、幻味；顶叶肿瘤可产生幻触和运动性幻觉。但不同部位的肿瘤也可产生相同的幻觉，如额叶肿瘤常可压迫颞叶而出现幻视和幻听。妄想的内容简单、肤浅，结构松弛而不固定。

2. 局限性症状　不同部位颅内肿瘤常有不同特点的精神症状。

额叶肿瘤患者精神症状较其他部位肿瘤多见，症状出现亦较早，容易导致误诊。常表现为抑制行为的丧失、人格改变、记忆力减退和欣快感产生等。当肿瘤向双侧额叶侵犯时，精神症状更加明显，患者多表现为反应迟钝、生活懒散、近期记忆力减退或消失，严重者丧失自知力和判断力，亦可表现为暴躁、易激动或欣快。

颞叶肿瘤患者易出现颞叶癫痫，常伴有智力缺损、人格改变。顶叶肿瘤较少引起精神症状。枕叶肿瘤最特定的症状是视幻觉，通常是原始性视幻觉。第三脑室附近的肿瘤典型症状是遗忘综合征。间脑肿瘤的特征性症状是嗜睡。垂体肿瘤可造成内分泌障碍（如库欣病等），继而出现相关的精神症状。小脑幕下肿瘤可出现全面性智能障碍，其程度与颅内压成正比。小脑部位肿瘤常出现缄默症。

（二）治疗原则

确诊颅内肿瘤的患者以手术、化疗和放疗为主要的对因治疗。精神症状可给予抗精神病药物治疗。针对焦虑、抑郁等症状，可以进行抗焦虑、抗抑郁治疗，如果是患者对肿瘤的心理反应还可以考虑心理治疗的介入。

六、癫痫性神经认知及精神障碍

癫痫是一种慢性反复发作性短暂脑功能失调综合征，以神经元异常过度放电引起反复癫痫性发作为特征。癫痫的临床表现复杂多样，可有意识、运动、感觉、精神、行为和自主神经功能紊乱。癫痫发作前、发作时、发作后、发作间期患者都可能出现精神症状，继发性癫痫和长期、严重的癫痫患者还可能出现记忆衰退、注意困难和判断能力下降等神经认知功能障碍。癫痫患者中，精神障碍患病率是1.5%，高于普通人群3倍。

（一）病因及发病机制

癫痫性神经认知及精神障碍的病因与发病机制尚不能完全明确。癫痫患者大脑的器质性或者结构性病变可以是造成癫痫的病因，也可以是癫痫性精神障碍的病因。同时，癫痫发作时，大脑有段时间缺血缺氧及某些部位神经元异常放电引起大脑神经元兴奋性增高，都会影响精神行为，引发精神障碍。此外，精神障碍也可以是患者对罹患癫痫的心理反应，如病耻感、焦虑担忧，或感到孤独和无助。

（二）临床表现

1. 发作前精神障碍　表现为先兆和/或前驱症状。先兆是一种部分发作，在癫痫发作前出现，通常只有数秒，很少超过一分钟。不同部位的发作会有不同的表现，但同一患者每次发作前的先兆往往相同。前兆可表现为错觉，幻觉，或其他特殊感觉等。前驱症状发生在癫痫发作前数小时至数天，尤以儿童较多见。表现为易激惹、紧张、失眠、坐立不安，甚至极度抑郁以及常挑剔或抱怨他人，症状通常随着癫痫发作而终止。

2. 发作时精神障碍

（1）自动症（epileptic automatisms）：指发作时或发作刚结束时出现的意识混浊状态，此时患者仍可维持一定的姿势，在无意识中完成简单或复杂的动作和行为。80%患者的自动症发作少于5分钟，少数可长达1小时。自动症发作前常有先兆，如头晕、流涎、咀嚼动作、躯体感觉异常和陌生感等。发作时突然变得目光呆滞、无目的咀嚼舐唇，解系纽扣、牵拉衣角或哼哼发声，动作笨拙、重复、缺乏目的性,偶可完成较复杂的技术性工作。事后患者对这段时间发生的事情完全遗忘。

(2) 神游症(fugue):比自动症少见,实质上是一种意识障碍较轻,持续时间较长的自动症,历时可达数小时、数天甚至数周。意识障碍程度较轻,异常行为较为复杂,对周围环境有一定感知能力,亦能做出相应的反应,外观近似正常,可在相当长一段时间从事复杂、协调的活动,如购物、简单交谈、乘车或坐船到处漫游等。发作后大都完全遗忘。

(3) 朦胧状态(twilight states):是癫痫患者最常见的发作性精神障碍。临床表现较为复杂,发作突然,通常持续一至数小时,有时可长至1周以上。发作时意识不清,对周围环境定向力不良,感知事物不清晰,有如处于黄昏时刻(朦胧),不能与之进行正常接触。言语零乱或不能切题回答,或重复语言。常常伴有情感障碍,表情恐惧、愤怒,行为紊乱,缺乏目的性,甚至有伤人、毁物等冲动行为,以及行凶等残暴行为,可伴有生动的幻觉及片段妄想。其也可表现情感淡漠,思维及动作迟缓等。此时查体可见瞳孔散大、对光反应迟钝、多汗、流涎、腱反射亢进、步态不稳等。发作结束时意识突然清醒,并有完全遗忘。

3. 发作后精神障碍　癫痫发作后可出现自动症、朦胧状态,或有短暂的偏执、幻觉等症状,通常持续数分钟至数小时不等。

4. 发作间期精神障碍

(1) 癫痫性人格障碍(epileptic personality disorder):癫痫性人格改变被认为是多种因素综合作用的结果,一般认为与社会心理因素和文化教育的影响、初发年龄小、脑器质性损害、长期癫痫发作、长期应用抗癫痫药物有关。一般是慢性和严重的病例才有这种变化。主要特点是:①思维缓慢、黏滞不灵活,拘泥于琐事,思维转换困难,缺乏创造性,病理性赘述等;②情感易激惹、暴怒,报复心强,情感爆发时冲动好斗,自伤伤人而不能自制。患者的表现有明显的"两极性",一方面患者表现自我为中心、固执、自私、易激惹、纠缠、报复心强、好记仇、暴躁、易怒等;而另一方面又表现为过分殷勤、细腻、温柔恭顺。有的患者还可表现多种人格障碍及反社会行为。约50%的颞叶癫痫患者会出现人格障碍。

(2) 精神分裂症样状态(schizophrenia-like psychoses):多在癫痫发作十几年以后发生类似精神分裂症的症状。癫痫起病年龄大,癫痫的家族史以及精神疾病的家族史均是癫痫性精神分裂症样状态的危险因素。患者可在意识清晰的状态下出现幻觉、妄想,以幻听多见。妄想以关系妄想、被害妄想为主,还可伴有类精神分裂症样的思维障碍,如思维松散、思维中断、思维被剥夺、强制性思维、被控制感等。情感障碍多为焦虑、抑郁、易激惹、恐惧或欣快。其多呈慢性病程,可持续数月至数年。

(3) 癫痫性痴呆(epileptic dementia):是癫痫反复发作导致的缓慢进行性发展的智能减退。往往合并有特殊的人格改变,即在思维、情感、行为等方面都具有癫痫患者的黏滞性和刻板性的特点。患者可表现为思维迟缓、思维贫乏、病理性赘述、重复言语等。同时,患者的理解力、计算力、记忆力、分析综合能力也明显减退。有的还表现兴趣日益减少、主动性丧失、自私、冷漠等。晚期患者变得表情呆板、情感淡漠、行为笨拙、消瘦虚弱、生活完全不能自理。

(三) 治疗原则

治疗癫痫的一般原则是尽可能单一用药,鼓励患者遵医嘱服药,定期进行血药浓度监测。依据癫痫的类型来选择药物,严密观察不良反应。癫痫性精神障碍的治疗较困难,需在治疗癫痫的基础上根据精神症状选用药物,注意选择致癫痫作用较弱的药物。

七、与神经认知障碍有关的常见脑部疾病的护理程序

(一) 护理评估

1. 生理功能　神经认知障碍患者既有原发疾病的症状体征,又有不同类型的精神症状,需要护理人员更加全面地评估患者的情况。

(1) 一般状况:评估患者的生命体征是否正常;饮食、营养状况,有无进食障碍、体重变化;睡眠情

况,有无入睡困难、早醒、醒后难以入睡等。

(2)意识状况:评估意识清晰度、意识范围、意识内容、定向力及意识障碍发作时间、表现及有无规律等。

(3)原发疾病情况:主要症状、治疗情况、与精神症状的关系等。

(4)神经系统症状:观察肌力、肌张力是否正常,有无震颤、偏瘫、病理性反射等。

(5)自理能力:包括患者进食、大小便、沐浴、活动等日常生活活动能力,多采用 Barthel 指数评估量表进行评估。

2. 精神症状 神经认知障碍所表现的精神症状常因中枢神经系统受损的部位不同而有很大差别。一般从知(感知觉、注意、思维、智能等)、情(情感)、意(意志、行为)三方面评估。

(1)感知觉障碍:评估患者有无感知觉过敏或减退,以及是否存在感知综合障碍。重点评估患者有无幻觉,尤其是命令性幻听,评估幻听出现的时间、频率、内容及其对患者的影响。

(2)注意障碍:评估患者有无注意狭窄、注意涣散、注意固定等。在与患者谈话的过程中,评估者可以给予一定的刺激并观察患者的反应。

(3)记忆障碍:评估即刻记忆、近记忆和远记忆的完好程度,注意将远近记忆的评估结合起来,一般来说近记忆较远记忆先受累。

(4)智能障碍:评估患者的理解力、计算力、判断力,可以让患者进行一些数字计算、物品分类、故事复述等任务。

(5)思维障碍:通过患者言谈的速度、形式、逻辑和内容评估患者是否存在思维障碍。重点评估患者是否存在妄想,妄想的种类、出现的时间、内容、对患者行为的影响等。

(6)情感障碍:可通过患者的客观表现,如表情、言语、音调和姿势等,以及患者的主观体验判断其情感反应是否协调、有无抑郁情绪等。

(7)意志行为障碍:观察患者是否有意志行为减退,有无攻击、自杀、伤人等行为。

3. 心理社会功能 神经认知障碍的严重程度也与患者的个性特征、应对方式、人际关系、家庭支持等心理社会因素有关。

(1)个性特征:评估患者病前个性特征、兴趣爱好、生活、学习、工作能力如何等。

(2)应对方式:评估患者入院前应对悲伤和压力的方式。

(3)对住院的态度:评估患者是否主动住院、治疗依从性如何,是否承认自己有病。

(4)人际关系:评估患者的人际关系如何,与亲属、朋友、同事等人员的相处情况。

(5)家庭支持:评估患者的居住环境、家庭成员之间的关系、家庭成员的照护能力以及家庭成员对疾病的了解程度等。

(6)经济状况:评估患者家庭经济收入、对医疗费用支出的态度。

(二)常见护理诊断 / 问题

1. 急性 / 慢性意识障碍 与颅内感染、脑外伤、脑变性改变、颅内肿瘤等疾病有关。

2. 营养失调:低于机体需要量 与生活自理能力差导致营养摄取不足有关。

3. 睡眠型态紊乱 与脑部病变导致缺氧、情绪不适、躯体不适、环境改变有关。

4. 卫生 / 穿着 / 进食 / 如厕自理缺陷 与意识障碍、痴呆、原发脑部疾患、精神症状有关。

5. 有走失的危险 与意识障碍、痴呆、记忆力下降有关。

6. 有伤人、毁物的危险 与精神症状如激越、幻觉、妄想有关。

7. 社会交往障碍 与原发疾病、思维过程改变有关。

(三)护理目标

1. 患者意识恢复正常,生命体征平稳。

2. 患者能够摄入足够的营养。

3. 患者的睡眠状态改善,恢复正常睡眠型态。

Note:

4. 患者的生活自理能力逐步提高。

5. 患者住院期间未发生走失事件。

6. 患者住院期间未出现伤人、毁物行为。

7. 患者的社会功能得到改善。

（四）护理措施

1. 病情观察　观察患者的生命体征、意识变化,颅内感染、脑外伤、颅内肿瘤等患者要密切关注其体温变化,通过观察患者的血压、脉搏、呼吸及瞳孔变化,判断其是否发生颅内压增高、脑疝等。定期检查患者的时间、地点、人物及自我定向力,并根据患者对疼痛刺激和言语刺激等反应判断其意识情况。

2. 营养支持　对意识障碍的患者,可通过鼻饲或静脉输液补充营养,待患者意识障碍恢复,经过吞咽功能评估后,逐渐过渡经口进食。癫痫伴精神障碍的患者应避免过饱,防止诱发癫痫发作。有吞咽功能障碍的患者,应专人看护,给予软食或流食,并适当控制患者的进餐速度,防止其因吞咽困难而发生噎食或误吸。

3. 睡眠护理　运用支持性心理护理,帮助患者认识心理刺激、不良情绪对睡眠的影响,使患者学会自行调节情绪,正确面对心理因素,消除失眠诱因。要为患者创造一个安静、舒适的睡眠环境,避免强光刺激。夜间巡视应仔细观察患者的睡眠情况,对于睡眠障碍严重的患者,可根据医嘱给予药物干预。对不合作或兴奋躁动影响睡眠的患者,除加强治疗措施外,可采取保护性措施,略加约束,防止意外事件发生,保证治疗的顺利进行。

4. 生活护理　对于压力性损伤风险高的患者,应做好皮肤护理,保持床单元的整洁干燥,防止压力性损伤及感染的发生。对于有部分自理能力的患者,则应指导、协助其料理生活,以维持患者的日常生活能力。

5. 预防走失的护理　护理人员要善于观察患者的病情变化,做好巡视工作,有走失史的患者,应在患者的衣服里放入救护卡（包括患者的姓名、住址、家属的联系电话、血型、年龄、有何疾病等）。当患者外出治疗及检查时,应专人陪护,禁止单独外出。

6. 预防伤人、毁物的护理　护士应评估患者发生冲动性行为的可能性,掌握其前驱症状,如言语挑衅、拳头紧握等。对于冲动行为明显的患者,应安置在便于观察的房间内,保持环境安静,减少周围的不良刺激,管理好各种危险物品。当精神症状导致患者伤人、毁物时,护理人员要冷静应对,必要时可使用保护性约束,遵医嘱给予镇静剂,保证患者及他人的安全。实施保护性约束后的患者,应加强巡视,满足排泄需要,观察约束肢体的循环情况,定时翻身,防止发生肢体血运不良、压力性损伤或坠积性肺炎。

7. 改善社会功能的护理　对患者开展难度适宜的社会功能训练,如生活技能训练、职业技能训练、人际交往训练、应付应激技能训练、认知技能训练等,增强患者对社会环境和家庭的适应能力。对近期记忆和短时记忆受损的患者,可将训练方案与患者的日常生活习惯相结合,同时,使用日历、记事本等辅助工具,帮助患者记忆。对于远近记忆均受损的患者,可将患者置于熟悉的环境中,尝试以做代说来唤起患者的记忆。

8. 健康教育

（1）病情观察:精神症状的严重程度跟随原发疾病的性质及轻重程度而变化。当原发疾病得到控制以后,精神症状可以减轻或者消失。为了使患者的精神症状尽快地改善,应该积极地治疗原发疾病。若发现患者有意识模糊、情绪激动、抑郁、焦虑、幻觉、妄想、自伤、伤人等症状的发生,家属应尽快带患者到医院接受治疗。

（2）药物相关知识:告知家属患者所服药物的名称、剂量、服药方法、常见的不良反应等。告知家属督促患者按照剂量服药,不可自行减药或停药,否则会使病情加重、复发或发生严重的不良反应。

（3）照护技巧:在疾病的慢性期,患者主要以记忆力减退、智能减退和人格改变为主,此时家属应照顾好患者的日常生活,连续监测患者的服药情况以及他们的日常生活自理情况。

（五）护理评价

1. 患者生命体征和意识是否稳定。

2. 患者是否摄入足够的营养。

3. 患者的睡眠是否得到改善。

4. 患者的生活自理能力是否逐步提高。

5. 患者住院期间是否发生走失事件。

6. 患者住院期间未出现伤人、毁物行为。

7. 患者的社会功能是否得到改善和维持。

第三节　躯体疾病所致神经认知及精神障碍

一、概述

躯体疾病所致神经认知及精神障碍主要指由中枢神经系统以外的疾病,如躯体感染、内脏器官疾病、内分泌障碍、营养代谢疾病等引起脑功能紊乱而产生的神经认知障碍。

（一）病因及发病机制

躯体疾病是该病的主要病因,而性别、年龄、遗传、人格、营养状况、环境因素、应激状态、社会支持以及精神疾病既往史等也可以影响神经认知障碍的发生。发病机制可能有:①躯体疾病引起代谢障碍,造成能量供应不足,导致中枢神经系统功能紊乱;②躯体疾病导致中枢神经系统缺氧,导致功能障碍;③各种有害物质,如细菌、病毒、寄生虫和某些化学物质等入侵体内后,其本身及中间产物作用于中枢神经系统,造成功能紊乱;④水电解代谢紊乱、酸碱平衡失衡等引发神经系统功能紊乱;⑤有害物质或某些药物直接引起中枢神经系统神经生理生化改变,导致功能紊乱;⑥躯体对外源有害因素发生应激反应,导致生理、生化、免疫、内分泌等变化,影响脑功能。

（二）临床特征

不同躯体疾病所致神经认知及精神障碍具有一些共同的特征:

1. 精神障碍与原发躯体疾病的病情严重程度呈平行关系,躯体疾病与精神障碍在发生、发展、转归上有时间和病情严重程度上的密切关系。即随躯体疾病的发生而出现、随躯体疾病加重而明显、随躯体疾病的缓解或治愈而消失。

2. 精神病性症状通常出现在躯体疾病的高峰期。躯体疾病急性期主要表现为急性脑病综合征,多为昼轻夜重,夜晚患者的意识清晰度下降和精神症状较白天更为明显。

3. 慢性躯体疾病常引起智能障碍和人格改变,智能障碍和人格改变也可由急性期迁延而来。在疾病的急性期、慢性期和迁延期均可以出现精神病性症状、情感症状及神经症状等。

4. 精神障碍缺少独特性,同一疾病可以有不同的精神症状,不同疾病又有类似的精神症状。

5. 有相应的躯体疾病的症状、体征及实验室检查的阳性发现。

6. 积极治疗原发疾病并及时处理精神障碍,可使精神症状好转。

（三）诊断与治疗

躯体疾病所致神经认知及精神障碍的诊断可依据以下几点:原发疾病的诊断、精神障碍的诊断以及有证据显示精神障碍系该躯体疾病导致。其治疗原则主要包括病因治疗、支持治疗和精神症状处理。

（四）病程与预后

躯体疾病所致神经认知及精神障碍的病程与预后主要取决于原发躯体疾病的疗效。如果原发躯体疾病获得良好的改善,一般预后较好,时间不会太长,也不会留下后遗症状。原发躯体疾病控制不良,可能使精神症状迁延,转为慢性脑病,出现智能减退、记忆缺陷和人格的改变。

二、躯体疾病所致神经认知及精神障碍的临床表现

躯体疾病所致神经认知及精神障碍的临床表现可以涉及感知、思维、情感、行为、人格等多方面精神活动的障碍。

（一）主要临床表现

1. 急性脑病综合征多由急性躯体疾病引起,主要表现起病急,有意识障碍（如谵妄）。

2. 慢性脑病综合征是由慢性躯体疾病引起或急性脑病综合征迁延而来,其特点是缓慢发病、病程迁延和无意识障碍,主要表现为智能障碍、人格改变、遗忘综合征。

3. 脑衰弱综合征一般发生在躯体疾病的初期、恢复期或慢性躯体疾病过程中可出现,主要表现为疲乏、注意力难集中、反应迟钝、情绪不稳定、情感脆弱,常伴有头晕、头痛、心慌心悸、胸闷、气短、出汗、食欲减退等躯体不适感。

4. 从疾病的急性期到慢性期过渡时间内,可有抑郁、躁狂、幻觉、妄想、兴奋、木僵等精神症状,具有复杂多变的特点。

（二）常见躯体疾病所致神经认知及精神障碍的临床表现

1. **躯体感染所致神经认知及精神障碍**　指由细菌、病毒、真菌、螺旋体、寄生虫等作为病原体造成中枢神经系统以外的全身感染所致的精神障碍。

（1）流行性感冒所致神经认知及精神障碍:早期可有脑衰弱综合征症状,在高热时可以出现意识障碍或谵妄状态,恢复期患者可残留睡眠问题以及抑郁焦虑样症状。部分患者可出现片段幻觉和妄想。

（2）肺炎所致神经认知及精神障碍:多在高热时,以意识障碍最为多见。多数是意识模糊,少数可见谵妄。

（3）伤寒所致神经认知及精神障碍:神经认知及精神障碍出现在伤寒的极期,可持续到恢复期,主要表现为急性脑病综合征,情感淡漠多见。有些患者以精神症状为首发症状。

（4）病毒性肝炎所致神经认知及精神障碍:患者在疾病过程中可出现脑衰弱综合征,也可出现情感障碍,表现为焦虑、易激惹、抑郁、自我评价低、有轻生观念等;在病情严重情时,可出现意识障碍、谵妄,甚至昏迷。

2. **内脏器官疾病所致神经认知及精神障碍**　指由重要内脏器官（心、肺、肝、肾等）严重疾病造成大脑功能紊乱所产生的精神障碍。

（1）肺部疾病所致神经认知及精神障碍:大多数严重的呼吸系统疾病都可产生精神症状,主要为焦虑、抑郁、认知功能障碍,甚至木僵、谵妄、昏迷。

慢性阻塞性肺疾病（COPD）患者焦虑、抑郁症状常见,重度患者或急性加重时甚至可出现惊恐障碍。COPD患者可有注意力难集中、记忆力下降乃至定向力障碍,症状轻重常取决于慢性低氧血症的严重程度。治疗COPD需慎用苯二氮䓬类药物,因其呼吸中枢抑制副作用会加重患者的缺氧。

肺性脑病（pulmonary encephalopathy）是由严重的肺部疾患引起的重度肺功能不全或呼吸衰竭时的精神障碍的总称。早期表现为脑功能衰弱症状,随着病情发展出现意识障碍,伴有幻觉和错觉,还可以出现类似焦虑症、抑郁症或躁狂的状态。

（2）心脏疾病所致神经认知及精神障碍:冠心病患者的精神症状以焦虑和抑郁最常见,可有易激动、紧张、恐惧、烦躁不安、疲乏、失眠、疑病和心境低落,多数随病情好转而改善,少数患者长期存在焦虑和抑郁的症状,伴有社会功能明显减退。心绞痛和心肌梗死发作时,患者可伴有明显的急性焦虑发作,出现烦躁、惊恐和濒死感等症状。在严重血液循环障碍时患者可出现幻听、被害妄想等精神病性症状。

风湿性心脏病可引起脑缺血而出现不同程度的意识障碍,表现嗜睡、谵妄,甚至昏迷,还可出现情

绪低落、言语动作减少、疲乏无力等症状，部分患者可有幻觉妄想；二尖瓣脱垂的患者常出现急性焦虑发作。心律失常可引起大脑缺血缺氧，患者可出现抑郁状态、烦躁不安的焦虑状态，还可表现自言自语，出现幻听、幻视、被害妄想等精神病性症状，以及出现意识模糊。另外，长期心功能不全导致大脑缺血缺氧还可引起认知功能减退，表现为整体的认知功能下降，其中语言流畅性较为明显，尤其以词汇学习的能力差。

（3）肝脏疾病所致神经认知及精神障碍：肝性脑病（hepatic encephalopathy）是由严重肝脏疾病引起的以代谢紊乱为基础的中枢神经系统综合征，其临床表现分为四期：①前驱期以情绪和行为异常为主，患者表现为欣快激动或情感淡漠等情绪症状，意志减退、生活懒散等行为问题。②昏迷前期主要表现为嗜睡、定向障碍和认知功能减退，甚至谵妄。扑翼样震颤是此期的主要体征。③昏睡期的患者意识清晰度明显下降，不能被完全唤醒。对言语刺激基本消失，对加强的物理刺激，如疼痛、声、光、冷、热等有部分反应，此期仍可出现扑翼样震颤。④昏迷期的意识清晰度严重障碍，对言语和非言语的刺激均完全无反应。临床上各期不是截然分开的，临床表现可重叠出现，也可时而加重或减轻。脑电波变化在肝性脑病早期表现为慢波增多，后来出现三相波（triphasic waves）。

3. 内分泌疾病所致神经认知及精神障碍　常见有肾上腺功能异常、甲状腺功能异常、甲状旁腺功能异常、嗜铬细胞瘤、糖尿病等所致的神经认知及精神障碍。

（1）肾上腺功能异常所致神经认知及精神障碍：库欣综合征（Cushing's syndrome）常伴有认知障碍，包括注意力不集中和记忆减退。部分患者可出现幻觉、妄想和人格解体。使用类固醇治疗两周内可出现精神病性症状或者躁狂样表现，症状随着类固醇剂量的增加而加重。突然停止使用类固醇时，可出现抑郁、情绪不稳、记忆损害、谵妄等。

肾上腺皮质功能减退症（adrenocortical insufficiency）的精神症状与三种类固醇激素全面下降有关。急性肾上腺皮质功能减退症常威胁生命，严重时可表现为谵妄、木僵或昏迷。慢性肾上腺皮质功能减退的症状隐匿，与抑郁症类似。可表现为易疲劳、肌肉痉挛、乏力、体重减轻、食欲下降、情感淡漠、情绪低落和易激惹等，还有注意和记忆障碍、意志行为减退、人格改变，幻觉、妄想少见。

（2）甲状腺功能障碍所致神经认知及精神障碍：甲状腺功能减退症（hypothyroidism）所致神经认知及精神障碍常表现抑郁、思维迟缓、言语缓慢、反应迟钝、记忆力下降和注意力难集中等症状。严重的可出现淡漠、退缩和痴呆，可有幻觉和妄想等精神病性症状，甚至出现黏液性水肿性昏迷。婴儿期甲状腺功能减退症患者会出现智能发育迟滞和/或明显缺陷。亚临床型甲状腺功能减退症患者甲状腺激素浓度正常，但促甲状腺激素（TSH）水平升高，可出现认知功能损害并伴有抑郁症状。研究发现亚临床甲状腺功能减退症与快速循环型双相障碍有关，可使发生抑郁症的危险增加2倍。

甲状腺功能亢进所致神经认知及精神障碍患者主要表现为精神运动性兴奋，出现情绪易激惹、活动增加、睡眠需要减少等躁狂综合征的表现，还可出现幻觉、妄想等精神病性症状。在甲状腺危象时，可出现意识障碍、谵妄。淡漠型甲状腺功能亢进较少见，多发生于中、老年人。表现为淡漠、迟滞性抑郁、体重下降、食欲降低、注意力不集中和记忆力减退，类似痴呆。

（3）性激素异常所致神经认知及精神障碍：主要指女性在月经、妊娠、分娩、绝经等情况下，由于性激素平衡失调所致的神经认知及精神障碍，如在月经前期出现的情绪不稳、抑郁、焦虑、易激惹、睡眠障碍等症状；妊娠期出现的焦虑、抑郁、睡眠障碍和脑衰弱综合征等；围绝经期出现抑郁、焦虑、偏执和脑衰弱综合征等。

（4）糖尿病所致神经认知及精神障碍：普遍存在焦虑抑郁情绪，还常有轻度认知障碍，瞬间记忆或者延迟记忆均有明显损害。在发生严重并发症（如酮症酸中毒和高渗性昏迷）的早期可出现急性认知损害，表现为行为紊乱，病情加重后可出现意识障碍，包括谵妄。

4. 结缔组织疾病伴发的神经认知功能障碍　结缔组织病（connective tissue disease，CTD）属于自身免疫性疾病，以血管和结缔组织慢性炎症的病理改变为基础，病变常累及包括神经系统的多系统和多脏器，常有神经精神障碍，甚至神经精神症状为首发表现。

（1）类风湿性关节炎所致神经认知及精神障碍：类风湿性关节炎（rheumatoid arthritis，RA）是累及周围关节为主的慢性、进行性、多系统炎症性的自身免疫病。患者的工作、家庭生活常受限，而引发情绪障碍，如焦虑和抑郁。治疗药物有出现精神症状的副作用。如非甾体抗炎药（NSAIDs）可引起认知功能损害、谵妄、抑郁、躁狂和精神病性症状，糖皮质激素可引起情绪不稳、睡眠障碍、谵妄和精神病性症状。

（2）系统性红斑狼疮所致神经认知及精神障碍：系统性红斑狼疮（systemic lupus erythematosus，SLE）是有多系统损害症状的慢性系统性自身免疫病。累及中枢神经系统时，可产生神经精神症状，并称为神经精神狼疮（neuropsychiatry lupus）或狼疮脑病。系统性红斑狼疮所致神经认知及精神障碍的症状颇为复杂，可出现急性脑病综合征、慢性脑病综合征、躁狂综合征、抑郁综合征、分裂样精神障碍、各种类型的焦虑等症状。治疗 SLE 的药物本身的类固醇也可引起精神症状。需要注意的是 SLE 好发于年轻女性，疾病和治疗药物的副作用都对患者的心身状况、工作学习影响较大，出现严重心理反应的患者不少，甚至有患者抑郁自杀。

三、躯体疾病所致神经认知及精神障碍的护理程序

（一）护理评估

1. **生理功能**　对于躯体疾病所致神经认知与精神障碍的患者，要求护理人员全面评估患者原发疾病的症状体征和精神症状。

（1）一般状况：评估患者的生命体征是否正常；饮食、营养状况，有无进食障碍、体重变化；睡眠情况，有无入睡困难、早醒、醒后难以入睡等。

（2）原发躯体疾病：包括躯体疾病的主要症状、治疗情况、与精神症状的关系等。

（3）自理能力：包括患者进食、如厕、沐浴、活动等日常生活自理能力，多采用 Barthel 指数评估量表进行评估。

2. **精神状况及行为方式**

（1）精神症状：感知觉症状，如幻觉等；思维障碍，如妄想等；情感状态，如有无抑郁、焦虑、恐惧等；评估患者的意识状态、定向力和自知力等。

（2）行为方式：有无冲动、伤人、自杀、自伤、木僵等行为。

3. **心理社会功能**

（1）患者病前的个性特征、兴趣爱好、生活方式、职业及受教育情况等。

（2）患者是否存在应激、长期的心理矛盾，患者对压力事件的处理方式等。

（3）对住院的态度：评估患者是否主动住院、治疗依从性如何，是否承认自己有病等。

（4）家庭关系：包括家庭成员对患者疾病的认识、态度，对患者的关怀支持程度等。

（5）经济状况：评估患者家庭经济收入、对医疗费用支出的态度等。

（二）常见护理诊断 / 问题

躯体疾病所致神经认知及精神障碍患者应同时考虑原发躯体疾病和精神障碍相关的护理问题，主要的护理诊断有：

1. **营养失调：低于机体需要量**　与患者生活自理能力差引起营养摄入不足有关。

2. **睡眠型态紊乱**　与情绪不稳、环境改变、躯体不适等有关。

3. **卫生 / 穿着 / 进食 / 如厕自理缺陷**　与意识障碍、智能障碍、躯体疾病等导致患者活动受限或受精神症状引起行为紊乱等有关。

4. **有受伤的危险**　与意识障碍、神经系统症状（肢体震颤、痉挛等）、精神症状有关。

5. **社会交往障碍**　与原发疾病、思维过程改变有关。

6. **有自伤、自杀的危险**　与意识障碍、精神症状如幻觉、错觉、妄想有关。

（三）护理目标

1. 患者能够摄入足够的营养。

Note:

2. 患者的睡眠状态改善,恢复正常睡眠型态。

3. 患者的生活自理能力逐步提高。

4. 患者住院期间未发生跌倒事件。

5. 患者的社会功能得到改善或维持。

6. 患者住院期间未发生自伤、自杀事件。

（四）护理措施

1. 营养支持　结合原发性疾病的情况,为患者提供易消化、营养丰富的饮食,同时注意水分的摄入。有吞咽功能障碍的患者,应专人看护,给予软食或流食,并适当控制患者的进餐速度,防止其因吞咽困难而发生噎食或误吸。

2. 睡眠护理　要为患者创造一个安静、舒适的睡眠环境,避免强光刺激。指导患者建立良好的睡眠规律和习惯,如避免白天卧床,增加适当的娱乐活动,睡前避免谈兴奋刺激的话题,避免看刺激的电视,避免喝刺激性饮料如咖啡、浓茶等;运用支持性心理护理,帮助患者认识心理刺激、不良情绪对睡眠的影响,使患者学会自行调节情绪,正确面对心理因素,消除失眠诱因;夜间巡视应仔细观察患者的睡眠情况,对于睡眠障碍严重的患者,可根据医嘱给予药物干预。

3. 生活护理　患者受躯体疾病和精神症状的影响,生活自理能力明显下降,应加强患者的生活护理。定时督促或协助患者料理个人卫生,保持床单元的整洁和干燥。对于生活不能自理的患者,应保持皮肤清洁干燥无破损,每日为患者进行口腔护理,防止并发症的发生。对有认知障碍的患者应定时督促如厕,训练患者养成规律排便的习惯。对长期卧床的患者,定时给予排便器,使患者适应床上排泄。对有尿潴留者可按医嘱给予导尿,定期对其进行膀胱功能训练。

4. 预防跌倒的护理　对于神经系统存在的不同程度损害的患者,如出现手指颤抖、共济失调,应加强照顾,防止发生跌倒。呼叫器和经常使用的物品应置于床头患者伸手可及处,地面应干燥、防湿、防滑,无障碍物阻挡。叮嘱患者穿防滑软橡胶底鞋,站立时要缓慢,不要突然改变体位。下肢肌力下降,步态不稳者,应选用手杖等合适的辅助工具,并有人陪伴,防止受伤。有意识障碍的患者应加床栏保护。

5. 改善社会功能的护理　鼓励家人和朋友经常探望患者,鼓励患者参与一些能够唤起以往技能的活动,如跳舞、唱歌、看电影,避免患者参与竞技性活动。针对患者的情况,开展相应的技能训练活动,如认知功能训练、社交技能训练等,促进患者社会功能的恢复。

6. 预防自伤自杀的护理　与患者建立良好的护患关系,给予患者心理支持,鼓励患者表达内心的感受,如不良的情绪、消极厌世的想法等,帮助患者建立新的认知模式和应对技巧,改善其消极情绪。同时严密观察患者的病情变化,做好安全检查工作,禁止患者及家属将危险物品带入病房。对于自杀、自伤风险高的患者,当其出现在某一地点徘徊、忧郁、拒食、卧床不起、心情豁然开朗等情况时,应给予足够的重视,避免患者单独活动。意外事件多发生于夜间、节假日、周末及工作人员忙碌的时候,护理人员必须给予高度的重视,加强防范意识。

7. 健康教育

（1）向家属介绍药物治疗的相关知识,包括所服药物的名称、剂量、服药方法、常见的不良反应等。指导家属督促患者按照剂量服药,不可自行减药或停药,否则会使病情加重、复发或发生严重的不良反应。

（2）指导家属掌握观察病情变化的方法,如发现患者情绪激动、冲动、自伤、自杀,出幻觉、妄想等应及时到医院就诊。

（五）护理评价

1. 患者是否摄入足够的营养。

2. 患者的睡眠是否得到改善。

3. 患者的生活自理能力是否提高。

4. 患者住院期间是否发生跌倒事件。

5. 患者的社会功能是否得到改善和维持。

6. 患者住院期间是否发生自伤、自杀事件。

（关念红）

思 考 题

1. 谵妄和痴呆的区别有哪些？

2. 痴呆的进展可以分为哪七个阶段？

3. 躯体疾病所致神经认知及精神障碍的临床特征有哪些？

4. 痴呆的护理管理措施有哪些？

URSING

第五章

物质使用与成瘾行为所致障碍患者的护理

05章 数字内容

───── 学 习 目 标 ─────

- 知识目标：
  1. 掌握物质使用与成瘾行为的基本概念；掌握各类物质使用与成瘾行为所致障碍的临床特点与护理要点。
  2. 熟悉物质使用与成瘾行为所致障碍的分类、防治原则与治疗方法。
  3. 了解物质使用与成瘾行为所致障碍的相关因素、现况与趋势、预后。
- 能力目标：
  1. 能有效运用护理程序，准确评估各类物质使用与成瘾行为所致障碍患者存在的护理诊断/问题。
  2. 能实施有效的护理措施和健康教育，评价护理效果，帮助患者恢复社会功能，维持身心健康。
- 素质目标：
  1. 具有预防物质依赖与成瘾行为的意识，能理解和接纳患者因物质依赖、戒断状态，或成瘾行为而出现的症状。
  2. 尊重、关爱患者，具有帮助患者戒毒、戒烟、戒酒，以及控制成瘾行为的专业自信与实践能力。

—————————————————————— 导入情境与思考 ——————————————————————

陈先生,46 岁,自 25 岁左右开始饮酒,酒量逐渐增加。近年来每日必饮,一天能喝两斤多白酒,不饮则出现手抖、心慌、出汗、失眠、烦躁、乱发脾气等症状,喝酒后能缓解。经常醉酒,醉后易与人发生争执,与他人交往减少。1 年前开始听到单位有人在骂他、议论他,总感觉别人和他过不去,甚至怀疑有人害他,不能正常上班。诊断为"酒精所致精神障碍"。

请思考:

1. 患者目前存在哪些主要症状?

2. 患者存在哪些护理诊断 / 问题?

3. 护士应如何对患者进行心理干预?

第一节　概　　述

物质使用与成瘾行为所致障碍(disorders due to substance use and addictive behaviors)是一组精神 - 行为障碍,在使用占主导地位的精神活性物质(包括药物)后出现,或在反复尝试某特定的奖励或强化的行为后出现。联合国毒品与犯罪问题办公室(UNODC)发布的《2020 年世界毒品报告》指出,2018 年全球约有 2.69 亿人滥用毒品,比 2009 年增长了 30%,目前有 3 500 万人吸毒成瘾。毒品种类日趋增多,除海洛因、大麻和可卡因等植物类物质之外,已增添了数百种合成毒品,如冰毒、摇头丸、氯胺酮等。20 世纪 80 年代以来,我国吸毒问题又死灰复燃,从单纯毒品过境转变为毒品生产、过境与消费并存的受害国。我国近年加大了对毒品滥用的有效治理。《2018 年中国禁毒报告》显示,截至 2018 年年底,全国现有吸毒人数为 240.4 万,相对于 2017 年出现下降,其中滥用冰毒人数 135 万,滥用海洛因人数为 88.9 万,滥用氯胺酮人数为 6.3 万。非法药物使用导致了许多躯体、精神健康问题,对全球和我国人民身心健康、家庭幸福和社会稳定造成了严重威胁。此外,需要强调的是,由于我国吸烟、饮酒人群基数庞大,所造成的健康影响更不容忽视。一些行为障碍如病理性赌博、游戏障碍等,也带来了较为严重的社会心理或公共卫生问题。

一、基本概念

1. **精神活性物质(psychoactive substance)** 又称药物(drug)、成瘾物质(additive substance),本章简称物质,指来自体外,能影响人类情绪、行为,改变意识状态,并有致依赖作用的一类化学物质。毒品是社会学概念,指有很强成瘾性,并在社会上禁止使用的化学物质,主要包括阿片类、可卡因、大麻、苯丙胺类兴奋剂等物质。根据药理特性,精神活性物质分为 7 大类(表 5-1)。

表 5-1　精神活性物质分类

种类	举例
1. 中枢神经系统抑制剂(depressants)	酒精、苯二氮䓬类、巴比妥类等
2. 中枢神经系统兴奋剂(stimulants)	咖啡因、苯丙胺类药物、可卡因等
3. 大麻(cannabis,marijuana)	大麻
4. 致幻剂(hallucinogen)	麦角酸二乙酰胺(LSD)、仙人掌毒素(mescaline)、苯环己哌啶(PCP)、氯胺酮(ketamine)等
5. 阿片类(opioids)	天然、人工合成或半合成的阿片类物质,如鸦片、海洛因、吗啡、哌替啶、美沙酮、二氢埃托啡、丁丙诺啡等
6. 挥发性溶剂(solvents)	丙酮、甲苯、汽油、"嗅胶"等
7. 尼古丁(nicotine)	香烟(tobacco)及其他烟草制品

2. **依赖(dependence)**　指一组由反复使用精神活性物质引起的认知、行为和生理症状群,使用者尽管明知滥用成瘾物质对自身有害,但仍继续使用。自我用药导致了耐受性增加、戒断症状和强迫性觅药行为。所谓强迫性觅药行为是指使用者冲动性使用药物,不顾一切后果,是自我失去控制的表现。

一般将依赖分为生理依赖(physical dependence)和心理依赖(psychological dependence)。生理依赖又称躯体依赖,指由于反复使用物质使机体产生了病理性适应状态,表现为耐受性增加和戒断症状。容易引起生理依赖的物质有吗啡类、巴比妥类和酒精。心理依赖又称精神依赖,指对物质的强烈渴求(craving),以期获得服用后愉快满足的特殊快感。容易引起心理依赖的物质有吗啡、海洛因、可待因、哌替啶、巴比妥类、酒精、苯丙胺、大麻等。

3. **成瘾(addition)**　与依赖常常互用。从行为角度看,主要表现为失控。行为成瘾又称非药物成瘾或非物质相关性成瘾,指与化学物质无关的一种成瘾形式,特点为反复出现、具有强迫性质的冲动行为,产生生理、心理、社会严重不良后果,尽管成瘾者深知行为所产生的不良后果,仍执意坚持。它包括赌博障碍及游戏障碍等。

4. **滥用(abuse)**　指一种不适当地使用物质的方式,在 ICD-11 分类系统中称为有害使用(harmful use)。由于反复用药导致了明显的不良后果,如不能完成重要工作、学业,损害身心健康,导致法律问题等。滥用强调的是不良后果,滥用者无明显的耐受性增加或戒断症状,反之就是依赖状态。

5. **耐受性(tolerance)**　指反复使用某种物质后,其效应逐渐降低,使用者必须加大剂量方能获得所需的效果,或使用原来剂量则达不到所追求的效果。

6. **戒断状态(withdrawal state)**　指因减少或停用物质或使用拮抗剂所致的特殊生理心理症状群。其机制是由于长期使用物质后,突然停用引起的适应性反跳。不同物质所致的戒断症状因其药理特性而有不同,一般表现为与所使用物质的药理作用相反的症状。

二、物质使用与成瘾行为的相关因素

物质依赖与成瘾行为在核心症状、社会心理因素等方面的相似性提示二者存在相似的发病机制,与个体的生物学因素、心理特点、社会文化环境均有较密切关系,是这些因素相互作用的结果。

(一) 生物学因素

1. **遗传因素**　遗传因素在物质依赖中起着重要作用。家系、双生子及寄养子研究均发现,物质依赖的易感性因素由基因决定,如酒精依赖遗传度为 52%~63%。目前发现有两个途径将这种易感性从上一代传至下一代,一是直接遗传的酒精/物质依赖易感性,另一个是间接方式,将反社会人格传给下一代。家系研究发现,物质依赖或滥用家系成员中,物质滥用、酒精滥用、反社会人格、单相抑郁的相对危险性分别为对照家系的 6.7 倍、3.5 倍、7.6 倍和 5.1 倍。成瘾行为也有家族聚集性的特点,即成瘾行为者亲属发生同类障碍的概率高于一般人群,约 48% 的游戏障碍特征可归因于遗传因素。

2. **脑内的"犒赏系统"**　20 世纪 60 年代后,人们对成瘾物质如何作用于脑的"犒赏系统(reward system)"进行了大量研究。研究发现,人类所滥用的物质,如阿片、酒精、烟草、苯丙胺和可卡因等,尽管有不同的药理作用,但最后共同通路均作用于中脑边缘多巴胺系统,使多巴胺的释放增加,致使突触间隙中多巴胺增加,过多的多巴胺连续刺激下一个神经元受体,便产生了一连串强烈而短暂的刺激"高峰",于是大脑犒赏中枢发出愉悦的信号,使吸食者主观上产生陶醉感和欣快感。研究提示,物质依赖的发生是由于物质长期反复暴露,使中枢神经系统特别是中脑边缘多巴胺系统发生了细胞及分子水平上的适应,改变了强化机制和动机状态,出现了耐受性、戒断症状、渴求等病理生理改变。

从神经生物学的观点看,成瘾行为和物质依赖有着共同的生物学机制,均涉及与人类动机有关的中脑边缘多巴胺犒赏系统,能使人产生快感并缓解不良情绪,形成了成瘾的可能性。证据显示,赌博障碍的病理生理机制涉及多个神经递质系统(如多巴胺、5-羟色胺、去甲肾上腺素、阿片系统)。犒赏环路和执行控制环路在游戏障碍中也起关键作用。

3. 代谢速度 代谢速度不同,对物质的耐受性就不同,依赖的易感性也不同。如个体天生缺乏乙醛脱氢酶(ALDH),饮酒后乙醛在体内堆积而导致醉酒反应,从而阻止个体继续饮酒,也就不易成为酒依赖者。

此外,脑影像学研究提示,前额叶在认知控制、行为决策、反应抑制等功能上起着关键作用,前额叶与其他相关脑区功能连接的改变会直接影响对成瘾行为的控制能力。

(二) 心理因素

行为理论认为,物质具有明显的正性强化作用,多数物质能增加正性情绪,使依赖者感到"兴奋""满足",同时也具有负性强化作用,帮助依赖者暂时摆脱生活中的不愉快事件,减少了焦虑。而中断用药后,戒断症状带来的痛苦体验与强烈渴求感,也是一种强烈的负性强化作用。精神分析流派认为,成年期的行为偏差是由童年期创伤所引起。认知行为理论认为,产生这种行为的根本原因在于个体的不良认知。

性格特征也会影响个体的物质依赖与成瘾行为。吸毒者具有明显的个性特征,如反社会性、情绪控制较差、易冲动性、耐受性差、缺乏有效的防御机制、追求即刻满足等。嗜酒者病前人格特征常为被动、依赖、自我中心、易生闷气、缺乏自尊心、有反社会倾向等。有神经质倾向的个体吸烟率较高。赌博障碍者常具有缺乏社会规范意识、缺乏道德感与责任感等心理特点,及神经质等人格特质。游戏障碍者个性特征包括高冲动、低自尊、低责任心、高神经质等。

(三) 社会文化因素

社会文化环境对物质使用与成瘾行为有很重要的影响。主要包括:①物质的可获得性。②文化背景与社会环境影响,如不同的文化背景、时代对不同物质滥用有着不同的看法和标准;社会归属感、身份认同、社会应激等因素会影响游戏障碍的发生。③家庭因素,如家庭矛盾、单亲家庭、家庭沟通障碍,家庭成员吸烟、饮酒、吸毒等都会影响个体的物质使用。④同伴影响与压力,许多物质依赖或成瘾行为者处于未成年期,是心理发育过程中的"易感期",容易受外界各种因素影响而物质使用或出现行为偏差。

三、物质使用与成瘾行为所致障碍的分类

从 1980 年起,病理性赌博就被列入 DSM-Ⅲ 中"冲动控制障碍"的范畴,DSM-5 在"物质相关和成瘾障碍"章节中加入了赌博障碍,并把网络成瘾中的网络游戏成瘾作为需要进一步研究的状况。

与 ICD-10 相比,ICD-11 有关依赖(成瘾)的分类也有较多改变,其中物质使用与成瘾行为所致障碍包括两大类障碍:物质使用所致障碍(disorders due to substance use)和成瘾行为所致障碍(disorders due to addictive behavior)。

1. 物质使用所致障碍 ①单次有害性使用。②物质使用障碍,即物质的有害性使用模式和物质依赖。③物质所致障碍,包括物质过量中毒、物质戒断或撤药反应、物质所致精神障碍与其他障碍。

2. 成瘾行为所致障碍 是与物质无关的一种成瘾形式,特点为反复出现的、具有强迫性质的冲动行为,尽管成瘾者深知此类行为所产生的不良后果,但仍然执意坚持,从而产生对生理、心理健康和社会安宁的不良影响。行为成瘾者具有失控、渴求、快感与耐受性、戒断症状等与物质依赖共同的病理生理改变。成瘾行为常伴随着物质滥用,两者共病现象常见。主要包括赌博障碍、游戏障碍等。

(1) 赌博障碍(gambling disorder):又称病理性赌博(pathological gambling),表现为持续而反复的赌博行为模式,赌博在个人生活中占据主导地位,对其社会、职业、生产,以及家庭价值观与责任感都造成损害的一种精神障碍。

(2) 游戏障碍(gaming disorder):表现为持续和反复使用游戏为特征的行为模式,导致个人、家庭、社交、学业、职业或其他重要领域功能的显著损害。

四、物质使用与成瘾行为的防治原则

（一）物质使用所致障碍的防治原则

1. **脱毒治疗**　是治疗的第一阶段。完整的物质依赖治疗包括急性期脱毒、康复、预防复发与回归社会三个阶段,脱毒治疗是物质依赖治疗的前提。

2. **个体化治疗**　物质依赖者具有不同的临床特点,需要根据每位患者所特有的问题和治疗需求,选择个体化的治疗方案,以帮助患者恢复正常的家庭、工作与社会功能。

3. **综合性治疗**　成瘾物质不仅导致依赖与滥用问题,还可导致一系列心理、社会、职业和法律等方面问题,为了使治疗更有效,还需要关注成瘾相关问题,采用综合措施全面治疗,积极采取药物治疗,重视心理治疗,坚持长期康复治疗。

4. **定期评估治疗效果**　在治疗过程中定期对患者进行评估,并通过不定期尿检或其他检测方法来了解其成瘾物质使用情况等。根据评估调整治疗方案,确保治疗计划符合患者的需求变化。

5. **治疗共患精神障碍**　物质依赖者常同时并发精神障碍,应对此进行相应诊断,进行整体治疗。

（二）成瘾行为所致障碍的防治原则

针对成瘾行为,目前主张药物治疗和心理治疗相结合。治疗药物包括抗抑郁药物等,不过药物治疗应用于成瘾行为所致障碍的证据尚不充分。心理治疗方法包括精神动力学治疗、认知行为治疗、动机治疗和家庭治疗等,可采用个体治疗、团体治疗等方式。根据患者的病因选用相应疗法,也可联合使用多种方法治疗。

第二节　物质使用与成瘾行为所致障碍的临床特点

一、阿片类物质使用所致障碍

阿片类物质(opioids)是指任何天然或合成的、对机体产生类似吗啡效应的一类药物。阿片类物质分为两大类:天然的阿片碱及其半合成衍生物包括阿片、吗啡、海洛因、丁丙诺啡等;人工合成的阿片类物质包括哌替啶、芬太尼、美沙酮等。阿片类物质具有镇痛、镇静、抑制呼吸中枢、抑制咳嗽中枢、抑制胃肠蠕动、兴奋呕吐中枢、缩瞳、致欣快等药理作用。临床上可用于治疗中到重度疼痛、心源性哮喘、腹泻等疾病,但同时也具有较强的成瘾性和耐受性,滥用后易产生依赖。

（一）阿片类物质使用所致障碍的临床表现

1. **阿片类物质依赖**　阿片类物质可通过口服、注射或吸入等途径给药,平均使用1个月后即可形成依赖,具有强烈的心理依赖、生理依赖及耐受性。心理依赖表现为阿片类物质的强烈渴求,初期是为了追求用药后的快感,后期是为了避免戒断反应。生理依赖是指机体内必须存在足够高浓度的阿片类物质,否则出现戒断反应。大多数阿片类物质代谢较为迅速,平均代谢时间为4~5小时,故依赖者必须定时用药才能维持身体的功能状态,以致耐受性不断增加。

阿片类物质依赖的常见临床表现:①精神症状包括记忆力下降、注意力不集中;情绪低落、消沉、易激惹;性格变化明显,自私、说谎、诡辩、缺乏责任感。②躯体症状包括营养状况差,体重下降,食欲丧失;性欲减退,男性出现阳痿,女性出现月经紊乱、闭经;头晕、冷汗、心悸,睡眠障碍等。③神经系统体征可见震颤、步态不稳、言语困难、缩瞳、腱反射亢进等。

2. **急性中毒**　当阿片类物质使用量超过机体可承受剂量时,出现中毒。阿片类物质中毒三联征包括中枢神经系统抑制、呼吸抑制、瞳孔缩小。中毒程度不同,临床表现也不同,轻度表现安静、嗜睡、呼吸缓慢、瞳孔缩小;随着中毒程度加深,临床表现变得较为复杂。严重者常因休克、呼吸衰竭导致死亡。

3. **戒断症状**　由于使用阿片类物质的剂量、时间、途径、停药速度等不同,戒断症状的强烈程度

也不一致。短效药物,如海洛因、吗啡,戒断症状常出现于停药后 8~12 小时,极期在 48~72 小时,持续 7~10 天。长效药物,如美沙酮的戒断症状出现于停药后 1~3 天,性质与短效药物相似,极期在 3~8 天,持续数周。

戒断后最初表现为流涕、寒战、出汗等症状,随后陆续出现厌食、恶心呕吐、腹泻、腹痛、瞳孔扩大、全身骨骼和肌肉酸痛及肌肉抽搐、心跳加速、呼吸急促、血压升高,以及失眠、抑郁、烦躁不安、渴求药物、嗜睡、意识模糊、谵妄等。在急性戒断症状消失后,会有相当一段时间残留部分症状,主要为躯体症状、焦虑情绪、心理渴求和睡眠障碍,是导致复吸的重要原因之一。

4. 躯体并发症　常见并发症为营养不良、便秘和感染性疾病等。静脉注射阿片类物质引起的并发症多而严重,如肝炎、肺炎、梅毒、破伤风、皮肤脓肿、蜂窝织炎、血栓性静脉炎、败血症、细菌性心内膜炎、艾滋病等。孕妇滥用阿片类物质可发生死胎、早产、婴儿体重过低等,新生儿死亡率高。

(二) 阿片类物质使用所致障碍的治疗

阿片类物质依赖的治疗是一个长期过程,包括急性期的脱毒治疗,脱毒后维持治疗、预防复吸及社会心理干预。

1. 脱毒治疗　脱毒(detoxification)指通过躯体治疗减轻戒断症状,预防由于突然停药而引起躯体健康问题的过程。对阿片类物质依赖者的脱毒治疗一般应在封闭环境中进行,包括替代治疗和非替代治疗。

(1) 替代治疗:理论基础是利用与毒品有相似作用的药物来替代毒品,以减轻戒断症状的严重程度,使患者能较好地耐受,然后在一定时间内(14~21 天)将替代药物逐渐减少,最后停用。常用替代药物有美沙酮和丁丙诺啡,使用剂量视患者情况而定。在治疗过程中,根据患者躯体反应逐渐减量,原则是只减不加,先快后慢,限时减完。

(2) 非替代治疗:应用 α_2 受体激动剂来减轻阿片类物质依赖戒断症状的过程,主要药物为可乐宁和洛非西定,适用于轻中度阿片类物质依赖者。常见不良反应为直立性低血压、口干、倦怠等,剂量必须个体化。此外,可用中草药、针灸等方法增进食欲、促进机体康复。镇静催眠药可缓解焦虑、改善睡眠状况等。

2. 急性中毒的治疗　对于阿片类物质急性中毒,首先,保持患者呼吸道通畅,给予吸氧,必要时气管插管等;严密监测生命体征,若出现严重并发症,如脑疝、肺水肿等应优先处理;静脉输液维持水、电解质平衡等。其次,应及时给予阿片受体拮抗剂纳洛酮进行治疗,首选静脉注射,若不易建立静脉途径时,可肌内注射或皮下注射。

3. 维持治疗　在符合条件的医疗机构中,选用合适药物,对阿片类物质依赖者进行长期、足量的药物维持治疗,以减轻患者对阿片类物质的依赖,减少由于阿片类物质成瘾引起的疾病、死亡和引发的违法犯罪,帮助患者回归社会。我国开展的美沙酮社区维持治疗,对减少毒品使用危害,预防艾滋病等起到了重要作用,使得患者有机会进行社会心理康复治疗。

4. 复吸预防　阿片受体拮抗剂能够阻断阿片类物质的效应,用药后即使滥用阿片类物质也不会产生欣快作用,可减轻心理渴求。此类药物主要为纳洛酮和纳曲酮,毒性较低,已被广泛应用于临床,适用于阿片类物质依赖者脱毒后的康复期辅助治疗,以预防或减少复吸。

5. 社会心理干预　对脱毒者应进行社会心理综合康复治疗,给予认知治疗、行为治疗、家庭治疗、集体心理治疗、动机访谈等干预。协助脱毒者接受心理训练、技能训练、工作治疗,参与个案辅导、兴趣小组等活动。还可帮助患者参与戒毒自助组织,如康复治疗集体(therapeutic community,TC)、匿名戒毒会(narcotic anonymous,NA)等,在组织成员帮助和互助中学会揭露自己、坦诚待人,促进人格的矫正。此外,帮助脱毒者识别诱发复吸的心理及环境因素,找出有效应对方法,提高自我效能与应对复吸高危情景的能力,降低复吸率。

6. 对症支持治疗　主要治疗精神症状和躯体症状等。对于兴奋躁动、幻觉妄想、谵妄等症状,可用小剂量抗精神病药治疗。对于失眠、焦虑等可用苯二氮䓬类等药物治疗。加强营养支持和各种维

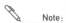
Note:

生素(B 族维生素、维生素 C、烟酸等)补充。

7. 吸毒预防　吸毒不仅是医学问题,也是社会问题,还需全社会的共同努力。首先应改变环境,消除毒品供应,禁止非法种植罂粟及阿片类物质的加工、生产、运输和出售,严格控制医用麻醉品,以杜绝毒品来源;其次是减少需求,加强毒品危害的宣传,提高人们对物质依赖的警惕性,自觉远离毒品。

(三)阿片类物质使用所致障碍的病程及预后

一旦不适当的尝试阿片类物质,往往会导致依赖,典型病程为尝试使用 - 形成依赖 - 短暂戒毒(强迫或自愿)- 复吸 - 重新形成依赖。复吸往往发生在脱毒后 1~2 周。当依赖形成后,病程和预后主要取决于环境因素、吸毒者的性格特征、使用方式、阿片类物质的种类等。

二、兴奋剂使用所致障碍

中枢神经系统兴奋剂,或称精神兴奋剂(psychostimulants),主要为可卡因及苯丙胺类药物,也包括咖啡或茶中所含的咖啡因。可卡因及苯丙胺类药物的药理作用相似,我国苯丙胺类药物滥用有增加的趋势,故为本部分探讨重点。

苯丙胺类中枢兴奋剂(amphetamine-type stimulants,ATS)指苯丙胺及其同类化合物,包括苯丙胺(安非他明,amphetamine)、甲基苯丙胺(冰毒,methamphetamine)、3,4- 亚甲二氧基甲基苯丙胺(MDMA,ecstasy,摇头丸)、麻黄碱(ephedrine)、芬氟拉明(fenfluramine)、西布曲明(sibutramine)、哌甲酯(利他林,methylphenidate)、匹莫林(pemoline)、伪麻黄碱(pseudoephedrine)等。

ATS 具有强烈的中枢神经兴奋作用和致欣快作用,还可致使用者觉醒度增加、支气管扩张、心率加快、血压升高、胃肠蠕动降低、口干、食欲下降等。ATS 在医疗上主要用于减肥(如芬氟拉明、西布曲明)、儿童多动症(如哌甲酯、匹莫林)和发作性睡病(如苯丙胺)。非法兴奋剂如甲基苯丙胺、MDMA 等(又称合成毒品)被滥用于不同目的,多发生于青少年。

(一) 苯丙胺类物质使用所致障碍的临床表现

苯丙胺类药物滥用方式为口服、烟吸、静脉注射。使用 ATS 后,使用者很快出现头脑活跃、精力充沛、能力感增强,体验到飘飘欲仙的感觉或全身电流传导般的快感。但数小时后就出现全身乏力、沮丧、疲倦、精神压抑,即进入"苯丙胺沮丧期"。这种正性和负性体验导致吸毒者陷入反复使用的恶性循环,也是易形成心理依赖的主要原因。ATS 较难产生躯体依赖。

1. 急性中毒　ATS 急性中毒主要表现为中枢神经系统和交感神经系统的兴奋症状。轻度中毒出现瞳孔扩大、血压升高、脉搏加快、出汗、口渴、呼吸困难、震颤、反射亢进、头痛、兴奋躁动等症状;中度中毒出现精神错乱、谵妄、幻听、幻视、被害妄想等精神症状;重度中毒时出现心律失常、痉挛、循环衰竭、出血或凝血、高热、胸痛、昏迷甚至死亡。

2. 慢性中毒　长期大量滥用 ATS 者出现较多躯体和精神症状。躯体症状为体重减轻、营养不良、肌腱反射增强、运动困难和步态不稳,及其他躯体不适主诉等。精神症状表现为情绪不稳、易激惹,注意力和记忆力损害。严重者出现 "苯丙胺性精神病",表现与偏执型精神分裂症相似,可有错觉、幻觉、敏感、多疑、偏执、被害妄想、自伤及伤人等,个别患者出现躁狂样症状。

3. 戒断症状　苯丙胺类药物依赖的戒断症状常不明显,停止使用数小时至数周可出现用药渴求、焦虑、抑郁、疲乏、失眠或睡眠增多、精神运动性迟滞、激越行为等症状,严重者可出现自杀观念和行为。

(二) 苯丙胺类物质使用所致障碍的治疗

1. 急性中毒的治疗　主要为对症治疗。将患者安置于安静的环境,减少刺激;严密监测生命体征,保持呼吸道通畅,维持水电解质平衡,必要时给氧,发热可进行物理降温,鼓励患者多饮水;若服药时间不超过 4 小时,可行洗胃催吐;可口服氯化铵酸化尿液,加快药物排泄,若患者有高热、出汗、代谢性酸中毒,则不宜酸化尿液;出现惊厥、兴奋激越、谵妄症状时可缓慢静脉注射苯二氮䓬类药物,如地西泮 10~20mg,并观察有无呼吸抑制;可用氟哌啶醇控制兴奋激越、幻觉、妄想症状,剂量不宜太大,以免加重意识障碍。

2. **脱毒治疗** 目前尚无推荐的替代药物。大部分患者经过休息、营养补充后在一周内可自行恢复。对于抑郁、乏力、渴求等症状严重者,可用抗抑郁药物对症治疗。对于幻觉、妄想等精神病性症状,可用抗精神病药物进行治疗,待幻觉、妄想症状消失后逐渐停用。

3. **心理社会治疗** 综合开展各种心理治疗促进患者全面康复,回归社会,预防复吸,包括认知治疗、行为治疗、家庭治疗、动机访谈等方法。

三、氯胺酮使用所致障碍

氯胺酮(ketamine)是一种人工合成的分离性麻醉药,氯胺酮注射液主要用作手术麻醉剂或者麻醉诱导剂。氯胺酮注射液经简单加工后即可得到固体氯胺酮,变成毒品,即俗称的"K 粉"。氯胺酮可抑制丘脑 - 新皮层系统,选择性地阻断痛觉;作用于大脑边缘系统,有致欣快作用;近年来研究显示,亚麻醉剂量的氯胺酮具有显著的抗抑郁效应,对难治性抑郁和自杀行为有一定的治疗作用。20 世纪 90 年代以来,氯胺酮作为一种合成毒品在世界范围内开始流行,蔓延到亚洲地区,成瘾问题引起了全社会重视。2004 年我国将氯胺酮列为第一类精神药品。

(一)氯胺酮使用所致障碍的临床表现

滥用者常采取鼻吸氯胺酮粉剂或将氯胺酮溶于饮料或红酒后饮用。多数使用者常将氯胺酮与其他药物,如冰毒、"摇头丸"等毒品一起滥用,这些药物可相互作用产生"协同效应"。

1. **急性中毒** 氯胺酮滥用超过 70mg 会导致中毒,急性中毒主要表现为精神与躯体症状。行为方面出现兴奋、话多、自我评价过高、冲动行为等;情绪方面出现焦虑、紧张、惊恐、烦躁不安、濒死感等;剂量较大者,可出现意识清晰度降低、定向障碍、行为紊乱、错觉、幻觉、妄想等以谵妄为主的症状,严重者可致昏迷。躯体症状表现为大汗淋漓、心悸、气急、血压升高等;神经系统可出现眼球震颤、肌肉僵硬强直、构音困难、共济失调、对疼痛刺激反应降低等;严重者可出现高热、抽搐发作、颅内出血、呼吸循环抑制,甚至死亡。

2. **精神病性症状** 氯胺酮滥用者常出现精神病性症状,临床表现与精神分裂症非常相似,主要为幻觉、妄想、易激惹、行为紊乱等症状。幻觉以生动、鲜明的视幻觉、听幻觉为主;妄想多为关系妄想、被害妄想等;行为紊乱表现为冲动、攻击和自伤行为。少数患者会出现淡漠、退缩和意志减退等症状,亦可有感知综合障碍,如感到躯体四肢变形等。

3. **认知功能损害** 滥用者表现为学习能力下降、执行任务困难、注意力不集中、记忆力下降等。由于氯胺酮的神经毒性作用,慢性使用者的认知功能损害持续时间可长达数周、数月或更长时间,损害较难逆转。

4. **戒断症状** 氯胺酮滥用的戒断症状一般较轻微,多在停药后 48 小时内出现,患者表现烦躁不安、焦虑、抑郁、精神差、疲乏无力、皮肤蚁走感、睡眠障碍、心悸多汗、震颤等症状。

5. **躯体并发症** 主要为泌尿系统损害和鼻部并发症。泌尿系统损害的主要症状为排尿困难、尿频、尿急、尿痛、血尿、夜尿增多以及急迫性尿失禁等,可伴有憋尿时耻骨上膀胱区疼痛感,机制尚不明确。鼻部并发症主要因鼻吸氯胺酮粉末导致,可并发慢性鼻炎、鼻中隔穿孔和鼻出血等。

(二)氯胺酮所致精神障碍的治疗

1. **急性中毒的治疗** 主要为支持性治疗。对于冲动行为、谵妄状态,首要任务是快速镇静,可使用镇静催眠药物。必要时给予约束,保护患者安全。

2. **戒断症状的治疗** 针对戒断症状主要是对症处理,如使用镇静催眠药物等,同时辅以支持疗法,补充水和电解质,加强营养。

3. **精神症状的治疗** 氯胺酮半衰期短,急性幻觉妄想、谵妄状态一般会在 24 小时内消失,少数滥用者的幻觉妄想症状会持续 1~2 周,可使用抗精神病药物进行短期治疗,首选镇静作用强的药物,如奥氮平或喹硫平等,症状消失后逐渐减量至停用。对于抑郁症状,可用 SSRIs、5-羟色胺和去甲肾上腺素再摄取抑制剂(SNRIs)等新型抗抑郁药物。急性焦虑症状可用苯二氮䓬类药物。

4. 心理社会治疗 可采取认知治疗、行为治疗、家庭治疗等方法,帮助患者改变药物滥用相关的错误认知,识别与应对复吸高危因素,提高生活技能,适应社会生活,预防复吸。

四、镇静催眠、抗焦虑药物使用所致障碍

镇静催眠和抗焦虑药物都是临床使用较广的治疗药物,包括范围较广,均能抑制中枢神经系统的活动,属于处方用药,若使用不当易产生滥用或药物依赖。在临床上主要有两大类:巴比妥类(barbiturates)和苯二氮䓬类(benzodiazepines)。

巴比妥类药是较早的镇静催眠药,易导致依赖,具有快速耐受性。按照半衰期长短可分为超短效、短效、中效和长效药物。短效和中效药物主要包括司可巴比妥(速可眠)和戊巴比妥,主要用于失眠的治疗,滥用可能性较大。小剂量巴比妥类药可抑制大脑皮质,产生镇静催眠作用;较大剂量可使感觉迟钝、活动减少、引起困倦和睡眠;中毒剂量可致麻醉、昏迷甚至死亡。近年随着使用量减少,其滥用和依赖现象亦已减少。苯二氮䓬类的药理作用主要是抗焦虑、松弛肌肉、抗癫痫、催眠等。这类药物安全性好,目前应用范围已远超巴比妥类药物。

(一)镇静催眠、抗焦虑药物使用所致障碍的临床表现

1. 急性中毒 镇静催眠药中毒的典型表现为意识障碍和轻躁狂状态,表现为躁动不安、攻击行为、情绪不稳、判断失误、注意和记忆受损、言语不清、共济失调、眼球震颤,甚至昏迷。

2. 药物依赖 长期大量服用巴比妥类药物的慢性中毒者可出现人格改变和智能障碍。躯体症状表现为消瘦、无力、胃肠功能不良、食欲下降、多汗,性功能明显低下,皮肤划痕反应阳性,常伴药源性肝损害。

长期服用苯二氮䓬类药物会导致耐受和依赖,表现为躯体状况变差,出现消瘦、疲乏无力、面色苍白、性功能下降、焦虑不安、失眠等症状。智能障碍不明显,可有一定程度的人格改变。

3. 戒断症状 长期大量使用巴比妥类药物者,停药后戒断症状较严重,甚至有生命危险,严重程度取决于滥用的剂量和时间长短。突然停药 12~24 小时内,陆续出现厌食、乏力、焦虑、头痛、失眠、肢体粗大震颤等戒断症状;停药 2~3 天,戒断症状可达高峰,出现呕吐、心动过速、血压下降、四肢震颤加重、全身肌肉抽搐或出现癫痫大发作等。

长期使用苯二氮䓬类药物者,停药后可出现戒断症状,包括:①焦虑症状,如烦躁不安、易激惹、出汗、震颤、失眠等。②感知觉改变,如感觉过敏、异常躯体感觉、异常运动觉、人格/现实解体等。严重的戒断症状较少见。

(二)镇静催眠、抗焦虑药物使用所致障碍的治疗

1. 急性中毒的治疗 对于巴比妥类药物急性中毒,可用 1:5 000 高锰酸钾溶液洗胃,留置适量活性炭于胃内;给予吸氧,必要时使用呼吸机;使用中枢兴奋剂如尼可刹米静脉注射,直至血压、呼吸、肌张力和反射恢复正常;碱化尿液,利尿促排;预防继发性肺炎等。

2. 戒药治疗 治疗原则是逐渐减少药物剂量直至停药。巴比妥类药物依赖在脱瘾时减量要缓慢。以戊巴比妥为例,每日减量不超过 0.1g,递减时间一般需要 2~4 周,甚至更长。治疗时可逐步用苯二氮䓬类药物替换巴比妥类,亦可用长效巴比妥类(如苯巴比妥)替代短效巴比妥类(如戊巴比妥),然后再每天减少剂量。苯二氮䓬类的脱瘾治疗同巴比妥类类似,可采取逐渐减少剂量,或用长效制剂替代短、中效制剂,再逐渐减少长效制剂的剂量。可用一些辅助药物如心得安、卡马西平等,以减轻戒断症状。

3. 预防与康复 要充分认识到滥用药物的危害性,提高对镇静催眠和抗焦虑药物依赖的警惕性。同时应严格控制并加强对此类药物的管理和临床使用,以减少个体对这些药物产生依赖的机会。应在患者整个治疗期间给予心理支持疗法,必要时可进行系统的认知行为治疗,以预防复发。

五、酒精使用所致障碍

酒精(alcohol)是应用最为广泛的成瘾物质,酒滥用和酒依赖已成为全球严重的社会问题和医学问题。据 WHO 估计,全球约有 20 亿人饮酒,7.63 千万人可被诊断为饮酒相关障碍。随着我国经济的发展,酒生产量及消耗量也随之增加。2015 年,全国 36 个城市白酒消费者比例高达 22.97%,目前我国饮酒人数已超过 5 亿。

有害的酒精使用是慢性非传染性疾病最主要的危险因素之一,据 WHO 报告,饮酒与 64 种疾病和伤害有关,主要集中在肿瘤、心血管系统疾病、消化系统疾病、交通伤害等方面,严重损害个体的身心健康,给家庭、社会带来沉重负担。WHO 2009 年全球健康风险报告指出,有害使用酒精是全球疾病负担第 3 位健康危险因素。2016 年,有害使用酒精导致全球超过 300 万人死亡(占死亡总数的 5.3%)。因此,酒精使用导致的公共卫生问题日趋严重。

(一) 酒精使用所致障碍的临床表现

短时间内大量饮酒,超过了机体代谢酒精的速度,可造成蓄积中毒。如果长期反复大量饮酒,则会引起脑功能减退和各种精神障碍,包括酒依赖、戒断反应以及精神病性症状等,甚至导致不可逆的病理改变。

1. 急性酒精中毒(alcohol intoxication) 酒精是中枢神经系统抑制剂,个体对酒精反应差异很大,取决于血液酒精浓度和个体耐受性。酒精首先抑制大脑皮质,使皮层下释放,出现松弛感,情绪释放,言行轻佻;随着饮酒量增加,出现醉酒状态,精神活动、语言及运动功能抑制加深,表现为对周围事物反应性降低、感觉迟钝、判断记忆受损、自控力下降、共济失调、步态不稳、构音含糊等;其后大脑处于高度抑制状态,醉倒不起,呕吐、便溺全然不知。如果中毒较深,血液酒精浓度超过 0.40% 时,可致昏迷、呼吸心跳抑制,危及生命。

酒所致遗忘(alcoholic-induced amnesia,"blackouts")是指一种短暂的遗忘状态,多发生在醉酒状态后,当时并无明显意识障碍,但次日酒醒后对饮酒时的言行完全遗忘,遗忘的片段可能是几个小时,甚至更长时间。

2. 酒精依赖(alcohol dependence) 1976 年,英国学者 Edwards 等提出酒依赖模型,基本假设为依赖不是全或无现象,而是有不同的严重程度。酒依赖具有以下临床特征:

(1) 固定的饮酒模式:酒依赖者的饮酒方式比较固定,如晨起饮酒,在不应该饮酒的时间、场合饮酒,主要为了维持体内酒精浓度,以免出现戒断症状。

(2) 特征性寻求饮酒行为:酒依赖者将饮酒作为第一需要,为了饮酒可以不顾一切,可采用任何手段,明知继续饮酒的危害,但难以自制。

(3) 酒精耐受性增加:表现为饮酒量增加,但酒依赖后期由于肝功能受损,耐受性会下降,少量饮酒会导致功能失调。

(4) 反复出现戒断症状:当酒依赖者血液中酒精浓度下降时,就会出现震颤、恶心、出汗、情绪不稳定等戒断症状。若及时饮酒,此戒断症状迅速缓解。戒断症状可轻可重,重者可危及生命,与个体差异和依赖程度有关。

(5) 为避免戒断症状而饮酒:在依赖的最初阶段,酒依赖者需要在午餐时饮酒以缓解不适,随着症状发展,逐渐需要晨起饮酒、夜间饮酒,最后身不离酒。

(6) 对酒精渴求:酒依赖者对酒精有强烈渴求,诱发渴求的因素包括戒断症状、焦虑、抑郁、兴奋情绪等。

(7) 多次戒酒失败:酒依赖者反复出现戒酒后重新饮酒,并会在较短时间内再现原来的依赖状态。

3. 戒断反应

(1) 单纯性酒精戒断反应(uncomplicated alcohol withdrawal):长期大量饮酒者在断酒 6~12 小时后,

开始出现手、舌或眼球震颤,并有恶心、呕吐、失眠、头痛、焦虑、情绪不稳和自主神经功能亢进(如出汗、心动过速与血压升高)等,少数患者可有短暂性幻觉或错觉。戒断反应在 48~72 小时达高峰,之后逐渐减轻,4~5 天后躯体反应基本消失。

(2) 震颤谵妄(alcohol withdrawal delirium):严重酒依赖者突然断酒,开始出现上述戒断反应,随着症状加重,在停饮后 3~4 天出现震颤谵妄。主要表现为意识模糊,出现定向力障碍,有大量的知觉异常,幻觉以恐怖性幻视多见,患者极不安宁、情绪激越,伴冲动行为。另一重要特征是全身肌肉粗大震颤,伴有发热、心跳加快等,部分患者因高热、衰竭、感染、外伤而死亡。震颤谵妄常突然发生,持续2~3 天,常以深而长的睡眠结束,恢复后部分或全部遗忘。

(3) 酒精性癫痫(alcoholic epilepsy):约 30% 患者在戒酒期间出现癫痫样痉挛发作,多在停饮后12~48 小时后出现,表现为意识丧失、四肢抽搐、两眼上翻、角弓反张、口吐白沫等,持续时间不定,一般 5~15 分钟意识恢复。

4. 酒精所致神经系统损害　　长期(一般多于 5 年)大量饮酒会引起严重脑器质性损害。主要包括以下记忆与智力障碍:

(1) 科萨科夫综合征:为酒依赖者神经系统的特有症状之一,表现为近记忆障碍、虚构、定向障碍三大特征,还可能有幻觉、夜间谵妄等表现。

(2) 韦尼克脑病(Wernicke's encephalopathy,WE):是慢性酒依赖者常见的一种代谢性脑病,一般在酒依赖基础上,连续几天大量饮酒,又不进饮食,引起维生素 B_1 缺乏所致。典型表现为眼球震颤、眼球不能外展和明显的意识障碍,伴有定向障碍、记忆障碍、震颤谵妄等。大量补充维生素 B_1 可使眼球症状很快消失,但记忆障碍的恢复较为困难,部分患者转为科萨科夫综合征。

(3) 酒精中毒性痴呆(alcoholic dementia):在长期大量饮酒后出现的持续性智力减退,表现为短期、长期记忆障碍,抽象思维及理解判断障碍,人格改变,部分患者出现失语、失认、失用等,严重者生活不能自理。酒精中毒性痴呆一般不可逆,预后较差。

5. 酒精所致其他精神障碍

(1) 酒精中毒性幻觉症(alcohol hallucinosis):为酒依赖者长期饮酒引起的幻觉症状,也可在突然停饮后(一般在 48 小时后)出现器质性幻觉。表现为在意识清晰状态下出现生动、持续性的视听幻觉。

(2) 酒精中毒性妄想症(alcohol delusional disorder):慢性酒依赖者在意识清晰情况下出现嫉妒妄想、被害妄想等症状。

(二) 酒精使用所致障碍的治疗

对于酒精使用所致障碍,尤其是慢性酒依赖的治疗多采用综合疗法,积极治疗原发病和合并症,加强患者营养。

1. 急性酒精中毒治疗　　急性酒精中毒治疗主要包括催吐、洗胃、生命体征维持和加强代谢等措施。可使用阿片受体拮抗剂纳洛酮,一般用法为肌内注射 0.4~0.8mg/ 次,或用 0.4~0.8mg 溶解在 5%葡萄糖溶液中静脉滴注,可重复使用,直至患者清醒。

2. 戒断症状的处理

(1) 单纯戒断症状:常用苯二氮䓬类药物来缓解酒精的戒断症状。应用时要足量、不要缓慢加药,不仅可抑制戒断症状,还能预防震颤谵妄、戒断性癫痫发作。地西泮剂量一般为每次 10mg,3~4 次 /d,首次剂量可更大些。注意用药时间不宜太长,以免发生对苯二氮䓬类药物的依赖。

(2) 震颤谵妄:给予安静的环境,光线不宜太强。如有明显意识障碍、行为紊乱、恐怖性幻觉、错觉,需专人看护,以免发生意外。注意保温,预防感染。首选苯二氮䓬类药物帮助患者镇静,地西泮每次10mg,2~3 次 /d,如果口服困难应选择注射途径。可用氟哌啶醇控制患者的精神症状。

(3) 酒精性癫痫:可选用丙戊酸类或苯巴比妥类药物。

3. 酒增敏药　　戒酒硫(tetraethylthiuram disulfide,TETD),能抑制肝细胞乙醛脱氢酶,使酒精代谢停留在乙醛阶段。预先 3~4 天给予足够剂量 TETD,可使人在饮酒后 15~20 分钟出现显著症状和体征,如面部发热、潮红,血管扩张、搏动性头痛、呼吸困难、恶心、呕吐、出汗、口渴、低血压、极度不适、虚弱无力等,严重者可出现精神错乱和休克。这种不愉快感觉和身体反应可使酒依赖者对酒望而却步。有心血管疾病、躯体功能较差者禁用或慎用。

4. 降低饮酒渴求 阿片类受体阻滞剂纳曲酮可降低酒依赖者对饮酒的渴求,减少酒精摄入量和复发率,特别是与心理治疗联合使用时。纳曲酮每天剂量为 25~50mg。此外,GABA 受体激动剂乙酰基高牛磺酸钙也是一种较安全、有效的抗渴求药物,能减少戒酒后复发。

5. 对症支持治疗 多数患者有神经系统损害,躯体营养状态较差,可给予神经营养剂,补充大量维生素,特别是 B 族维生素。对于酒精性幻觉症、妄想症,可给予小剂量抗精神病药物,如氟哌啶醇或奋乃静口服或注射治疗,也可使用新型抗精神病药物,如利培酮、喹硫平等。对于同时患有焦虑症、抑郁症的酒依赖者,可给予抗焦虑药、抗抑郁药治疗。

6. 社会心理干预 酒依赖原因复杂,不可能靠任何单一手段解决所有问题。对于患者来说,戒断动机是第一需要。应给予患者社会心理干预,如认知行为治疗、行为治疗、群体治疗、家庭治疗、动机访谈等,鼓励其参加各种文体活动,激发保持长期戒酒的愿望,帮助患者回归家庭和社会。还可鼓励患者参加一些自助团体,如匿名戒酒会(alcoholic anonymous,AA)等。

7. 预防 通过社会宣教及健康促进活动改变公众的饮酒模式,提倡文明饮酒和以饮料代酒,严禁未成年人饮酒。提倡生产低度酒,打击非法造酒和生产劣酒、假酒等,减少社会酒精总消费量,降低酒精使用所致障碍的发病率。

(三)酒精使用所致障碍的病程及预后

大多数慢性酒依赖者首次饮酒在 13~15 岁,首次出现酒依赖问题在 16~22 岁,25~40 岁是形成酒依赖问题的密集区。慢性酒依赖者可缩短寿命 10~15 年。一旦形成酒依赖,会明显影响生活与社会功能,患者往往陷于酗酒 - 戒酒 - 再喝酒 - 酗酒的循环中。但只要患者具有戒酒动机,有效的社会心理支持与干预可帮助许多患者从这些循环中返回主流社会。

六、烟草使用所致障碍

烟草(tobacco)危害是全球最严重的公共卫生问题之一。1998 年 WHO 将烟草依赖定义为慢性尼古丁成瘾性疾病,也是慢性高复发性疾病。据 WHO 估计,2018 年,全球成年吸烟人数约为 13 亿,在全球成年男女和所有高、中、低收入人群中,烟草使用均呈现稳步下降趋势。目前全球每年死于烟草的人数达 500 多万,至 2030 年,这一数字将达 1 000 万 ~1 500 万。我国是烟草大国,烟草消费占全球总量的 1/3。据《2016 年中国控烟报告》统计,每天有 3.16 亿人吸烟,7.4 亿人生活在二手烟环境中。我国每年死于烟草相关疾病的人数为 100 万,超过因艾滋病、结核、交通事故以及自杀死亡人数的总和,占全部死亡人数的 12%。预防吸烟在全部健康干预中效益最好。

(一)烟草使用所致障碍的临床表现

1. 吸烟的躯体危害 烟草燃烟中含有化学物质高达四千多种,其中在气相中含有近 20 种有害物质,粒相的有害物质达 30 余种,包括很多已知的一级致癌物。尼古丁(nicotine)是烟草成瘾的主要成分,烟草依赖实质就是尼古丁依赖。

知 识 链 接

尼古丁的药理作用

尼古丁(烟碱)是烟草中的依赖性成分,主要通过作用于脑内的尼古丁乙酰胆碱受体,促进多巴胺的释放来发挥生理和行为作用。尼古丁也作用于中脑边缘系统,产生强化作用。尼古丁对全部自主神经节具有特殊作用,小剂量能刺激肾上腺素分泌,并通过兴奋颈动脉体及主动脉化学感受器,反射性地引起呼吸兴奋、血压升高等;大剂量表现为交感神经先兴奋,而后迅速转为抑制。尼古丁对中枢神经系统的作用也同样是先兴奋后抑制。

尼古丁具有高成瘾物质的全部特征,具有正性强化作用,能增加正性情绪,减少负性情绪,增加吸烟者的注意力和操作能力等。短期内会使吸烟者感觉喜悦、头脑敏捷、脑力增强、焦虑减轻和食欲抑制等,长期吸入会导致烟草依赖,如成瘾后突然戒断,可出现唾液增加、头痛、失眠、易激惹等戒断症状,令吸烟者难以摆脱尼古丁的控制。

大量研究证实,烟草会严重影响吸烟者的躯体健康,与吸烟有关的躯体疾病主要为呼吸道、消化道、心血管疾病及各种癌症等。①肺癌及多种恶性肿瘤:吸烟者肺癌发病率为非吸烟者的18倍,吸烟还可引起口腔癌、喉癌、食管癌、胃癌、胰腺癌等。②慢性阻塞性肺病:烟雾中的焦油和其他有害物质长期刺激呼吸道,使吸烟者极易患慢性支气管炎、哮喘、肺气肿,最后导致慢性阻塞性肺病、肺心病。③心血管病:烟草中的焦油、一氧化碳、尼古丁等有毒物质,可导致高血压、缺血性心脏病、冠心病等。④脑血管病:吸烟可增加脑出血、脑梗死和蛛网膜下腔出血的危险。⑤消化系统疾病:吸烟可引起消化性溃疡、胃炎和食管、结肠疾病。吸烟还会导致口腔疾病,男性性功能障碍,孕妇流产、出血和早产等。

2. 烟草(尼古丁)依赖 　烟草(尼古丁)依赖表现为心理依赖和生理依赖。心理依赖主要是无法控制对烟草的强烈渴求,强迫性地、连续地使用尼古丁以体验其带来的欣快感和愉悦感,并避免可能产生的戒断症状;生理依赖主要为出现心率减慢、食欲增加、体重增加、皮肤温度降低等躯体症状。长期吸入尼古丁可导致机体活力下降、记忆力减退、工作效率低下,甚至造成多种器官受累的综合病变。尼古丁依赖同样存在个体差异,可能在开始吸烟后几天内即可成瘾。

3. 烟草戒断症状 　烟草使用量较大者(每日吸烟10支以上),突然停止吸烟后会出现戒断症状,戒断症状在停吸后2小时出现,24小时达到高峰,之后数日内逐渐减轻,可持续数周。表现为对烟草的渴求、烦躁、易激惹、焦虑、抑郁、注意力不集中、坐立不安、失眠、心率血压下降、食欲增加、震颤、头痛、体重增加等症状。

(二) 烟草使用所致障碍的治疗

烟草依赖的治疗主要包括药物治疗、非药物治疗、中医中药治疗等。

1. 药物戒烟治疗 　常用戒烟药物包括尼古丁替代疗法类产品、安非他酮和伐尼克兰等。

(1) 尼古丁替代治疗(nicotine replacement treatment, NRT):即以低剂量、安全性好的尼古丁制剂取代烟草,达到代替或部分代替从烟草中获得的尼古丁,缓解戒断症状。常用剂型有5种:尼古丁贴剂、口胶剂、喷鼻剂、吸入剂、舌下含片。目前我国主要是尼古丁咀嚼胶,为非处方药,剂型有2mg/片和4mg/片。疗程为8~12周,少数吸烟者可能需要更长时间。尼古丁替代治疗是一种有效戒除烟瘾的手段,可提高戒烟成功率、降低复吸率。长期NRT治疗无安全问题,心肌梗死后近期(2周内)、严重心律失常、不稳定型心绞痛患者慎用。

(2) 安非他酮(缓释剂):是一种抗抑郁药,作用机制可能为抑制多巴胺和去甲肾上腺素的重摄取和阻断尼古丁乙酰胆碱受体。1997年盐酸安非他酮缓释片获美国食品药品管理局(FDA)批准,成为第一个用于戒烟的非尼古丁处方药。安非他酮为口服药,剂量为150 mg/片,至少在戒烟前1周开始服用,疗程为7~12周。对于尼古丁严重依赖的吸烟者,本药与尼古丁替代治疗联合使用可增加戒烟效果。不良反应有口干、易激惹、失眠、头痛和眩晕等。

(3) 伐尼克兰:是一种新型非尼古丁戒烟药,能够降低吸烟的愉快感,降低对吸烟的渴求,并能有效控制戒断症状,减少复吸的可能性,可显著提高戒烟率。剂型有0.5mg和1mg两种,在戒烟前1~2周开始服用,疗程为12周。不良反应为消化道和神经系统症状,恶心最为常见。因该药有部分尼古丁拮抗作用,不推荐与NRT药物联合使用。

此外,可乐定可用于较重的烟草依赖者;去甲替林能帮助戒烟者提高情绪、减轻焦虑和改善睡眠,提高戒烟疗效。

2. 非药物戒烟治疗　主要包括心理咨询和心理治疗。个别咨询和小组戒烟咨询等方式均非常有效,可有效地提高吸烟者的戒烟率,咨询内容可包括吸烟史、戒烟动机、阻碍戒烟的因素、指导应对阻碍因素的策略等。此外,认知行为治疗(厌恶疗法、放松训练、刺激控制、改变认知模式等)、自助式戒烟治疗等也有一定效果。

3. 中医中药治疗　中草药、针灸、气功等在戒烟治疗中应用很广。

4. 复吸预防　预防复吸的措施包括鼓励戒烟者参与戒烟益处的讨论,综合采取药物治疗、心理咨询、社会支持、定期随访等措施,解决由戒烟引起的体重增加等副作用和持续存在的戒断症状等,帮助吸烟者彻底戒烟。

5. 吸烟预防　以世界卫生组织为代表的卫生健康部门一直同各国政府及烟草工业进行交涉,起草了《烟草控制框架条约》(*Framework Convention on Tobacco Control*,FCTC),希望能通过框架条约的实施,减少吸烟对健康的危害。此外,还应提高公众对吸烟危害的意识,积极创造无烟环境,加大对青少年的戒烟教育。

（三）烟草使用所致障碍的病程及预后

我国吸烟人群开始吸烟的平均年龄为 19.7 岁,有年轻化的趋势。吸烟会导致多个器官系统疾病,最终导致个体寿命缩短。吸烟量越大、烟龄越长和开始吸烟的年龄越早,吸烟相关疾病和死亡风险越大。由于吸烟造成的健康损害具有长期滞后性的特点,吸烟 10 年、20 年甚至更长时间才出现相关疾病,吸烟者往往不能及时认识吸烟的危害。研究证实,综合干预方案可有效提高吸烟者戒烟的成功率,能帮助 60% 以上吸烟者戒烟。因此通过制定控烟政策,采取药物和心理行为干预等措施来消除吸烟危害已成为必然趋势。

七、赌博障碍

赌博是指以赢钱为目的,参与由机会决定其结局的游戏或类似游戏的活动。根据赌博严重程度分为两种:一是以娱乐、社交为目的的普通赌博,二是病理性赌博,是指频繁出现反复发作的赌博行为,赌博在个人生活中占据主导地位,且对其生活、职业、财产、社会功能,以及家庭价值观念与义务都造成损害的一种精神障碍。在 DSM-5 和 ICD-11 中,赌博障碍均被作为一种常见的行为成瘾类型,表现为持续而反复的赌博行为模式,包括在线(即互联网上进行的)或线下。国外不同地区赌博障碍的发生率为 0.2%~5.3%,国内尚缺乏相关流行病学调查。赌博障碍多起始于青少年和成年早期,赌博动机包括赚钱、娱乐、社交需要、寻求刺激、逃避现实等。

（一）赌博障碍的临床表现

赌博障碍主要表现为在一段时间(至少 12 个月)内,控制赌博行为的能力受损(如对开始赌博、频率、强度、持续时间、结束赌博、赌博行为的背景失去控制),赌博在生活中的优先程度不断增加,超出其他的兴趣或日常活动,虽然已出现负面后果,但赌博行为仍持续或不断升级。这种行为模式导致了个人、家庭、社交、学业、职业或其他重要领域功能的显著损害。

赌博障碍者的行为特点常具有冲动性,缺乏深思熟虑、易冒险,导致长期的不良后果。在自我控制、工作记忆、规划、认知灵活性和时间管理方面,赌博障碍者比健康志愿者问题更多。赌博障碍与物质滥用、抑郁障碍、焦虑障碍等精神疾病的共病率高。

（二）赌博障碍的治疗

对于赌博障碍的治疗,药物治疗合并心理治疗效果可能更好。药物可选用心境稳定剂、新型抗抑郁药物、新型抗精神病药物、抗焦虑药物,或阿片受体拮抗剂如纳曲酮等。目前研究中最为支持和有效的心理治疗是认知行为治疗,动机访谈、家庭治疗等也可起到一定效果。可采用短程或长程、个体或团体等多种方式。此外,要注意其他合并精神疾病的治疗。

八、游戏障碍

网络依赖或成瘾(internet addition)是指由于过度使用网络而导致人们出现明显的社会功能障碍、心理损害的一种现象。2013 年 DSM-5 中将"网络游戏障碍"(internet gaming disorder,IGD)列为需要进一步研究的临床现象,2019 年世界卫生组织在 ICD-11 中将游戏障碍视为精神疾病,是指反复而持续的游戏行为模式(电子游戏或视频游戏),包括在线(即互联网上进行的)或线下。2015 年后,一些国家使用 DSM-5 中的 IGD 诊断标准进行有代表性的调查,估计 IGD 患病率为 0.5%~6%。国内针对 36 项调查研究分析发现,问题性在线游戏障碍患病率为 3.5%~17%,发生风险在青春期达到高峰。游戏心理动机包括社交、逃避、竞争、应对、技能发展、幻想和娱乐等。

(一)游戏障碍的临床表现

主要表现为在一段时间(至少 12 个月)内,患者控制游戏行为的能力受损(如对开始游戏、频率、强度、持续时间、结束游戏、游戏行为的背景等失去控制),游戏在生活中的优先程度不断增加,超出其他兴趣或日常活动,虽已出现负面后果,但游戏行为仍持续或不断升级。患者持续而反复的游戏行为模式导致个人、家庭、社交、学业、职业或其他重要领域功能的显著损害。游戏障碍与心境障碍、焦虑障碍、冲动与注意缺陷多动障碍共病率高。

(二)游戏障碍的治疗

主要采取以心理治疗为主,药物治疗和物理治疗为辅的综合干预措施。

1. 药物治疗　研究表明,采用 5- 羟色胺再摄取抑制剂、安非拉酮治疗游戏障碍,能有效改善成瘾症状,缩短上网游戏时间,降低游戏渴求等。

2. 心理疗法　是目前应用最多的针对游戏障碍的治疗方法,其中认知行为疗法最为常用。主要形式为个体咨询,团体治疗(分为学校和家庭两种情境)。

第三节　物质使用与成瘾行为所致障碍的护理程序

一、护理评估

护理人员应详细询问病史,仔细观察病情,进行体格检查,结合量表评估和检验报告等,对患者生理、心理、社会文化方面进行全面评估。

(一)物质使用与成瘾行为的评估

1. 物质使用与成瘾行为史　用药种类、方式、用药持续时间、每次用药量、目前用量及间隔时间等;饮酒史、饮酒量、饮酒种类、饮酒模式等;吸烟史、对尼古丁依赖程度等;赌博或游戏行为的时间、频次,所造成后果等。

2. 治疗情况　既往戒毒、戒酒或戒烟史等,是否被迫或自动就医,治疗用药及效果,药物不良反应等情况。

(二)生理评估

1. 一般情况　患者生命体征,皮肤注射痕迹、瘢痕、皮肤完整性,营养状况包括有无营养不良、极度消瘦等。

2. 神经系统状况　注意患者腱反射、周围神经损伤情况,如感觉麻木等。

3. 躯体戒断症状　有无打哈欠、流涕、发热、肌肉疼痛、腹痛、恶心呕吐、腹泻、震颤、共济失调、睡眠障碍等。

4. 并发症　有无感染性疾病、消化道疾病、肝肾功能损害、心血管系统疾病、泌尿系统疾病、神经系统疾病、性病等。

5. 辅助检查　血、尿、便常规检查,血生化、心电图、脑电图检查。

Note:

(三) 心理评估

1. 认知功能

(1) 有无知觉的改变,如出现幻听、幻视等症状。

(2) 有无思维内容障碍及思维过程方面的改变,如妄想等。

(3) 有无智力与记忆损害,如遗忘、错构、虚构等。

(4) 有无注意力减退和定向力障碍。

2. 情感反应

(1) 患者物质戒断时,有无焦虑、抑郁、紧张、恐惧不安等情绪。

(2) 急性酒精中毒时,患者有无兴奋、吵闹、易激惹或情绪不稳。

(3) 停药或减少成瘾行为时,患者是否对以往行为感到自责、悲伤、羞愧。

3. 意志行为活动

(1) 用药或成瘾行为动机:是否好奇心重、追求快感、逃避困境等。

(2) 生活规律:是否改变了原有的生活方式,基本需求能否满足。

(3) 觅药行为:患者在脱瘾治疗中是否持续用药,有无说谎、偷窃、收集、藏匿、攻击等行为。

4. 人格特征

(1) 有无人格不成熟或缺陷,如经受不住挫折,易冲动,反社会倾向等。

(2) 是否缺乏自信及决策能力,是否内心孤独、退缩、不合群、冷酷、仇恨、缺乏爱心等。

(四) 社会评估

1. 工作、学习效率是否降低,人际交往能力、生活自理能力有无减弱。

2. 是否沉溺于游戏、赌博,不良行为程度如何,有无逃学、旷工、欺骗、偷窃等行为,有无严重影响社会安定的犯罪问题等。

3. 家庭功能是否良好,有无子女受虐待、教养不良、婚姻破裂等问题。

4. 社会支持系统状况,家庭成员或亲友中是否有药物滥用者、酒依赖者或沉溺赌博者,家庭成员及亲友对患者支持及关心状况如何。

此外,可应用评估工具对个体物质使用与成瘾行为、戒断症状等进行评估,常用工具包括 WHO 开发的用于筛查酒精及其他物质使用的访谈量表(the alcohol, smoking, and substance involvement screening test, ASSIST)、阿片戒断症状评价量表(opiate withdrawal scale, OWS)、酒精使用障碍识别测验(the alcohol use disorders identification test, AUDIT)、密歇根酒精依赖调查表(Michigan alcoholism screening test, MAST)、饮酒问卷(alcohol use questionnaire, ADS)、CAGE 问卷、Fagerstrom 尼古丁依赖检验量表(Fagerstrom test for nicotine dependence, FTND)、Russell 吸烟原因问卷(Russell's reasons for smoking questionnaire, RRSQ)、网络游戏障碍量表(internet gaming disorder test)等。

二、常见护理诊断 / 问题

物质使用与成瘾行为者常见以下护理诊断 / 问题。

(一) 生理方面

1. 营养失调(低于机体需要量) 与酒、烟、药滥用所致的缺乏食欲、吸收营养不良,或以酒、药取代摄取营养的食物,或不良饮食习惯等有关。

2. 急性物质戒断综合征 与减少或停用物质或使用拮抗剂所致的身心反应有关。

3. 睡眠型态紊乱 与物质依赖所致欣快作用、行为模式异常、戒断症状等有关。

4. 有受伤的危险 与意识不清及躁动、全身衰竭、肢体肌张力下降以及头晕、眩晕及晕厥有关。

5. 有中毒的危险 与过量服用精神活性物质、过高估计耐受程度、认识和情感困难等有关。

6. 有感染的危险 与共用或重复使用注射器、皮肤消毒不严或不消毒、溶剂达不到无菌、机体抵抗力下降等有关。

（二）心理方面

1. **急性意识障碍**　与酒精或药物过量中毒、戒断反应等有关。

2. **思维过程紊乱**　与酒精或药物过量中毒、物质依赖导致中枢神经系统受损、戒断反应有关。

3. **冲动控制无效**　与好奇心重、寻求刺激、逃避现实或困境等有关。

4. **自我认同紊乱**　与缺乏正向反馈、家庭关系不良、社会支持缺乏等有关。

5. **个人应对无效**　与认知歪曲、支持系统缺乏等有关。

6. **有暴力行为的危险（针对自己或针对他人）**　与酒精或药物中毒、戒断反应或个人应对机制无效有关。

（三）社会方面

1. **自理能力缺陷**　与躯体并发症、戒断症状等有关。

2. **家庭运作过程改变**　与家庭成员缺乏对物质依赖与成瘾行为的认识有关。

3. **社会交往障碍**　与用药或成瘾行为不被社会接受、人格改变、行为退缩等有关。

三、护理目标

针对患者需求、生活型态和习惯，与其共同讨论、制订具体可行的目标。

（一）生理方面

1. 患者营养状况改善。

2. 患者戒断症状得到有效控制。

3. 患者睡眠状况好转。

4. 患者未发生受伤。

5. 患者未发生中毒。

6. 患者未出现感染。

（二）心理方面

1. 患者意识恢复清晰。

2. 患者思维过程正常，能正确认识物质依赖或成瘾行为问题。

3. 患者能认真执行戒毒、戒酒或戒烟计划，逐步控制成瘾行为。

4. 患者能自我认同，有效处理和控制情绪。

5. 能运用合适策略应对压力，应对机制积极。

6. 患者未发生自伤或伤害他人的行为。

（三）社会方面

1. 患者自理能力逐步恢复。

2. 家庭成员能正确认识物质依赖或成瘾行为问题。

3. 患者能表现适当的职业和社会角色功能，社会交往改善。

四、护理措施

（一）生活和安全护理

1. **饮食护理**　物质依赖与成瘾行为者饮食无规律，大多食欲下降、厌食，戒断反应重时甚至拒绝饮食。护理人员应观察患者每餐进食情况，给予清淡易消化、营养丰富的饮食，鼓励患者多饮水。慢性酒精中毒患者如吞咽困难可给予软食，防止噎食。拒食或昏迷者可鼻饲食物。对严重呕吐无法自行进食者，由护理人员协助进食，必要时给予鼻饲或静脉营养支持。

2. **睡眠护理**　物质依赖者在戒断后往往存在顽固性失眠，如不及时纠正，患者注意力就会集中在躯体的不适感上，易诱发复吸或产生镇静催眠药物依赖。在药物调整基础上，应采取措施协助患者改善睡眠状况，如指导患者建立规律的作息习惯，白天参加各种工娱活动；改善睡眠环境，保持宁静、舒适、光线适中、空气清新;睡前不宜太饿或太饱,不宜大量饮水;睡前避免剧烈运动,过度兴奋或其他刺激,放松心情,控制情绪;听一些轻柔的音乐,睡前用温水洗澡,注意足部保暖等。严密观察记录患者的睡眠时间。

3. 个人卫生护理　加强口腔护理、皮肤护理、排泄护理,保持床单位清洁、干燥、舒适。戒毒患者对疼痛异常敏感,护理时应注意操作轻柔,尽可能少碰触患者皮肤。对奇痒难忍的症状,除给予药物缓解外,护理人员应给予心理支持,鼓励患者坚定治疗的信心。

4. 安全护理　定期安全检查,加强危险品管理,保证断绝酒和各种物质的来源,严禁毒品和酒被带入病房,密切观察患者有无再度使用物质的行为。此外,较多患者在入院后,因戒断反应严重,难以克制生理上的痛苦和心理上的依赖,要求提前出院,或想出走,要密切关注患者言谈举止,分析掌握其心理活动和需求,保证患者安全。对于有受伤危险的患者,提醒其行走时动作宜缓慢,洗澡、上下楼梯时有人陪伴;患者躁动不安时,可将床垫放在地板上,必要时使用约束带保护。

(二) 对症护理

1. 过量中毒护理　病房内备好抢救药品及器材,如纳洛酮等,配合医生做好危重患者的抢救和护理。首先要确认是何种药物中毒,再给予适当的处理方法,如洗胃、给予拮抗剂等。急性酒精中毒患者入院后要尽快使用纳洛酮,使其快速清醒。此外,要密切观察患者的生命体征变化,保持水、电解质与能量代谢的平衡,保持呼吸道通畅,做好口腔护理及皮肤护理,预防并发症。

2. 戒断症状护理　密切观察患者生命体征和意识状态,观察和及时处理可能出现的戒断反应,适时用药。一般脱瘾者在流泪、流涕、呵欠之后相继出现全身症状,以全身酸痛、心悸、胸闷、发热、发冷、出汗居多,要密切观察,尽早发现症状,把握最好的给药时间,减轻患者痛苦。患者在戒断反应期间应卧床休息,避免剧烈活动,减少体力消耗;站立时要缓慢,不应突然改变体位。酒依赖者突然断酒后若出现震颤、谵妄,要遵医嘱对症给药,密切观察病情变化;如果发生痉挛要有专人护理,痉挛发作时要放好牙垫,防止舌咬伤,保证呼吸道通畅,必要时吸痰、吸氧,尽量让患者卧床休息,确保其安全。吸烟者戒烟后可能会出现体重增加,应劝告吸烟者不要实施减肥计划,加强其对戒烟益处的认知。

3. 精神症状护理　对于存在精神症状(如幻觉、妄想)的患者,护理人员要以平静、理解的态度介绍环境,给予恰当保证,减轻患者恐惧,避免与其争辩。

4. 兴奋躁动护理　物质依赖者多伴有人格障碍,表现易激惹、冲动,甚至违反规章制度、不服从治疗,接触中应注意方式,既要坚持原则,又要正确疏导,避免直接冲突。对于躁动或混乱者,可根据病情设专人护理,必要时给予保护性约束,防止患者冲动性的自伤或伤人。

5. 躯体合并症护理　物质依赖患者多伴有各种躯体疾病,如心血管疾病、肝功能异常等消化系统疾病、神经系统损害,以及传染性疾病等。对心血管疾病患者,应密切监测血压、脉搏等;对肝功能异常等疾病患者,要减少刺激性食物对消化系统的损害;对于患者的神经系统损害,如手指颤抖、共济失调等,应加强照顾,防止发生跌倒或其他意外;对传染性疾病患者应注意防止交叉感染。

(三) 用药护理

1. 严格遵守用药制度　按时给药,观察患者用药后的疗效和可能发生的不良反应,注意其有无藏药行为。

2. 静脉用药观察　注意及时调整静脉用药的液体滴速,并观察心率、呼吸、血压、瞳孔、意识的变化。

3. 特殊用药观察　如患者服用戒酒硫进行治疗时,应特别警告患者不要在服药期间进行饮酒,并密切观察戒酒硫可能出现的不良反应,如面部皮疹、过敏性皮炎、疲劳、震颤、头痛等。

(四) 心理干预

1. 建立良好治疗性护患关系　尊重患者,保持非批判性态度,耐心倾听患者的不适主诉,向患者表达提供支持帮助的意愿,给予情绪支持。

2. 加强认知干预　针对具体情况,向患者提供有关物质依赖与成瘾行为问题的知识,与其讨论滥用物质或行为成瘾的原因,帮助患者认识到危害与后果,从而自觉配合戒除物质或成瘾行为。

3. 矫正不良行为 在物质戒断期间,护理人员要努力规范患者行为,对其操纵行为或不合理要求,予以适当设限,严加防范患者因戒断症状而出现的觅酒或觅药行为。护理过程中可使用行为契约(behavioral contracts)对患者行为进行约束,行为目标由护理人员和患者双方讨论和同意而制订,最好以书面方式记录下来并由双方签名。

4. 运用良好的应对方式 帮助患者认识到存在的不恰当应对问题的方式,如当谈论到不愉快的事件时,选择愤怒、扔东西、酗酒、吸烟等。同患者一起分析、识别及运用更有效的正确应对方式,协助其提高解决问题的能力和技巧。

5. 建立正性自我概念 由于患者借以建立自尊的人际关系或活动已经破坏,他们常常已失去工作、朋友及家庭,因此自尊较低。护理人员要对患者进行自我肯定训练,帮助其重新认识自己,改变对自己的负向评价,重建自我概念。

6. 预防复吸因素 帮助患者认识复吸的高危因素,如以往的吸毒环境、毒友的互相吸引、各种负性情绪等,并协助其采取预防复吸的恰当处理方法,如学会排解自己的不良情绪,回避与以往滥用药物相关的人、地点、事物等。

(五)社会支持

1. 参加有益活动 鼓励患者参与工娱疗法,如编织、绘画、下棋、听音乐等,陶冶情操,转移对物质或成瘾行为的渴求心理。

2. 社交技能训练 物质依赖或成瘾行为者往往存在人格缺陷,人际交往能力不足和技巧缺乏。可对患者进行社会交往技巧训练,提高人际互动能力和技巧,帮助患者回归社会,减少其对物质、赌博或游戏的依赖性。

3. 提高家庭、社区支持 家庭成员提供可靠的支持对物质依赖或成瘾行为者的康复非常重要。家人常会对患者行为感到沮丧失望,应由经验丰富的工作人员做家庭咨询,协助家属了解疾病知识,强化家庭功能,充分发挥家庭支持作用帮助患者戒酒、戒毒或戒烟,控制成瘾行为。可在社区建立活动站,帮助物质戒断者学习知识和技能,促进其参与健康娱乐活动,创造无歧视的社会康复环境。

4. 鼓励参与自助团体 鼓励物质依赖者参与康复自助团体的活动。自助团体是帮助依赖者的另一种方法,如"匿名戒毒会(NA)"和"匿名戒酒会(AA)"是由戒毒者和戒酒者自行组织的非营利性自助性团体,主要是帮助物质滥用者和酒依赖者彻底戒毒和戒酒,重新回归正常生活。该组织的核心是互助与自助相结合,依靠物质依赖者集体的力量来解决共同的问题。

5. 利用过渡性安置机构 许多社区有过渡性的安置机构,例如针对酒依赖者或药物依赖者的"中途之家"。这些机构提供患者从戒断期至完全康复返回社区的过渡期间有个生活的地方。这些机构通常会提供个体和团体咨询,给予患者康复指导,帮助患者调整自我,逐渐适应社区生活。

知 识 链 接

匿名戒酒会(Alcoholics Anonymous,AA)

匿名戒酒会(以下简称AA),中文名称又包括"嗜酒者互诫会""戒酒互助会"等,最早由美国人Bill Wilson和Bob于1935年在美国的俄亥俄州创立。匿名戒酒会的目标是完全戒酒,"12个步骤"是该协会戒酒方案的核心,每位加入AA的酒依赖者都应沿着"12步戒酒法",逐步前进、成长。AA是一个同舟共济的团体,参加成员必须公开承认自己是酒瘾者,允诺彼此互相帮助,当一位成员戒酒成功后,会被指派为另一位新成员的帮助者。成员间通过相互交流经验,彼此支持鼓励,共同解决酒瘾问题,恢复健康。目前匿名戒酒会已有220多万会员,遍及150多个国家,全世界现有10万多个分会,每个分会都定期聚会,对酒依赖患者的长期康复做出巨大贡献。

Note:

(六) 健康教育

1. 加强精神活性物质如烟酒与成瘾药物的精神卫生宣传工作,提高对有成瘾性的药物如抗焦虑药物成瘾的警惕性,宣传戒烟和文明饮酒、不酗酒。向物质成瘾者提供可利用的资源和材料,如戒烟的网址、热线电话等。

2. 严格执行药政管理法,加强药品管理和处方监管,加强这方面的法律宣传和检查工作,严格掌握这类药物的临床适应证。严格执行未成年人法,控制未成年人饮酒。

3. 预防和控制对成瘾药物的非法需求,打击非法种植和贩运毒品的违法行为。提倡生产低度酒、水果酒,减少生产烈性酒。

4. 加强心理咨询和健康教育,提高相关知识和防范意识,减少生活事件、家庭因素或环境不良导致的物质滥用与成瘾行为,加强对高危人群的宣传和管理。

五、护理评价

根据护理目标,评价患者心理、行为及社会功能等方面的改变。

(一) 生理方面

1. 患者营养状态是否改善,有无营养不良。

2. 患者戒断症状是否有效控制,有无物质觅取行为。

3. 患者睡眠状况是否好转。

4. 患者是否发生受伤。

5. 患者是否发生中毒,中毒患者是否得到有效救治。

6. 患者是否出现感染。

(二) 心理方面

1. 患者意识状态是否恢复。

2. 患者思维过程是否恢复正常,对物质依赖或成瘾行为有无正确认识。

3. 患者是否按计划戒毒、戒酒或戒烟,控制成瘾行为。

4. 患者能否自我认同,有效处理和控制情绪。

5. 患者能否运用策略积极应对压力。

6. 患者有无发生冲动或自伤行为。

(三) 社会方面

1. 患者自理能力有无提高。

2. 家庭成员能否正确认识物质依赖与成瘾行为,协助患者康复。

3. 患者能否表现适当的家庭、职业和社会角色功能,社会交往有无改善。

(贾守梅)

思 考 题

1. 酒精依赖者主要特征有哪些?

2. 阿片类物质依赖的常见临床表现有哪些?

3. 如何帮助烟草依赖者戒烟及预防复吸?

4. 网络游戏成瘾者有哪些个性特征与心理动机?

5. 对物质依赖患者可提供哪些心理支持与干预?

Note:

精神分裂症患者的护理

06章 数字内容

—— 学 习 目 标 ——

知识目标:

1. 掌握精神分裂症的基本概念、临床表现及相应护理措施。

2. 熟悉精神分裂症的主要病因、治疗原则。

3. 了解其他原发性精神病性障碍的临床特点及治疗原则。

能力目标:

能根据精神分裂症患者的情况,对其在症状支配下可能出现的危险行为做出一定的预见,并采取相应的有效护理措施。

素质目标:

对精神分裂症有更全面的认识,尊重患者,与患者建立良好的治疗关系。

——————————————— 导入情境与思考 ———————————————

　　李女士,38岁,汉族,已婚,中专毕业。于3年前无诱因出现敏感多疑,看了爱人妹妹的日记觉得内容与自己有关,为此与妹妹争吵,看见妹妹和婆婆在一起说话也觉得是在议论她,走在街上,感觉周围的人都是在议论她。认为单位的同事要害她,此后工作时无故旷工,被领导批评后辞职在家。患者独独处近2年,将自己锁在家中,在家中胡乱收拾东西,个人卫生差,经常自言自语,说能够听到别人听不到的声音,有男有女。患者经常诉头晕头痛,查头颅CT未见异常(家属提供信息,未见报告单),家人带她到某医院就诊,服用某种药物后,患者变得情绪不稳定,经常打骂家人,说家人让她吃药是害她,为此患者的公公不敢带孩子回家。患者睡眠较差,经常半夜又哭又闹;饮食不规律,很少与家人一起吃饭。

　　请思考:

　　1. 患者出现了哪些精神症状?

　　2. 如何对患者进行护理评估?

　　3. 针对该患者主要的护理措施有哪些?

第一节　精神分裂症的临床特点

一、概述

　　精神分裂症(schizophrenia)是一组病因尚未完全阐明的精神障碍,多起病于青壮年,具有认知、思维、情感和行为等方面的障碍,以精神活动与环境不协调为特征,一般无意识障碍及明显的智能障碍,常缓慢起病,病程多迁延,可导致明显的职业和社会功能损害。据估算,我国有近700万人罹患精神分裂症,由此造成患者及其家属的劳动生产力大量损失,目前该病仍然是导致精神残疾的最主要疾病。

　　精神分裂症可见于各种社会文化和各个社会阶层中,其发病率与患病率在世界各国大致相同,男女大致相等,终身患病率约为1%。90%的精神分裂症起病于15~55岁,发病高峰女性稍晚。

历 史 长 廊

精神分裂症概念的演变

　　十九世纪中叶以来,欧洲精神病学家将本病的不同症状分别看成独立的疾病。1857年,法国的Morel首次提出早发性痴呆(demence precoce)。1871年,E. Hecker命名了青春性痴呆(hebephernia)。1874年,Kahlbaum命名为紧张症(catatonia)。1896年,Kraepelin统称为早发性痴呆(dementia praecox),首次将其作为一个疾病单元来描述。1911年,瑞士精神学家E. Bleuler指出情感、联想和意志障碍是本病的原发症状,而中心问题是人格的分裂,故建议命名为精神分裂症(schizophrenia)。

二、病因及发病机制

　　精神分裂症的病因与发病机制目前还不十分清楚,可能与遗传、大脑结构异常、神经生化异常、神经发育异常、心理社会等多种因素有关。

　　1. 遗传　国内外有关精神分裂症的家系调查发现本病患者亲属中的患病率要比一般人群高数

倍,且血缘关系越近,发病率越高。双生子研究发现单卵双生比双卵双生的患病率高 3~6 倍。寄养子研究发现精神分裂症母亲所生子女从小寄养于正常家庭环境中,成年后仍有较高的患病率,提示遗传因素在本病发病中的主要作用。

2. 大脑结构异常　随着医学影像的应用和发展,如计算机断层成像(CT)、磁共振成像(MRI),尤其是功能性磁共振(fMRI)和正电子发射成像(PET)等技术提供了在活体身上研究大脑功能异常的手段,已肯定精神分裂症患者脑结构的损害中,最为确切的是侧脑室扩大、皮层与皮层下的功能连接异常。

3. 神经生化异常

(1) 多巴胺(DA)假说:20 世纪 60 年代提出了精神分裂症的多巴胺假说,即认为精神分裂症患者中枢多巴胺功能亢进。该假说有不少支持的证据,长期使用可卡因或苯丙胺,会使一个没有任何精神疾病遗传背景的人产生幻觉和妄想。苯丙胺和可卡因的主要神经药理学作用是可以升高大脑神经突触间多巴胺的水平,而阻断多巴胺 2(D_2)受体的药物可用来治疗精神分裂症的阳性症状。经典抗精神病药物均是通过阻断多巴胺受体发挥治疗作用的。

(2) 5- 羟色胺(5-HT)假说:1954 年 Wolley 等提出了精神分裂症可能与 5-HT 代谢障碍有关的假说。近年来非典型(新型)抗精神病药,如奥氮平、利培酮等在临床的广泛应用,使 5-HT 在精神分裂症病理生理机制中的作用再次受到重视。$5-HT_{2A}$ 受体可能与情感、行为控制及多巴胺调节释放有关。

(3) 氨基酸类神经递质假说:谷氨酸是皮层神经元的一种主要的兴奋性递质。该假说认为,中枢谷氨基酸功能不足可能是精神分裂症的病因之一。使用放射配基结合法及磁共振波谱技术,发现与正常人群相比,精神分裂症患者大脑某些区域谷氨酸受体亚型的结合力有显著变化,非典型抗精神病药物的作用机制就是增加中枢谷氨基酸的功能。

4. 神经发育异常　D. Weinberger 和 R. Murray 提出了精神分裂症的神经发育假说,该假说认为由于遗传的因素以及在母孕期或围产期受到损伤,大脑在胚胎期发育过程中就出现了某种神经病理改变,主要是新皮质形成期神经细胞从大脑深部向皮质迁移过程中出现了紊乱,导致心理整合功能异常,其即刻效应并不显著,但进入青春期或成年早期后,在外界环境因素的不良刺激下,可能会出现精神分裂症的症状。

5. 社会心理因素　精神分裂症与社会经济背景及生活事件密切相关已被证实。临床上发现,大多数精神分裂症患者的病前性格多表现为内向、孤僻、敏感多疑,很多患者病前 6 个月可追溯到相应的生活事件。目前的观点认为,社会心理因素对精神分裂症的复发有重要的诱导作用。

三、临床表现

精神分裂症临床症状复杂多样,不同类型、不同阶段的临床表现可能有很大的差异,但无论如何此类疾病临床表现具有其特征性,表现为思维、情感、行为意向的不协调和脱离现实环境的特点。

(一)前驱期症状

前驱期症状是指在明显的精神症状出现前,患者所表现的一些非特异性症状。这些症状在青少年中并不少见,但更多见于发病前。精神分裂症前驱期症状多种多样,与起病类型有关。

最常见的前驱期症状可以概括为以下几个方面:①情绪改变包括抑郁、焦虑、情绪波动、易激惹等。②认知改变,出现一些古怪或异常的观念和想法等。③对自身和外界的感知改变。④行为改变,如社交退缩或丧失兴趣,多疑敏感,职业功能水平下降。部分患者可能会出现一些新的"爱好",如痴迷某些抽象的概念、哲学和宗教迷信问题等。⑤躯体改变包括睡眠和食欲改变、虚弱感、头痛、背痛、消化道症状等。⑥部分青少年患者会突然出现强迫症状,并以此为首发症状。

以上前驱期症状,根据出现频度的高低排列依次为注意减退、动力和动机下降、精力缺乏、抑郁、睡眠障碍、焦虑、社交退缩、猜疑、角色功能受损和易激惹。由于患者的前驱期症状不具有特异性,并且出现的频率较低,进展缓慢,可能持续数周、数月甚至数年,一般常易被误解为患者思想或性格发生了问题,而不易被人理解为病态的变化,故处于前驱期的患者常不为他人所重视,易错过最佳治疗时期,影响预后。所以普及精神分裂症前驱期症状的识别知识,对于精神分裂症的早期诊断及治疗具有非常重要的意义。

（二）感知觉障碍

精神分裂症最突出的感知觉障碍是幻觉,幻听、幻视、幻嗅、幻味、幻触在精神分裂症患者中均可出现,其中最常见的是幻听。幻听可以是非言语性的,如患者描述听到机器的轰隆声、乐曲声、鸟叫声、车船声等;也可以是言语性的,如患者听见邻居、亲人、同事或陌生人在说话,内容往往使患者不愉快。有的幻听内容为争论性的,如有声音议论患者的好坏;或评论性的,声音不断对患者的所作所为评头论足;幻听也可以是命令性的,如不许患者吃饭,让患者跳楼等。命令性幻听最应该引起工作人员注意,通常患者很难违抗幻听命令。其他类型的幻觉虽然少见,但也可在精神分裂症患者身上见到,如有的患者拒绝进食,原因是闻到食物里有毒药的味道(幻嗅);有的患者感到恐惧,经常看到有人在她面前来来往往,欲对她施暴(幻视);有的患者一坐到床上就感到有一种被电的感觉(幻触)等。

一般来说,患者如果在意识清晰状态下出现持续的评论性、争论性或命令性幻听,则患者患精神分裂症可能性大。精神分裂症的幻觉体验不管是具体形象的还是朦胧模糊的,都会给患者的思维、情绪和行动带来不同程度的影响,患者会在幻觉的支配下做出违背本性、不合常理的举动。

（三）思维障碍

思维障碍是精神分裂症的核心症状,其特点是在意识清楚的情况下,出现各种思维障碍,主要表现在以下几个方面:

1. **思维内容障碍** 主要是妄想,最常见的妄想是被害妄想和关系妄想,其他还包括夸大、钟情、嫉妒、被控制、非血统、宗教以及躯体妄想等。一位患者可表现一种或多种妄想,妄想的荒谬性往往显而易见。也许在疾病的初期,患者对自己的某些明显不合常理的想法还持将信将疑的态度,但随着疾病的进展,患者逐渐与病态的信念融为一体,患者对妄想内容坚信不疑。妄想的内容可与患者的生活经历、教育程度与文化背景有一定联系。

2. **被动体验** 患者丧失了对自身精神活动及躯体活动的自主支配感,感觉自己的躯体运动、思维活动、情感活动、冲动都是受人控制的,有一种被强加的被动体验,常常描述思考和行动身不由己。被动体验常常会与被害妄想联系起来,患者对这种完全陌生的被动体验赋予种种妄想性的解释,如"受到某种射线影响""被骗服了某种药物""身上被安装了芯片"等。

3. **思维联想与思维逻辑障碍** 可通过与患者交谈和从患者书写的材料中获得。由于原发的精神活动损害,精神分裂症患者在交谈中常常忽略常规的修辞、逻辑法则,与患者交流会感到非常困难。常表现为以下形式:①思维散漫。患者在交谈时经常游移于主题之外,尤其是在回答医生的问题时,句句说不到点子上,但句句似乎又都沾点儿边,令听者抓不住要点。②思维破裂。病情严重者言语支离破碎,根本无法交谈。③语词新作。有的患者不恰当地使用符号、公式、自造的字、示意图表达十分简单的含义,如一位女患者写"男女"表示男女平等,"％"表示离婚。④此外还包括思维不连贯、词的杂拌、模仿语言、重复语言、刻板言语、思维中断(插入)、思维贫乏、思维云集、思维被夺、持续语言、逻辑倒错性思维、病理象征性思维等。患者言谈令人难以理解的另一个原因是逻辑关系混乱。如一位女患者说:"我脑子里乱哄哄的,都是因为我太聪明了。我的血液里全是聪明,又浓又稠。我必须生个孩子,把我的聪明分给他一半,我才能好。要不然我就得喝汽水,把我的聪明冲淡一点……,我想喝汽水。"这里也有概念含义上的混乱,如患者把抽象的"聪明"视为可被"汽水稀释"的具体物质。

（四）情感障碍

情感淡漠或情感不协调是精神分裂症的重要症状。最早受损的是较细致的情感,如对同事、朋友的关怀、同情,对亲人的体贴。如一位住院的女性精神分裂症患者,每到探视日,只关心七旬老母亲给自己带来什么零食。一次老母亲在来院途中跌了一跤,待老母亲到后,患者接过零食便大吃起来,对母亲脸上、身上的伤痕不闻不问。随着疾病的发展,患者的情感体验日益贫乏,对一切无动于衷,甚至对那些使一般人产生莫大悲哀和痛苦的事件,患者都表现得冷漠无情,无动于衷,丧失了与周围环境的情感联系。情感不协调是精神分裂症情感障碍的主要特点之一,情感反应与其思维内容、其他精神活动或周围环境不协调。少数患者有情感倒错,如一位患者在接到父亲意外死亡的电话时却哈哈大笑。抑郁与焦虑情绪在精神分裂患者中也并不少见。

(五) 意志与行为障碍

1. 意志减退　患者在坚持工作、完成学业、料理家务方面有很大困难,对学业、生活缺乏应有的要求,做事缺乏积极主动性或虽有计划但不实施。患者活动减少,缺乏主动性,可以连坐几个小时而没有任何自发活动。患者不修边幅,不知料理个人卫生,如一位青年男性患者连续 3 年从未换过衣服,入院后在护士协助下洗澡,其沐浴的几盆水都成了黑色。

2. 紧张综合征　以全身肌张力增高而得名,包括紧张性木僵和紧张性兴奋两种状态,两者可交替出现,是精神分裂症紧张型的典型表现。木僵时以缄默、随意运动减少或缺失以及精神运动无反应为特征。严重时患者保持一个固定姿势,不语不动、不进饮食、不自动排便,对任何刺激均不起反应。在木僵患者中,可出现蜡样屈曲(waxy flexibility),特征是患者的肢体可任人摆布,即使被摆成不舒服的姿势,也可以较长时间似蜡塑一样维持不变。如将患者的头部抬高,好像枕着枕头,患者也能保持这样的姿势一段时间,称之为"空气枕头"。木僵患者有时可以突然出现冲动行为,即紧张性兴奋。

四、诊断要点

精神分裂症的诊断应结合病史、临床症状、病程特征、心理测查结果等进行综合判断。

ICD-11 诊断标准:

1. 症状学及病程标准　在持续至少一个月的精神病性发作期的大多数时间内(或大多数日子里的某些时间),存在下述第(1)项中的综合征、症状和病症至少一条,和 / 或下述第(2)项中的症状和病症至少两条:

(1) 至少存在下述中的一条:

1) 思维鸣响、思维被插入或被夺及思维被广播。

2) 被控制、被影响或被动妄想,明显地与躯体或肢体运动、特殊思维、行为或感觉有关;妄想性知觉。

3) 言语幻觉,对患者的行为持续不断的评论或声音,对患者进行相互讨论或来自躯体某些部分的言语性幻觉。

4) 其他持久的文化不相应和完全不可能的妄想,如具有某种宗教或政治身份,具有超人的力量和能力(如具有控制气候的能力,或能向来自另一星球的人交流信息)。

(2) 至少存在下述中的两条:

1) 任何形式的持久的幻觉,每天发生,至少一个月;并伴有短暂的或未充分形成的无明显情感内容的妄想;或伴有持久的超价观念。

2) 思维过程中断或插入无关语,导致言语不连贯或不切题,或语词新作。

3) 紧张症行为,如兴奋、特殊姿势或蜡样屈曲、违拗、缄默和木僵。

4) "阴性"症状如显著的情感淡漠、言语贫乏及情绪反应迟钝或不协调(必须明确这些情况不是由于抑郁或抗精神病药物引起)。

2. 排除标准

(1) 分裂型障碍:特征是在行为、外表和言语中具有持久的模式,伴随着认知和感知扭曲,有不寻常的信仰以及人际关系能力下降。症状可能包括情感的受限和不协调,愉悦感缺乏(阴性分裂型);也可能出现偏执信念、牵涉观念或其他精神病性症状,包括任何形式的幻觉(阳性分裂型),但是强度或持续时间未满足精神分裂症、分裂情感性精神障碍或妄想症的诊断要求。

(2) 急性短暂性精神障碍:特征是在没有其他精神障碍病史的个体中,在没有前驱症状的情况下出现精神病症状的急性发作,并且在两周内达到其最大严重性。发病通常与社会和职业功能迅速恶化有关。症状可能包括妄想、幻觉、思维过程紊乱、混乱或迷惑、情感和情绪失调。可能存在紧张性精神运动障碍。每天,甚至在一天之内,症状通常会在性质和强度方面迅速变化。这段时间不超过 3 个月,最常见的是从几天到 1 个月。

五、治疗与预后

(一) 治疗

精神分裂症的治疗中,抗精神病药物起着重要的作用,但是支持性心理治疗、认知心理治疗、心理社会康复措施也在预防复发和提高患者的社会适应能力中起到举足轻重的作用。精神分裂症的治疗是以降低复发率,最大限度地改善患者的社会功能和提高生活质量为目的。

1. 药物治疗

(1) 治疗原则:早发现、早诊断、早治疗、降低未治率;足量足疗程,提高治疗依从性;尽量单一用药,提高用药安全性;以促进患者回归社会为治疗最终目标。

1) 早期治疗:影响精神分裂症预后的关键时期是在精神障碍前驱期至发病后的前 5 年,精神功能的损害至此保持在一个平台期,如果及时治疗,效果较明显。因此,精神分裂症的第一次发病是治疗的关键,药物治疗在此时效果最好,所需药量也较小,如能及时、系统、有效地控制疾病,痊愈的机会很大,预后也较好。

2) 足疗程治疗:精神分裂症的药物治疗疗程可分为急性期、巩固期、维持期。急性期治疗时间一般至少 4~6 周,巩固期治疗一般至少 6 个月,关于维持期用药时间的界定,《中国精神分裂症防治指南(第 2 版)》中提出,首次发病者维持治疗至少 1 年,复发患者维持治疗 2~5 年,严重患者需要长期维持治疗。

(2) 抗精神病药物种类

1) 经典抗精神病药物:常用的有氯丙嗪、奋乃静、氟哌啶醇、舒必利等。此类药物在临床上治疗幻觉、妄想、思维障碍、行为紊乱、兴奋、激越、紧张综合征等阳性症状具有明显疗效。此类药物能够有效地控制急性症状,减少精神分裂症复发或恶化,60%~70% 有效。但是此类药物也存在一定的局限性:不能改善认知功能;对阴性症状及伴发抑郁症状疗效不确切;引发锥体外系反应和迟发性运动障碍的比例高,常导致患者服药依从性差。

2) 非典型抗精神病药物:常用的有氯氮平、利培酮、奥氮平和喹硫平等。此类药物不但对阳性症状疗效较好,而且对阴性症状、认知症状和情感症状有效。此外该类药物中绝大多数药物的不良反应相对较少,特别是所产生的锥体外系副作用、过度的镇静作用等均明显轻于经典抗精神病药物,因此增加了患者对药物的依从性,提高了患者的生活质量,这对于减少精神分裂症的复发,减少再入院率有重要帮助。

知 识 链 接

难治性精神分裂症的治疗——氯氮平治疗

氯氮平治疗是目前公认的治疗难治性精神分裂症最有效的药物治疗方式。常规治疗剂量 200~400mg/d,疗程一般在 3 个月以上。如果单一使用氯氮平仍不能获得满意疗效或者出现明显的无法耐受的副作用时,应合并用药或换药。氯氮平治疗需重视白细胞计数,治疗中应每周复查白细胞,4 周后可适当延长复查时间。

2. 改良电抽搐治疗

可用于治疗精神分裂症患者中极度兴奋躁动、冲动伤人者,拒食、违拗和紧张性木僵者,精神药物治疗无效或对药物治疗不能耐受者。在药物治疗的基础上合并改良电抽搐治疗,

Note:

可以缩短对阳性症状治疗的时间,缩短住院时间,对患者尽快康复和出院有利。改良电抽搐治疗能缓解5%~10%难治性精神分裂症的症状,但要注意的是改良电抽搐治疗会引起短暂的记忆损害。

3. 心理社会干预　心理社会干预是治疗精神分裂症的另一种重要手段。药物结合心理社会干预可以降低复发率、促进功能恢复、提高生活质量、改善疾病结局。精神分裂症的心理社会干预方法主要包括家庭干预、社会技能训练、职业康复训练、认知行为治疗等。家庭成员对患者的不正确态度,生活中的不良心理应激均可影响患者的病情、预后或导致复发。通过对患者家庭成员的心理教育或对患者进行社交技能训练等干预措施,可减少来自家庭社会中的不良刺激,降低复发率。当前,精神障碍的防治工作正逐渐从医院转向社区,以期促使慢性精神障碍者及早重返社会。

(二) 预后

精神分裂症的预后与病因、临床特点、病程、治疗的及时性和系统性等因素密切相关,一般分为临床痊愈、轻度缺损、明显缺损、精神衰退。M. Bleuler 研究发现精神分裂症患者的结局为1/4痊愈,社会功能良好;1/4 少数症状残留,社会功能较好;1/4 多数症状残留,社会功能损害;1/4 症状恶化,社会功能衰退。通常认为病前社会功能好的患者预后较好,经过早期诊断、早期治疗、系统的药物治疗、心理治疗、康复治疗及家庭治疗,大部分患者可以痊愈。

第二节　其他原发性精神病性障碍的临床特点

一、分裂情感性障碍

根据 ICD-11 的定义,分裂情感性障碍(schizoaffective disorder,SAP)是一组精神分裂症症状(幻觉、妄想等精神病性症状)和情感症状(躁狂、抑郁)同时存在或交替发生,症状又同样典型,常有反复发作的精神疾病。精神运动性障碍,包括紧张综合征也可出现。症状必须持续至少 1 个月以上。

(一) 临床分型及表现

分裂情感性障碍作为一种发作性障碍,情感性症状与精神分裂症症状在疾病的同一次发作中都很明显,两种症状多为同时出现或至多相差几天。ICD-11 将其分为以下三种类型:

1. 躁狂型　在疾病的同一次发作中分裂性症状和躁狂症状均突出。躁狂症状通常表现为情感高涨,自我评价高且伴夸大;有时存在明显的兴奋及易激惹,伴随攻击性行为和被害妄想、精力旺盛、活动过多、注意力集中受损以及丧失正常的自我约束力。患者可存在关系、夸大或被害妄想,但需要其他更典型的精神分裂症状方能确立诊断。例如,患者坚定认为自己的思维被广播了,同时自己可以听到别人听不到的说话声,并且自己的言行都在被别人监视,有人要害自己等。此型患者通常急性起病,症状鲜明,虽常有广泛的行为紊乱,但一般在数周内可完全缓解。

2. 抑郁型　在疾病的同一次发作中分裂性症状和抑郁性症状均突出。抑郁症状表现为某些特征性抑郁症状或行为异常,如思维迟缓、睡眠障碍、意志活动减退、食欲或体重下降、正常兴趣减少或丧失、注意力集中受损、自责、无望感及自杀观念或行为。同时或在同一次发作中,存在其他典型的精神分裂症症状,如存在明显的幻觉、妄想及各种被动体验等。此型患者的临床表现不如躁狂型鲜明和生动,但一般持续时间较长,而且预后较差。

3. 混合型　在疾病的同一次发作中精神分裂症症状与混合型双相障碍同时存在。根据诊断标准的定义此病可以表现为心境障碍类似的发作性病程,也可以表现为慢性精神分裂症样病程或介于两者之间的中间状态。在疾病发展过程中,如精神分裂症症状出现的频率增加则提示较差的预后。结局的好坏与患者占优势的症状有关,情感症状占优势者预后好于分裂症状占优势者。由于诊断概念和诊断标准的不确定性,此病的长期病程和预后难以确定。

(二) 治疗与预后

1. 药物治疗　现有资料提示,SAP 的治疗在很大程度上与精神分裂症和心境障碍的治疗一致,应针对主要症状使用抗精神病药物、心境稳定剂和抗抑郁药。心境稳定剂如锂盐、丙戊酸盐及卡马西平等在此病的治疗中起重要作用。临床实践中,难治性患者可能需要心境稳定剂、抗精神病药物及抗抑郁药物的联合治疗。

(1) 躁狂发作期:常需中高剂量的药物来控制症状。

(2) 抑郁发作期:治疗可以参考双相障碍抑郁发作的抗抑郁药选药方案,同时需合用抗精神病药物。

(3) 维持期:可以使用低、中剂量以避免或减少药物不良反应。

抗抑郁药可能诱发快速循环发作和转相,因此药物的选择要参考以往治疗的效果。治疗期间应定期进行症状、甲状腺功能、肾功能、血常规及血药浓度等指标的监测,适时调整治疗方案。

2. 心理社会干预　家庭治疗、社会功能治疗及认知行为治疗对康复有益。患者受症状支配,时常影响家庭正常生活甚至造成不良后果,同时家庭成员也难以适应患者症状范围的巨大变化,因此,应向患者及家属解释疾病的性质、诊断,以及预后的不确定性,提高治疗依从性。

二、妄想性障碍

妄想性障碍(delusional disorder)又称偏执性障碍(paranoid disorder),是指一组病因未明,以系统妄想(妄想症状持续三个月及以上)为主要表现的精神障碍。妄想发作时既无抑郁、躁狂及混合发作的心境障碍,也无其他精神分裂症的特征性症状(如持续性的听幻觉、思维障碍及阴性症状)。

(一) 临床分型及表现

1. 被害妄想　患者坚信被人用阴谋算计、被伤害、被欺骗、被跟踪、被下毒等,包括躯体、名誉和权力方面的受害。

2. 夸大妄想　患者夸大自身价值、权力、知识、身份和地位,或坚信自己有天赋异禀的能力等。

3. 嫉妒妄想　患者主要怀疑配偶不贞,认为配偶存在"外遇"。

4. 钟情妄想　患者多表现为坚信某异性钟爱自己。

此类患者临床表现为妄想内容比较固定,且是现实生活中有可能发生的事情,妄想的发展符合逻辑,可有一定的现实基础,结构比较系统严密,患者的情感、态度和行为与妄想系统相一致,在不涉及妄想内容的情况下,其他方面的精神功能基本正常,无精神上衰退,人格保持比较完整,社会功能相对完好,病程进展较慢,妄想往往持久甚至持续终生。

(二) 治疗与干预

1. 药物治疗　抗精神病药物可改善妄想性障碍的症状并防止复发,尤其对由于妄想症状引发的激越症状有效。伴有焦虑和抑郁的患者可予抗焦虑和抗抑郁药物。对服药依从性差的患者,可选择长效抗精神病药物制剂。抗精神病药物的剂量和疗程可参照精神分裂症的治疗常规。

2. 心理社会干预　患者大多缺乏自知力而不愿求医,治疗依从性差,心理干预有助于良好医患关系的建立,提高治疗的依从性,使患者对疾病性质和治疗方法有所了解。由于这类患者大多敏感多疑,故推荐个别心理治疗。心理干预常配合药物治疗进行。在治疗过程中,治疗者要以共情的方法来对待患者,建立信任关系,这样才有可能取得患者的配合。治疗者对于患者的妄想内容既不要支持也不要反对,不试图立刻让患者动摇他的想法。常用的有支持性心理治疗、认知疗法和社交技能训练。

三、急性短暂性精神病性障碍

急性短暂性精神病性障碍(acute and transient psychotic disorder)是一组起病骤急、缓解彻底、持续时间短暂的精神病性障碍。遭受重大心理社会应激源是本病的主要病因,应激源主要表现为亲人的突然离世、非预期的失业或离婚、遭受重大灾害(恐怖主义)或文化变迁(如移民)等。

(一) 临床表现

患者通常在短时间内出现急性的精神病状态,症状多变,甚至一天之内都有明显变化,若消除应激源,可在几天至 1 周内缓解,一般不超过 1 个月。

表现为片段的妄想或幻觉,妄想和幻觉形式多种多样,内容多与应激源有关,亦可表现为言语和行为紊乱,如淡漠、焦虑、激越等。观察发现,急性短暂性精神病性障碍患者在发病早期易出现心境不稳定、意识模糊和注意障碍。特征性的症状包括情绪的反复无常、行为紊乱或怪异行为、缄默不语或尖叫以及近期记忆受损。

(二) 治疗

1. 心理治疗　心理治疗是急性短暂性精神病性障碍的主要治疗手段。心理治疗有利于患者及家属处理应激源与疾病之间的关系,首先与患者建立良好的信任关系,选择合适的心理治疗方法如精神分析法、认知行为疗法,运用共情、支持、叙事等方式,帮助患者宣泄表达不良情绪。

2. 药物治疗　首选抗精神病药物和苯二氮䓬类药物,有兴奋冲动患者可以使用氟哌啶醇注射液肌内注射或者奥氮平、喹硫平口服给药。有抑郁情绪的患者可考虑使用五羟色胺再摄取抑制剂如氟西汀、舍曲林等。药物治疗剂量要小,且不需要长期药物治疗。

第三节　精神分裂症的护理程序

一、护理评估

随着整体护理的深入开展以及"以患者为中心"服务理念的不断渗透,对护理工作提出了更高的要求。护士要对患者实行针对性的、个性化的护理,就要对患者进行全面的评估。精神分裂症的护理评估重点包括健康史、生理功能、心理功能、社会功能方面。护士可以从患者的语言、表情、行为中直接获得资料,也可以从患者的书信、日记、绘画作品及患者的家属、同事或朋友间接获得信息。在评估时要注意以下几点:①注意评估患者的感受及需求,如通过与患者交谈发现患者存在幻听,那么护士不能仅仅停留在幻听症状表面,要评估幻听对患者有何影响,患者是如何看待幻听的,对幻听有什么样的感受,患者有了上述感受后会有什么反应等。②由于精神分裂症患者对自身所患疾病缺乏自知力,很难正确反映病史,所以要想全面地评估患者,就要全方位地收集患者资料,可以通过患者家属、朋友或同事收集资料,也可以借助于一些心理、社会功能评估量表来测定获取相关资料。

(一) 健康史

1. 现病史　此次发病有无明显诱因,发病的时间,就诊原因(主诉),具体表现,对学习工作的影响程度,就医经过,现在身体状况(饮食、睡眠、生活能否自理、大小便、活动情况、心理状况),已服药物等。

2. 既往史　评估患者既往健康状况如何,既往精神疾病情况(包括过去是否有过发病、发病的情形、治疗经过、是否坚持服药等),既往躯体疾病等。

3. 个人史　评估患者生长发育过程如何,包括母孕期健康状况、成长及智力情况、学习成绩、就业情况、婚姻状况、有无烟酒及其他嗜好等,女性患者应评估月经史和生育史。

4. 家族史　家族成员中是否有精神障碍患者。

(二) 生理功能方面

评估患者的生命体征是否正常;意识是否清楚;个人卫生、衣着是否整洁;有无躯体外伤;饮食、营养状况,有无营养失调;睡眠情况,有无入睡困难、早醒、多梦等情况,睡醒后感受如何;大小便情况,有无便秘、尿潴留等情况;日常生活能否自理,是否有生活懒散、疲倦等情况。

(三) 心理功能方面

1. 病前个性特点　病前性格特征,内向还是外向;兴趣爱好有哪些。

2. 应对方式　入院前应对悲伤和压力的方式方法。

3. 对住院的态度　是否主动住院,治疗依从性如何,是否承认自己有病及积极配合治疗。

4. 感知觉障碍　重点评估有无幻觉,尤其是命令性幻听,评估幻听出现的时间、频率、内容,患者对幻听内容的感受及其反应。

5. **思维** 评估有无思维形式障碍,如思维破裂、思维散漫、思维贫乏、语词新作、逻辑倒错性思维等;有无思维内容障碍,如妄想等。如果存在妄想,需要评估妄想的种类、内容、性质、出现时间、涉及范围是否固定、有无泛化的趋势、对患者行为的影响。

6. **情感** 可通过患者的客观表现:面部表情、姿势、动作、音调、面色等自主神经反应来判断,也可以通过患者诉说主观体验来判定情感反应,评估有无情感淡漠、情感迟钝、情感反应与周围环境是否相符;是否存在抑郁情绪,有无自杀的想法等。

7. **意志行为** 意志行为是否减退,行为是否被动、退缩;有无异常行为;有无违拗、空气枕等现象;有无攻击、自杀、伤人等行为;患者对未来计划。

(四) 社会功能

1. **社会交往能力** 病前的社会交往能力状况,是否善于与人交往;病前对于社会活动是否积极、退缩、回避等;学习、工作、生活能力如何。

2. **人际关系** 评估患者人际关系如何,和亲属、朋友、同事、同学或其他人员相处情况等。

3. **支持系统** 家庭成员对患者的关心程度、照顾方式,婚姻状况有无改变;家属对患者治疗的态度如何,是积极寻求治疗还是顺其自然,是过度关注还是无人问津;患病后同事、同学、亲属与患者的关系有无改变等。

4. **经济状况** 经济收入、对医疗费用支出的态度等。

二、常见护理诊断 / 问题

1. **有对他人(自己)实施暴力的危险** 与幻觉、妄想、精神运动性兴奋、意向倒错及自知力缺乏等因素有关。

2. **有自杀的危险** 与命令性幻听、自罪妄想、意向倒错及由于焦虑抑郁状态而产生的病耻感有关。

3. **不依从行为** 与幻觉妄想状态、自知力缺乏、木僵、违拗、担心药物耐受性及不适应新环境有关。

4. **思维过程改变** 与思维联想障碍、思维逻辑障碍、妄想等因素有关。

5. **营养失调:低于机体需要量** 与幻觉、妄想、极度兴奋、躁动、消耗量明显增加,紧张性木僵而致摄入不足及违拗不合作有关。

6. **睡眠型态紊乱** 与幻觉、妄想、兴奋、环境不适应、警惕性高及睡眠型态紊乱有关。

7. **感知觉紊乱** 与注意力不集中、感知觉改变有关。

8. **沐浴 / 卫生自理缺陷** 与丰富的精神症状、紧张性木僵状态、极度焦虑紧张状态、由于自伤或他伤导致行动不便及精神衰退有关。

9. **应对无效** 与无法应对妄想内容、对现实问题无奈、难以耐受药物不良反应有关。

10. **便秘** 与木僵、蜡样屈曲、意志行为衰退及服用抗精神病药物所致的不良反应有关。

11. **社会交往障碍** 与妄想、情感障碍、思维过程改变有关。

三、护理目标

1. 住院期间不发生冲动伤人、自伤及毁物行为,能合理控制情绪。

2. 住院期间对自身症状有正确的认识,学会正确的应对方法,不发生自杀行为。

3. 患者主动服药,并可以说出自身服药后的反应。

4. 学会控制情绪的方法,能用恰当的方法发泄愤怒。

5. 能够自行进食,保证躯体需要量。

6. 睡眠得到改善,能按时入睡,保证睡眠 7~8h/d,并学会一些应对失眠的方法。

7. 症状得到最大限度地减轻,日常生活尽可能不被精神症状所困扰。

8. 保持衣物整洁,无异味,在一定程度上可生活自理或在协助下完成。

9. 能够区分现实与症状的差距,并能适应现实。

10. 掌握预防便秘的方法,能定时如厕排便。

11. 能表达内心感受,并愿意参与社交活动,能主动与医务人员交谈。

四、护理措施

(一) 安全护理

安全护理是精神科护理中最重要的组成部分,是精神科护理开展的必要基础。

1. 病房的安全管理　做好安全检查工作,保证患者安全,禁止将危险物品带入病房,以防意外发生。危险物品包括玻璃制品,绳索物品(鞋带、腰带、购物袋等),刀具(水果刀、削皮刀、剪指甲刀等),打火机等。对于危险物品应在患者入院、外出活动返回、探视返回时进行检查,并在此前向患者家属做好宣教工作。在每日晨间护理时,再次检查床头桌、床下、床垫下、衣物内有无危险物品。严格执行安全检查制度,如病房门窗、锁、桌椅等物品损坏时,及时进行维修。对于护士办公室、患者活动室等地方,人走锁门,防止医疗器械成为危险物品。

2. 严密观察,掌握病情　在日常生活中,护理人员要对每位患者的病情、诊断、护理要点做到心中有数并动态评估患者风险。严格遵守分级护理制度,按时巡视病房,将重点患者安置于重点病室,重点关注。护理过程中加强重点患者、关键环节、特殊时段的护理,加强晨晚间护理、午间及夜间护士稀少时间段的巡视,确保患者安全。

(二) 生活护理

1. 饮食护理

(1) 评估进食情况,分析原因:患者在症状的支配下,会出现拒食行为,具体包括以下原因:

1) 幻嗅、被害妄想的患者,认为饭菜不能吃,是毒害他的,因而拒绝进食。

2) 虚无妄想的患者,认为自己的胃或肠子不存在了,因而不进食或只吃些流食。

3) 罪恶妄想的患者,认为自己是罪人,不应该吃饭,因而拒绝进食。

4) 患者受命令性幻听内容的影响,认为有人说他"不能吃饭",因而拒绝进食。

5) 精神分裂症衰退或者服药后有不良反应的患者,由于吞咽功能下降,导致进食困难,入量不足。

6) 木僵患者,无法自行进食。

对于上述进食障碍的患者,如果护理上不加以注意及预防,必然会导致入量不足,机体抵抗力下降,从而引发各种躯体疾病的发生。所以,必须要加强饮食管理,保证入量。

(2) 拒绝进食或严重摄入不足患者的护理:分析患者拒绝进食的原因,对症处理。例如:对于被害妄想的患者,可采取集体进餐制,或者采取示范法,让患者看到其他患者取走食物的场景;对于自责自罪的患者,可以把饭菜拌在一起,让其感觉是剩饭,以达到诱导进食的作用;对于衰退患者,专人看护,耐心等待,不可催促;对于不合作、木僵患者,诱导进食无效时应采取必要措施,如通知医生,给予静脉输液或鼻饲,以保证患者机体营养需要量。

(3) 防噎食的护理:对于兴奋躁动可能出现抢食、暴饮暴食的患者,应尽量安排其单独进餐,专人看护,以防噎食,并适当限制患者进食量,以防营养过剩而导致患者肥胖。对于服用精神药物或年龄较大而吞咽功能较差的患者,应专人看护,给予软食或流食,并适当限制患者进餐速度,以防噎食。

2. 保证充足睡眠　精神分裂症患者多伴有睡眠障碍,如失眠、早醒、入睡困难、多梦、睡眠过多等。对于精神分裂症患者,睡眠质量的高低常预示病情的好坏,严重的睡眠障碍会使患者焦虑、紧张、愁苦、郁闷,并可发生意外,良好的睡眠可促进病情早日康复。

(1) 为患者创造良好的睡眠环境。保持环境安静,温度适宜,避免强光刺激,与兴奋躁动的患者分开,护士巡视病房时要做到"四轻",即说话轻、走路轻、关门轻、操作轻。

（2）观察患者睡眠情况及是否存在睡眠障碍,针对不同的原因,对症处理。如果是入睡困难,鼓励患者白天多参加工娱活动,减少睡眠时间或避免午睡,必要时白天增加一些体力活动,如快步走、蹬脚踏车等。晚上睡觉前,可以用热水泡脚,促进血液循环。有条件者,睡前可喝一杯温牛奶,并避免服用咖啡、茶、兴奋类饮料。对于早醒的患者,晚间休息可以稍微晚一些,睡前可以看看书,听听音乐等,并注意睡前少喝水。对于睡眠过多或睡眠倒置的患者,应培养患者良好的作息规律,白天多参加活动,减少睡眠。

（3）夜间巡视病房要认真仔细,掌握睡眠障碍的表现。如果发现患者具有睡眠障碍的症状,要观察患者的病情有无波动,精神症状尤其是幻觉妄想是否加重,是否有心理因素的影响等。对于严重的睡眠障碍患者,如果经诱导无效,可通知医生,给予药物治疗。另外,巡视病房时,要观察患者睡眠情况,防止患者蒙头睡觉和假睡。

（三）心理护理

1. 建立良好的护患关系　精神分裂症患者通常意识清楚,智能完整,常常不暴露思维内容,戒备心强,只有与患者建立了良好的护患关系,取得了信任,才能深入了解病情,更好地护理患者。因此建立良好的治疗性护患关系是顺利开展护理工作的基础。

（1）患者入院后,护理人员应主动、热情地接待,介绍病房环境、生活制度,使其感到温暖,消除顾虑,取得信任。在与患者接触时要注意方式方法,从关心患者的日常生活入手,主动询问患者起居,经常与其交谈,态度诚恳耐心,使患者感到被关心、被重视。护理人员对待患者应关心、体贴,尽可能地为患者提供帮助,可有利于增进护患关系,提高合作程度,也可避免一些意外的发生。

（2）尊重患者的人格,体谅患者病态行为,对患者的精神症状予以理解接纳,不嘲笑、歧视患者,对患者的观点及想法不批判,理解患者的真实感受。护理过程中对待患者真诚,日常生活中尽量满足患者的合理要求并给患者更多的选择,使其有被尊重感。

（3）娴熟的技术是取得患者信任、建立和维持良好护患关系的重要环节,而且技术性关系是护患关系的基础,是维系护患关系的纽带,应注重护士自身专业技术培养。工作中做到护理工作程序化、技术操作标准化,以减少工作中的随机性和盲目性,严防差错事故的发生。

2. 正确应用沟通技巧　护理人员应耐心倾听患者的诉说,鼓励其用语言表达内心感受而非冲动行为,并做出行为约定。在倾听时不要随意打断患者的谈话,对患者的谈话内容要有反应并运用共情,以更好地理解帮助患者。当和患者谈话结束时,用简短的话语反馈患者所要表达的意思,并给予分析指导,在沟通过程中不要说教、指责。

3. 恢复期患者的心理护理　当患者处于恢复期时,患者的自知力恢复,可能会产生自卑、自罪的情绪,此时应耐心安慰患者,教导患者出院后要遵照医嘱,按时服药,防止复发。帮助患者思考与预后有关的社会心理问题,如工作、学习、婚姻、经济等方面。同时,护理人员应向患者讲解疾病的相关知识,告诉患者在疾病发作时的一些表现只是疾病的症状,而不是他本人的行为,多给予患者一些支持性的心理护理。

（四）特殊症状的护理

1. 自伤、自杀　精神分裂症患者自杀行为不容忽视,20%~50%的精神分裂症患者存在自杀企图,荟萃分析认为,最终死于自杀者约为5%。

（1）自杀危险的评估:评估内容包括患者的一般人口学资料、是否有自杀和自伤行为史、有无生活应激事件、疾病症状表现、是否具有自杀征兆、发生自杀的风险等级等。有命令性幻听的患者可在幻听支配下采取自杀行为;有自罪妄想的患者,认为自己罪大恶极,只有一死方可谢罪;有被害妄想的患者也可能采取自杀行动,以避免受到残酷的"迫害";有的患者为了摆脱精神症状给其带来的痛苦而采取自杀;也有的患者对将来感到无望,预料将来的自己必将一败涂地,毫无希望,感到生命已到尽头,活着毫无意义,从而采取自杀。

（2）密切观察病情:对存在幻觉、妄想的患者,要对其症状类型、内容、频度等做到心中有数,密切

Note:

观察患者的言语、情绪及行为表现;对有自杀病史、消极言行、情绪低落、自罪自责,以及有藏药史的患者,要时刻掌握其行动,应予以重点监护。对于具有自杀先兆的患者,护士应保证患者 24 小时不离视线,并注意观察患者的情绪变化,提高警惕,如遇患者睡眠不好时,更应加以防范。

(3)适当讨论自杀问题:根据患者的病情和具体情况,可与患者讨论自杀的问题(如计划、时间、地点、方式、如何获得自杀的工具等),并讨论面对挫折的态度和表达愤怒的方式,这种坦率的交谈可大大降低患者的自杀危险性。

2. 幻觉状态的护理 幻觉不仅影响患者的思维和情感,而且有时可以支配患者的意志和行为,干扰日常生活,甚至发生自伤、自杀、逃跑、伤人、毁物等危险行为,因此护理上要高度重视。

(1)密切观察病情:首先护士要加强护患交流,建立信任关系,了解患者言语、情绪和行为表现,以掌握幻觉出现的次数、内容、时间和规律,掌握幻觉的类型和内容,并评估幻觉对患者行为的影响。有些处于幻觉状态的患者当听到斥责、侮辱、命令性的言语性幻听时,可引起相应的情感与行为反应,发生冲动、自伤等行为,对此要加强护理,确保患者安全。

(2)接触技巧:在护理过程中要注意使用恰当的方法,不轻易批评患者的幻觉,向患者说明幻觉的不真实性,但不要否认患者的感受,鼓励患者说出幻觉的内容,从而预防意外的发生。还应注意不强化患者的幻觉,如护理人员可以用温和的语气告诉患者:"我相信你确实能够听得到这些声音,可是我并没有听到,这些声音只有在生病时才能听到,我想这些声音使你觉得不舒服。"

(3)设法诱导,缓解症状:有的患者会因幻觉而焦虑不安,此时护士应主动询问,提供帮助。根据不同的幻觉内容,改变环境,设法诱导,缓解症状。如有的患者听到病房门外有人叫他的名字,常在病房门口徘徊,可带其出去证实有无声音存在;对因幻嗅、幻味而不愿进食的患者,应对患者解释,采取集体进餐或示范的方法,消除其顾虑。在患者幻觉中断期,护理人员可以向患者讲解关于幻觉的基本知识,并指导患者学会应对幻觉的方法,如寻求护士帮助,看电视或听收音机,打枕头宣泄情绪,大声阅读,散步,做手工,睡觉等。教会患者利用幻听日记,记录幻听发生的时间、频率、内容及自我感受,教会患者利用与他人交谈来分散幻听影响。

(4)病情稳定时的护理:试着与患者讨论幻觉给其生活带来的困扰,鼓励患者表达内心感受,帮助患者辨别病态的体验,区分现实与虚幻,增进现实感,并促使患者逐渐学会自我控制,对抗幻觉的发生。

3. 妄想状态的护理 妄想是精神分裂症患者最常见的症状之一。患者可在妄想内容的支配下发生自杀、伤人、毁物、外走等行为。由于患者对妄想的内容坚信不疑,不能通过其亲身体验加以纠正,且妄想的范围有泛化的趋势。因此,对妄想状态患者的护理是精神科护理工作的重要内容之一。

(1)接触技巧:护士要关怀、体谅、尊重患者,让患者感受到护士的亲切、病区的安全、温暖。对于妄想症状较为顽固的患者,尤其是刚入院者,因其妄想未动摇,护士在与其接触及交往过程中,应尽量不触及患者的妄想内容。若患者自行谈及妄想内容时,护士要仔细倾听,接受其真实感,不要急于纠正或与其争辩,防止患者加重妄想,增加对护士的敌意,妨碍良好护患关系的建立。对于有关系妄想的患者,在与患者交谈时,一定要注意用语和动作,更应注意不要在患者面前与其他人低声交谈,以免引起患者猜疑。

(2)掌握妄想内容,对症处理:妄想的临床表现多种多样,在护理过程中应避免引导患者反复重复其妄想的体验,以免强化其病理联想,使症状更加顽固。对于不同妄想内容的患者,应根据症状特点,采取不同的护理措施。评估妄想内容是否泛化,如果妄想内容泛化到病房内的医务人员或者患者身上时,做好安全护理。存在妄想症状的患者在做出决定时,往往很少经过疑问的过程,而是直接跳跃至结论,患者也容易将生活中的负性事件加以妄想性解释。护士要了解患者妄想产生的原因,让患者依据原因重要性排序,然后与患者共同讨论其他可能的解释方法。同时护士还要根据患者妄想的内容及涉及的范围,以及患者对妄想内容的反应,并根据病情合理安排病室。

(3)妄想动摇期的护理:随着治疗的进行,患者对妄想的病理信念逐渐淡漠或开始动摇,这时应抓住时机与患者进行治疗性沟通,启发患者进一步认识病态思维,帮助其分析病情,批判症状,讨论妄想对生活的不良影响,使其逐渐恢复自知力。

4. **兴奋状态的护理**　兴奋躁动多发生在不协调性精神运动性兴奋的患者身上,给患者自身及病房管理都带来了不利影响。如果患者出现兴奋冲动行为,应做好以下几方面的护理:

(1) 全面评估,合理安置:了解、掌握处于兴奋状态患者的行为特点、规律和发生攻击行为的可能性,评估患者冲动行为发生的原因、诱发因素、持续时间等。掌握患者出现攻击的前驱症状,如言语挑衅、拳头紧握、来回踱步、激动不安等,提前做好防范,合理安置患者。将情绪波动较大、冲动行为明显的患者安置于重病室,确保患者周围环境物品安全。病室保持安静,减少周围的不良刺激,将患者与其他兴奋状态的患者分开安置,以免互相影响。

(2) 有效控制:护理人员在与患者接触时应和颜悦色,尽量满足患者的合理需求。当面对兴奋躁动的患者时,护士首先要稳定自己的情绪,不要被患者情绪感染,同时要给予耐心指导,言语要平静,以免生硬和粗暴的言语加重患者的冲动行为。当精神症状导致患者对自己、他人或环境有伤害时,护理人员要沉着、冷静、机智、敏捷,有效地控制患者行为。一方面由患者信任的护理人员分散其注意力,另一方面从患者后面或侧面给予有效地控制,及时保护被攻击的目标,快速将患者进行保护性约束,避免危险行为的发生,保证患者及他人的安全。患者的危险行为停止后,要加强对患者的心理护理,帮助患者正确认识自身疾病症状,指导患者学会正确表达自己的感情与想法,当激动、气愤难以自控时知道去寻求帮助。

5. **木僵状态的护理**　木僵状态是一种较深的精神运动性抑制,患者表现为无表情、无言语、无动作等,身体可保持一种姿势僵硬不动,对周围刺激无反应,典型病例可见"空气枕头"和"蜡样屈曲"。木僵状态的患者完全丧失了自理能力和自我保护能力,因此,做好临床护理工作是保证患者躯体健康、促进疾病痊愈的关键。

(1) 合理安置:对于木僵的患者,为保证患者安全,满足其基本需求,应将患者单独安置,最好安置在单间内,室内环境舒适、整洁,与其他患者分开管理,专人照顾下完成日常生活。

(2) 加强基础护理:做好晨晚间护理,保持皮肤清洁干燥无破溃,每日为其进行口腔护理,及时吸出口腔内的积存唾液,防止吸入性肺炎。保证入量及营养供给,必要时可遵医嘱给予静脉输液或鼻饲治疗,以保证机体需要。同时还要注意患者的冷暖,盖适宜的被子,防止患者躯体并发症的发生。

(3) 适当的沟通:木僵状态患者多意识清楚,对外界事物能正确感知,且木僵缓解后可回忆,因此护理人员在护理患者时,应与患者进行适当的沟通,传达关怀,为今后的心理护理打下基础。另外,在护理工程中,还应注意保护性医疗制度,不可在患者面前谈论病情及无关的事情。

(4) 密切观察病情:木僵状态的患者,有时会突然出现短暂的紧张性兴奋和冲动、伤人等行为,因此应注意观察病情变化,及时采取措施,保证其他患者的安全。同时还应防止木僵患者被其他患者伤害。

(五) 药物治疗的护理

药物治疗是精神分裂症的主要治疗方法,但药物在治疗精神症状的同时,又会出现各种不良反应,从而导致患者服药依从性差,药物依从性差是疾病复发的重要原因。因此,对于服用抗精神病药物的患者应加强护理,从而提高患者的服药依从性,减少疾病复发。

1. **确保药物服下**　在急性期,精神分裂患者大部分无自知力,不承认自己有病,常会出现藏药、拒服药的行为,护理人员在发药过程中,应一人发药,一人检查口腔,确保药物服下。对于拒不服药,且劝说无效者,应与医生协商,改用其他给药方式,如肌内注射长效针剂等。

2. **注意观察患者服药后的反应及服药效果**　抗精神病药物在治疗精神症状的同时,也会存在各种不良反应。药物的不良反应严重影响患者的服药依从性、生活质量及身体健康。精神分裂症患者往往缺乏主诉,所以密切观察患者用药后的效果,及时发现药物的不良反应,并予以恰当的处理是非常必要的。

3. **提高患者服药依从性**

(1) 分析原因:精神分裂症患者服药依从性差,其原因主要为:

1）无自知力,认为自己没有病,不需要吃药,因而拒服药。

2）难以耐受药物不良反应。

3）受症状的支配而拒服药,如有的患者认为药物是别人用来毒害他的,或者听到声音告诉他不要吃药等。

4）未充分认识到坚持服药的重要性,如有的患者认为自己的病已经好了,不需要再服药了,因而擅自停药。

5）因为经济或结婚生子等原因而停药。

（2）健康宣教:针对以上原因,护理人员应帮助患者认识疾病发生的原因及服药对康复的作用,向患者及家属讲解有关精神分裂症的药物治疗知识,使其了解疾病的预后与药物治疗的关系,引导患者把病情好转与服用抗精神病药联系起来,使其领悟到药物治疗带来的好处,从而真正认识到抗精神病药的重要性。详细讲解药物知识、药物维持治疗与疾病预后的关系,同患者一起讨论评价维持治疗的重要作用,消除其对药物的错误认识和对不良反应的曲解,提高患者服药依从性。

（六）预防及健康指导

精神分裂症的复发率很高,且复发次数愈多,疾病所造成的精神缺损也越严重,给患者、家庭、社会造成的负担也就越大,因此在精神分裂症患者的护理中,预防疾病复发是非常重要的。

1. 彻底治疗,特别是首次治疗要听从医生的意见,足疗程治疗。

2. 坚持服药,是目前认为减少复发最有效的办法。

3. 正确对待自己的疾病,罹患精神病之后,要有乐观主义精神,要树立战胜疾病的信心。

4. 保持和谐的家庭关系和良好的家庭气氛,多和家人沟通,适当的参加一些家务劳动。

5. 注意复发的早期症状,如失眠、早醒、多梦等睡眠障碍;头痛、头晕、疲乏、心悸等;烦躁易怒、焦虑忧郁等情绪障碍时,及时到医院就诊,听从医生指导。

6. 养成规律的生活和卫生习惯,戒除不良嗜好,多参加社交活动,提高社会适应能力。

五、护理评价

1. 有无冲动伤人、自伤及毁物行为的发生。

2. 是否学会控制情绪的方法,在住院期间有无自杀、自伤行为发生。

3. 是否能够配合治疗及护理,并主动服药,识别服药后的反应。

4. 是否能运用恰当的发泄愤怒的方法。

5. 基本生理需求是否得到满足。

6. 是否学会促进睡眠的方法,做到能有效保证正常的睡眠需求。

7. 精神症状是否得到缓解,日常生活有无被精神症状所困扰。

8. 基本生活情况（饮食、睡眠、卫生）是否得到恢复。

9. 是否实现症状的自我识别,了解所患疾病及所用药物的相关知识以及服药的重要性。

10. 是否掌握预防便秘的方法,定时排便。

11. 生活技能和社会交往技巧是否恢复。

（邵　静）

──────────── 思 考 题 ────────────

1. 精神分裂症患者拒食的原因有哪些? 如何护理?

2. 存在命令性幻听的精神分裂症患者应如何护理?

3. 精神分裂症伴自杀行为的患者应如何护理?

Note:

第七章

抑郁障碍患者的护理

07章 数字内容

学习目标

- 知识目标：

  1. 掌握抑郁障碍的临床表现及护理措施。

  2. 熟悉抑郁障碍病因及发病机制。

  3. 了解抑郁障碍的诊断要点。

- 能力目标：

  能识别抑郁障碍的症状，能对抑郁障碍患者进行护理，能预防抑郁障碍患者意外事件的发生，并能帮助患者学会正确地应对生活中的各种事件。

- 素质目标：

  尊重患者，具有关心、爱护抑郁障碍患者的高尚情操及建立良好护患关系的意识。能接纳理解患者的负性情绪，在沟通中帮助患者建立积极乐观的情绪。

————————————— 导入情境与思考 —————————————

　　李女士,30岁,话少流泪,整天唉声叹气三个月。三个月以来,说话逐渐减少,活动也较前减少,木讷,不愿出门,在家唉声叹气,有时独自流泪。家人问她时,偶尔低声回答,说脑子没用了,想事情想不出来了,病治不好了,自己做错事,有罪,应该死。以前喜欢看的电视连续剧也不感兴趣了。称胃口差,每天只吃一顿饭,体重明显下降,睡眠减少,早上3~4点钟即醒来。就诊时,由家人搀扶入室,低着头,愁眉不展,问多答少,声音低沉缓慢,或点头、摇头示意。

　　请思考:

　　1. 请指出该患者的临床症状有哪些?

　　2. 如何对该患者开展有效的护理工作?

　　3. 针对患者的护理诊断/问题,护士应采取哪些护理措施?

第一节　抑郁障碍的临床特点

一、概述

　　抑郁障碍(depressive disorder)是以与现实处境不相称的、显著而持久的情绪低落为基本临床特点的一类心境障碍(mood disorder,MD)。心境障碍是一类临床常见的精神障碍,抑郁障碍是其比较常见的亚型,在所有精神障碍中自杀率最高。抑郁障碍患者的高自杀率已经成为重要的公共卫生问题。

　　据世界卫生组织(WHO)数据显示,全球约有3.5亿抑郁障碍患者,平均每20人就有1人曾经或目前罹患抑郁障碍。据国家卫生健康委发布的《健康中国行动(2019—2030年)》显示,中国抑郁障碍患病率达到2.1%。抑郁障碍在成人中比在儿童中更常见。女性出现轻度和重度抑郁症状的可能性约是男性的两倍。抑郁障碍可能成为仅次于癌症的人类第二大"杀手"。2013年全球疾病负担报告调查显示,在中国,抑郁障碍所致伤残调整生命年占精神、神经发育及物质使用障碍中的比重为30%,居所有精神障碍所造成的疾病总负担首位。

　　近年来,人们对抑郁障碍的认识日益增加,但抑郁障碍的诊断率,特别是综合性医院对抑郁障碍的诊断率却较低,这是值得我们临床护理工作者特别重视的事情。

二、病因及发病机制

　　抑郁障碍的病因及发病机制目前尚未完全阐明,可能是生物心理社会因素共同作用的结果。

(一)生物学因素

1. 遗传　遗传因素是抑郁障碍发病的重要因素之一。

　　(1)家系研究:患者的一级亲属患抑郁障碍的风险是一般人群的2~10倍。血缘关系越近,患病概率越高,在生命早期开始的抑郁障碍比成年后罹患抑郁障碍具有更强的遗传基础。

　　(2)双生子和寄养子研究:国外研究发现同卵双生子的同病率(46%)高于异卵双生子(20%)。寄养子研究发现,患有抑郁障碍的亲生父母所生寄养子的患病率高于正常亲生父母的患病率,说明遗传因素也与抑郁障碍的发病相关。

　　(3)遗传方式研究:抑郁障碍可能涉及多个基因的异常,目前的遗传学研究多倾向于多基因遗传方式的研究。无论是早期的基因多态性位点的研究,还是从目前的研究来看,可重复性较高的抑郁障碍相关基因多态性仍与经典的病理假说相关。但是由于多个基因之间的相互作用,以及基因表达还受到表观遗传机制的影响,故目前的研究结果还需谨慎看待。

2. 神经生化 神经生化失调假说认为,抑郁障碍患者的神经递质功能和内稳态功能失衡,抗抑郁药物则是通过上述系统的正常调节而发挥作用。5-羟色胺、去甲肾上腺素、多巴胺能神经递质系统都在抑郁障碍的发病中扮演了重要的角色。研究发现,抑郁障碍不仅与体内神经递质的水平异常有关,也与相关的受体功能的改变有关,即长期的神经递质的功能异常,引发了受体功能产生适应性改变,如受体本身的数量和密度的改变,还会累及受体后信号传导功能,甚至影响基因的转录过程。

3. 神经内分泌 抑郁障碍的下丘脑-垂体-肾上腺轴(hypothalamic-pituitary-adrenal,HPA)功能异常,表现为血中皮质醇水平增高、应激相关激素分泌昼夜节律改变等。重复的生活应激,特别是从生命早期开始的应激,会导致垂体-肾上腺的高反应性。这种高反应性会导致在遇到应激事件时更敏感,以及应激反应的强度更高、持续的时间更久。

下丘脑-垂体-甲状腺轴可能也参与了抑郁障碍的发病。该假说的主要依据是相关激素分泌节律的改变、临床上也可以观察到甲状腺功能减退的患者会出现抑郁情绪。

此外,生长激素、催乳素、褪黑激素和性激素在抑郁障碍患者中也均可见不同程度的分泌改变。

4. 其他因素 核磁共振研究发现抑郁障碍患者的脑结构和功能有些异常。如海马、额叶皮质、杏仁核、腹侧纹状体等脑区体积减小。抑郁障碍的脑功能异常主要涉及两个神经环路,即以杏仁核和内侧前额叶皮质为中心的内隐情绪调节环路和以复侧纹状体/伏隔核、内侧前额叶皮质为中心的奖赏神经环路。然而,与抑郁障碍的其他的生物学标志的研究类似,这些脑影像的研究结果主要是与健康对照比较后,在一组抑郁障碍患者中得到的。对于用于单个患者的诊断的信度和效度还不够,因此还不能够运用于临床。

(二)心理社会因素

1. 人格特征 具有明显的焦虑、强迫、冲动等特质的个体可能易发生抑郁障碍。

2. 应激性生活事件 抑郁障碍可因紧张性生活事件诱发,其中配偶、子女或父母亡故以及慢性应激性处境如家庭关系破裂、失业、贫困、慢性躯体疾病等,可增加抑郁障碍的发病率。Paykel 报道在经历一些可能危及生命的生活事件后 6 个月内抑郁障碍发病危险增加 6 倍。

3. 早期养育环境 儿童期遭受虐待、父母失和、因分离或死亡造成的母爱剥夺,在成人期易患抑郁障碍。

抑郁障碍的病因及发病机制错综复杂,目前一致的观点认为生物学因素和早期的应激性事件构成了患病的易感素质,而后来又遇到的心理社会因素则起到了"触发"的作用。

三、临床表现

抑郁障碍的临床表现可分为核心症状、心理症状群和躯体症状群。

(一)核心症状

抑郁障碍的核心症状包括情绪低落、兴趣和愉快感缺乏、精力降低、活动减少,这些是抑郁障碍的关键症状,诊断时必备其中之一。

1. 情绪低落 患者自觉情绪低沉,高兴不起来,情绪的基调是低沉、昏暗的。情绪低落具有"晨重暮轻"节律改变的特点,即早晨醒来患者情绪最为低落,而傍晚时分低落的情绪和症状则有所减轻。患者常表现为终日愁眉苦脸、忧心忡忡、郁郁寡欢,可出现典型的"抑郁面容",即眉头紧锁、长吁短叹。严重者甚至出现痛不欲生,有度日如年、生不如死之感。少部分抑郁障碍患者会出现"微笑型抑郁",患者如同在抑郁的心境表面蒙上了一层微笑的面纱。

2. 兴趣减退 患者对过去喜欢做的各种活动失去兴趣,做任何事都提不起劲,即使能做事也是敷衍了事,或是为了消磨时间,希望摆脱悲观失望情绪而进行的。典型者对任何事物无论好坏都缺乏兴趣,离群索居,不愿见人。

3. 乐趣丧失 也称快感缺失(anhedonia),患者丧失了体验快乐的能力,不能从平时从事的活动中获得乐趣,生活索然无味。部分患者也能参与一些看书、看电视的活动,表面看似乎患者的兴趣仍存在,但进一步询问发现,患者根本无法从这些活动中获得乐趣,有些患者会觉得参加活动是一种负担。

知 识 链 接

微笑型抑郁障碍

微笑型抑郁障碍是一种新型抑郁症,是少部分抑郁患者的症状,患者如同在抑郁的心境表面,蒙上了一层微笑的面纱,病症的根源是患者无法正当的处理外界的压力,他们的共同点是不愿意倾诉,不愿意放弃尊严,从而进入一个恶性的循环。这部分患者尽管内心深处感到极度的痛苦、压抑、忧愁和悲哀,外在表面却若无其事,而常带微笑,这种微笑不是发自内心深处的真实感受,而是出于应对社会交往、应付工作、应付家人、碍于面子而违心的强作欢颜。

(二) 心理症状群

1. **抑郁性认知** 在抑郁内心体验的基础上,患者往往会出现认知扭曲,即抑郁性认知,也是抑郁障碍的重要特征之一,如对各种事物均做出悲观的解释。常有"三无"症状,即无用、无助、无望。"无用",认为自己一无是处,充满了失败感,生活毫无价值;"无助",对自己的现状缺乏改变的信心;"无望",对前途充满了失望,一片茫然。

在"三无"症状的基础上,患者往往会出现自责、自罪、自杀为主要表现的"三自"症状。患者对自己既往的一些轻微过失或错误痛加责备,认为自己给家人或社会带来巨大负担,严重时患者会对自己的过失无限制的"上纲上线",产生深深的内疚甚至罪恶感,约半数患者会出现自杀观念。轻者常常会想到死亡有关的内容,或感到活着没意思,重者会有生不如死的感觉,会认为"结束自己的生命是一种解脱",之后则会主动寻找自杀的方法,并反复寻求自杀。抑郁障碍患者自杀率比一般人群约高20倍,最终会有10%~15%死于自杀。偶尔患者可出现所谓"扩大性自杀",患者会认为活着的亲人也非常痛苦,可在杀死亲人后再自杀,从而导致极其严重的后果。自杀风险存在于整个重度抑郁障碍的过程中,但在开始治疗的初期及症状消失后6~9个月内危险性最高,会促进自杀计划,发展成为自杀行为,这是抑郁障碍最危险的症状,应提高警惕。

2. **思维迟缓** 患者体验到自己的思维无法开动,思维联想速度缓慢,自感脑子迟钝,"脑子好像是生锈了的机器一样",主动言语减少,语速明显减慢,声音低沉,患者感觉脑子不能用了,思考问题困难,工作和学习能力下降。

3. **注意力和记忆力下降** 抑郁障碍伴发的认知症状主要是注意力和记忆力的下降。患者往往无法集中注意力思考一个问题,思维效率下降,无法进行创造性思考。这类症状属于可逆性的,随有效的治疗而缓解。

4. **精神病性症状** 常见于严重抑郁状态。抑郁障碍患者可在一段时间内出现幻觉和妄想。内容可与抑郁心境相协调,常见的有罪恶妄想、关系妄想、疑病妄想、虚无妄想、伴嘲弄性或谴责性幻听。若出现了幻觉、妄想等精神病性症状,可诊断为精神病性抑郁障碍。

5. **自知力缺乏** 多数抑郁障碍患者自知力完整,一般能够主动求治。严重的抑郁障碍、或存在明显自杀倾向的抑郁障碍患者,自知力可能有所扭曲甚至缺乏,甚至完全失去求治愿望。伴有精神病性症状的抑郁障碍患者,自知力不完整甚至完全丧失自知力的比例较高。

6. **焦虑** 焦虑是抑郁障碍主要的心理症状群之一,常常与抑郁共病。若焦虑症状十分突出,则为激越性抑郁障碍。这类患者常表现有不祥的预感,恐惧紧张、无法放松、易激惹等,有些患者主观的焦虑可以伴发胸闷、心跳加快、尿频、出汗等躯体症状,躯体症状可能掩盖主观的焦虑和抑郁体验而成为临床主诉。

7. **精神运动性迟滞或激越** 精神运动性迟滞,表现为行动迟缓,生活被动,懒散不想做事,不愿

Note:

与周围人交往,常独坐一旁。或整日卧床,不愿意上班,不愿外出,常闭门独居,疏远亲友。严重者连吃、喝、个人卫生都不顾,甚至发展为不语、不食、不动,可达到"抑郁性木僵"。有些患者则相反,表现为激越。患者头脑中思绪繁杂混乱,静不下心来,心烦意乱、坐卧不安、来回踱步,但又不知道自己因何烦恼。

(三)躯体症状群

抑郁障碍患者可出现睡眠障碍、食欲紊乱、性功能减退、精力下降、非特异性躯体症状等伴随的躯体症状群。

1. 睡眠障碍 睡眠障碍是抑郁障碍最常伴随的躯体症状之一。主要表现为早醒,一般比平时早醒2~3小时,醒后不能继续入睡。这对抑郁障碍的诊断具有特征性意义。有的患者表现为入睡困难,睡眠不深,非典型抑郁障碍患者也可出现睡眠过多的情况。

2. 进食紊乱 抑郁障碍对患者食欲的影响尤为明显。轻者表现为食不甘味,但进食量不一定出现明显减少,此时患者体重改变在一段时间内可能不明显;重者进食的欲望明显下降,体重明显下降,甚至导致营养不良。不典型抑郁障碍患者会有食欲亢进和体重增加的情况。

3. 性功能减退 有一部分抑郁障碍患者性欲减退。有的患者即使勉强维持性行为,但无法从中体验到快乐。

4. 精力下降 表现为无精打采、疲乏无力、懒惰、不愿见人,与精神运动性抑制相伴随。患者感到自己整个人都垮了、散架了,常诉说"什么都没做也感到疲惫不堪"。

5. 非特异性躯体症状 临床上,大部分患者各种主观躯体不适体验十分突出,如疼痛、心悸、胸闷、胃肠不适、便秘、食欲缺乏等,甚至掩盖了抑郁情绪,称"隐匿性抑郁障碍"。这些患者大多长期在综合医院内科或中医科求治,虽然大多无阳性发现,但容易造成误诊。

儿童和老年的抑郁障碍患者,其症状常不典型。儿童多表现为兴趣减退、不愿意上学、退缩,学习成绩下降等。而老年人除抑郁心境外,焦虑、易激惹、躯体不适主诉等较为突出,病程较冗长,易发展成为慢性。

知 识 链 接

青少年抑郁障碍的特异性表现

青少年抑郁障碍发病率逐年趋升,在非专科人士的眼里,与思想品德、个性问题相混淆,但对专科医生来说,这些症状恰恰是青少年抑郁障碍的特异性表现。

1. 心事重重 整日愁眉苦脸,心事重重,即使面对达到的目标、实现的理想、一帆风顺的坦途,患者也表现为忧伤和痛苦,无任何喜悦之情。

2. 似病非病 常感觉嗓子里有东西,或呼吸困难,头痛头晕,看上去"病"似乎很重,反复发作,但做了诸多医学检查,无任何器质性病变,吃了许多药,无好转迹象。

3. 不良暗示 一是潜意识层的不良暗示,会导致头晕、恶心、腹痛、肢体无力等生理障碍。另一种是意识层的不良暗示,常常往负面去猜测。

4. 变换环境 患者经常心烦意乱,郁郁寡欢,不能安心学习,当离开特定的环境后,一切又都恢复正常,迫切要求父母为其调换班级和学校。当换到一个新的环境中,患者的状态并没有随之好转。

5. 反抗父母 患者在童年时代对父母的管教言听计从,到了青春期后,不但不跟父母交流,反而处处与父母闹对立。

6. 自杀行为 重症患者利用各种方式自杀。对自杀未果者,如果只抢救了生命,未对其进行抗抑郁治疗(包括心理治疗),患者仍会重复自杀。

四、诊断要点

目前临床依据的抑郁障碍的诊断标准来自于《国际疾病与分类(第 11 版)》(ICD-11,2019)以及《美国精神障碍诊断统计手册(第 5 版)》(DSM-5,2013)。在 ICD-10 中,抑郁障碍的诊断标准包括三条核心症状:①心境低落;②兴趣和愉快感丧失;③意志活动降低。七条附加症状:①注意力降低;②自我评价和自信降低;③自罪观念和无价值感;④认为前途黯淡悲观;⑤自伤或自杀观念或行为;⑥任何类型的睡眠障碍;⑦食欲降低或体重明显减轻。

ICD-11 的分类比较复杂。根据发作次数分为单次和多次发作,根据严重程度,分为轻、中、重度三种类型。

(一) 轻度抑郁

具有至少 2 条核心症状和至少 2 条附加症状,且患者日常工作和社交活动具有一定的困难,对患者的社会功能轻度影响。

(二) 中度抑郁

具有至少 2 条核心症状和至少 3 条(最好 4 条)附加症状,且患者日常工作、社交活动或生活存在相当的困难。

(三) 重度抑郁

3 条核心症状都存在和至少 4 条附加症状,且患者日常工作、社交活动或生活严重受损。

(四) 伴有精神病性症状

符合中、重度抑郁障碍的诊断标准,并存在妄想、幻觉或抑郁性木僵等症状。

诊断抑郁障碍时,一般要求病程持续至少 2 周,并且存在临床意义的痛苦或社会功能受损。

五、治疗与预后

大多数患者在接受治疗后一年内痊愈,但 50%~70% 的患者在未来 2 年内复发。目前抑郁障碍的治疗倡导全病程治疗。全病程治疗分为急性期治疗、巩固期和维持期治疗。

(一) 急性期治疗(8~12 周)

治疗的目标是控制症状,尽量达到临床痊愈,同时促进患者社会功能的恢复,提高患者的生活质量。急性期治疗效果在抑郁障碍预后和结局中起关键作用。一般抗抑郁药物治疗 2~4 周开始起效,6~8 周的足量治疗仍无效可考虑换药。

1. 药物治疗　目前临床一线用药是选择性 5- 羟色胺再摄取抑制剂(SSRIs)、5- 羟色胺和去甲肾上腺素再摄取抑制剂(SNRIs)。与疗效相近的三环类抗抑郁药相比,不良反应轻,安全性高,服药依从性高。伴有精神病性症状的抑郁障碍可选用抗精神病药物与抗抑郁药物联合运用。

2. 非药物治疗

(1) 改良电抽搐治疗:对于有严重自杀倾向、木僵、拒食、拒药、极度兴奋躁动者,或者是药物治疗效果不好的难治性抑郁障碍患者可采用改良电抽搐治疗。目前也是严重自杀的抑郁障碍患者的首选治疗的方法。这种治疗对某些患者会引起长期的记忆损害,治疗之前要做好知情同意。

(2) 重复经颅磁刺激治疗:重复经颅磁治疗抑郁障碍部位为左侧前额叶背外侧皮质,每日治疗一次,时间约 30 分钟,10 次为一个疗程,一般连续治疗 1~2 个疗程。作为辅助治疗的方法,抗抑郁药联合重复经颅磁刺激治疗难治性抑郁障碍的疗效与安全性已有研究证实。

(3) 心理治疗:对所有的抑郁障碍患者都应进行相应的心理治疗,心理治疗具有重要的作用,应贯穿整个治疗过程。对于中、重度抑郁障碍患者的心理治疗应与抗抑郁药物联合,进行综合性的治疗。目前认为抑郁障碍的心理治疗的目的包括:①减轻和缓解症状;②恢复正常心理社会和工作功能;③预防复发;④改善对服药的依从性;⑤帮助抑郁障碍患者正确应对各种生活事件。

为帮助患者正确认识和对待自身疾病,主动配合治疗,可采用倾听、解释、指导、鼓励和安慰等支持性心理治疗。此外,认知疗法、行为治疗、人际关系心理治疗、婚姻及家庭治疗等可帮助患者识别和改变认知歪曲,矫正患者适应不良行为,改善患者人际交往能力和心理适应功能,提高患者家庭和婚姻生活的满意度,调动患者的积极性,纠正不良人格,提高患者解决问题和应对应激的能力。

（二）巩固期治疗(4~9 个月)

症状缓解后,最低有效剂量应继续巩固治疗 4~9 个月。治疗的目标是巩固原有疗效,避免病情的复燃。

（三）维持期治疗

维持期治疗的目的是防止症状复发。维持治疗的时间根据不同的情况其时间的长短亦有不同。一般认为,反复发作的患者应长期维持治疗。

第二节　抑郁障碍的护理程序

一、护理评估

（一）健康史

1. **个人成长史**　患者是否有适应不良人格,如敏感、自卑、容易焦虑等。

2. **既往史**　患者既往是否患过抑郁或其他精神障碍。

3. **家族遗传史**　患者是否有精神疾病家族史。

（二）生理心理状况

1. **生理状况**　患者是否出现多种身体不适,如恶心、腹胀、腹痛、胃肠道不适、胸闷、气短等症状,以自主神经功能紊乱为主。

2. **精神状况**　患者是否表现出核心症状,如情绪低落、兴趣缺失、乐趣丧失;有无自杀观念或行为;有无自责、自罪感;有无入睡困难,早醒等睡眠障碍;有无思维迟缓、注意力和记忆力下降;有无幻觉、妄想症状等。

（三）社会状况

患者有无回避社交、疏远亲友等情况;患者是否出现工作效率低下,对学习工作无兴趣;家庭角色功能是否改变;患者是否有过负性生活事件,其强度、频率、持续时间如何。

（四）辅助检查

实验室及影像学检查证明是否有组织器官的器质性病变。

二、常见护理诊断 / 问题

1. **有自杀的危险**　与抑郁、自我评价低、自责自罪、消极观念有关。

2. **营养失调:低于机体需要量**　与抑郁导致的食欲缺乏、卧床不动、木僵状态等所致的摄入不足有关。

3. **睡眠型态紊乱**　与严重抑郁所致的早醒、入睡困难等睡眠障碍有关。

4. **沐浴 / 穿着 / 进食 / 如厕缺陷**　与精神运动迟滞、兴趣丧失、无力照顾自己有关。

5. **自我认同紊乱**　与抑郁情绪、自我评价过低有关。

6. **焦虑**　与恐惧、回避有关。

7. **社交孤立**　与抑郁情绪、兴趣丧失、缺乏人际交往意愿等因素有关。

三、护理目标

1. 患者住院期间能做到不伤害自己,能通过谈话、书写等方式宣泄不良情绪,消除或不发生自杀的想法。

Note:

2. 患者能自主进食,适当活动,饮食基本恢复正常。

3. 患者能遵医嘱服用安眠药入睡。随着病情的控制,能在不服用药物的情况下,保证正常睡眠达 6 小时以上,且醒后精神状态较好。

4. 患者能够自理日常生活,保持床单位的整洁。

5. 患者能对疾病有所认识,能积极客观地评价自己。

6. 患者学会识别焦虑,掌握缓解焦虑的方法。

7. 患者能接受护士的劝解,逐渐消除病态思维,对自己有正确的评价。

四、护理措施

通过改善抑郁障碍患者的情绪低落、悲观厌世的心境,调整患者的基本生理活动状况,从而保障患者的生命安全,帮助其建立起正性的人际交往和沟通能力。

（一）加强安全护理,防止意外发生

抑郁障碍患者常因症状影响,出现悲观厌世、自责自罪,多数患者在抑郁障碍的长时间内潜在有自杀的危险性,严重者会危及患者自身安全,因此,保障抑郁障碍患者的安全是护理工作的重要内容之一。

1. 及时辨认出抑郁障碍患者自杀意图的强度与可能性,以及患者可能采取的自伤、自杀方式,有效防止意外的发生。护士必须密切观察病情,严格执行护理巡视制度。对有消极意念的患者,要做到心中有数,重点巡视并加强交接班制度,尤其是夜间、凌晨、午睡和交接班以及节假日等病房医护人员较少的情况下,要注意防范。

2. 妥善安置好患者,做好危险物品的管理。提供安全的环境,病房光线应充足、明亮,减少噪声的干扰,物品应简洁,清除所有的危险品,以免患者将其作为自杀工具。将有自杀企图的患者安排在便于观察的病室内,必要时设专人看护(图 7-1)。

3. 如患者出现明显的情绪转变,言谈中表情欠自然,交代后事、书写遗书、反复叮嘱重要问题等情况时,均视为危险行为的先兆,提示护士应加强防范。患者一旦发生自杀、自伤等意外,应立即隔离患者,与医生合作实施有效抢救措施,并及时通知家属。

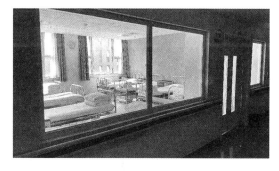

图 7-1 便于观察的病房

（二）做好饮食护理,保证营养的供给

抑郁障碍患者常导致食欲下降甚至丧失,自责自罪等症状可使患者拒食。护士应根据不同的情况,制订相应的护理对策,保证患者营养的摄入,如陪伴患者进食、选择患者喜爱的食物、少食多餐等。必要时采取喂食、鼻饲、静脉输液等措施。

（三）加强睡眠护理,改善睡眠状态

1. 对出现睡眠障碍的患者,护士白天应安排或陪伴患者从事多次短暂的活动,减少卧床时间。

2. 睡前给予适温的饮料,如牛奶或洗温水澡,保证安静的睡眠环境等。

3. 护士清晨应加强护理巡视,对早醒患者应给予安抚,遵医嘱给予必要的安眠药物,使其延长睡眠时间。

（四）协助做好日常生活护理工作

1. 患者可能因情绪低落影响到个人的生活自理能力,甚至连最基本的起居、梳理都感吃力,护士应提醒、督促或适当协助患者完成,设法改善患者的消极状态,鼓励和支持患者建立起对生活的信心。

2. 对重度抑郁,生活完全不能自理的患者,护士应协助做好日常生活护理工作,如沐浴、更衣、仪容仪表修饰等。对于严重的抑郁障碍患者,长期卧床不动,需注意发生褥疮的可能,应帮助其翻身、被动运动、躯体卫生、大小便料理等。

（五）做好患者精神症状的护理

1. 进行有效的治疗性沟通,鼓励患者抒发内心体验　护士应与患者建立良好的治疗性人际关系,高度理解和同情患者,接纳患者的病态表现。在与抑郁障碍患者沟通时,应保持一种稳定、温和与接受的态度,适当放慢语速,避免简单、生硬的语言或一副无所谓的表情,尽量不要使用"你不要……""你不应该……"等直接训斥性语言,以免加重患者的自卑感。也不要过分认同患者的悲观感受,以免强化患者的抑郁情绪。通过眼神、手势等表达和传递对患者的关心和支持,会对抑郁障碍患者起到很好的安抚作用。

2. 改善患者的消极情绪,协助建立新的认知模式和应对技巧　定期抽时间陪伴患者,鼓励其诉说内心的痛苦。耐心倾听患者的诉说,要设法打断患者的一些"负性思考",以使其从负性情感中摆脱出来,培养其正性认知方式。对自罪妄想的患者,要启发其回忆以往积极、成功、高兴的事情,指导患者用积极的心态面对未来。对疑病妄想的患者,要通过必要的躯体检查来证实其躯体健康,对患者诉说的身体不适仅予以短期、必要的关心,不需事事都予以过分关注。

3. 训练患者学习新的心理应付方式　积极为患者创造和利用一切个体和团体人际接触的机会,协助患者改善以往消极被动的交往方式,逐渐建立起积极健康的人际交往能力,增加社会交往技巧。对曾经实施过自杀的患者,不要歧视和埋怨患者,要一如既往的关心患者,了解其自杀前后的心理状态,做好自杀风险评估,完善护理措施。

（六）保证用药安全及药物治疗的进行

1. 抑郁障碍患者在服药护理时,要多考虑其自杀因素。做到"发药到手、看服到口、送水咽下、看后再走"十六字服药护理方针,防止患者藏药或大量吞服药物造成不良后果。

2. 护理人员要密切观察药物的不良反应,一旦出现口干、便秘等副作用时,应做好解释工作。对于病情好转及康复期的患者,护理人员应督促其维持用药,千万不可病刚好就停药,往往会增加复发的风险。

（七）做好患者及家属的健康宣教工作

1. 向抑郁障碍患者及家属讲解抑郁障碍的相关疾病知识,抑郁障碍患者在疾病转归后,非常渴望获得疾病的相关知识,家属也希望了解如何照顾、帮助患者。因此,护理人员应耐心细致地做好患者和家属的健康宣教工作,用通俗易懂的言语,使患者、家属对疾病知识有比较全面的了解和认识。

2. 向抑郁障碍患者及家属讲解维持药物治疗的重要性和常见的不良反应。

3. 通过讲解疾病复发可能出现的先兆表现,如睡眠不佳、情绪不稳、烦躁、疲乏无力等,及早识别复发症状,及时到医院就诊,定期门诊复查。

4. 指导患者锻炼,培养身心健康和乐观面对生活的积极态度。指导患者家属帮助患者拟定适合患者的作息时间表。

五、护理评价

1. 患者的情绪低落是否得到有效控制,是否将自杀风险控制到最低。

2. 患者的正常饮食是否恢复,生命体征是否平稳。

3. 患者睡眠是否得到改善,醒后是否有良好的精神面貌。

4. 患者能否自理日常生活,保持床单位整洁。

5. 患者能否认识和分析自己的病态行为,能否客观评价自己。

6. 患者是否学会使用有效的方法来缓解焦虑。

7. 家属是否对疾病的简单知识及如何应对有所了解,掌握一定的照顾患者的方法。

（苏晓云）

思　考　题

1. 抑郁障碍的临床表现有哪些？
2. 抑郁障碍失眠症状的特点是什么？
3. 如何对抑郁障碍患者进行安全护理？
4. 如何识别和防止抑郁障碍患者的自杀行为？

第八章

双相障碍患者的护理

08章 数字内容

─── 学 习 目 标 ───

知识目标：

1. 掌握双相障碍的临床特点和护理要点。

2. 熟悉双相障碍的治疗方案和原则。

3. 了解双相障碍的发病机制、诊断要点和预后。

能力目标：

1. 应用专业知识评估双相障碍患者，制订个性化护理计划，实施适宜的专科护理措施。

2. 患者躁狂发作出现暴力行为时，运用沟通技巧缓和患者激越情绪。

素质目标：

接纳理解患者情绪障碍的临床症状，具备对待患者有耐心、信心、爱心的良好职业素养。

导入情境与思考

　　李女士,33岁,高中文化,未婚。患者于12年前曾感觉情绪低落,做事都提不起兴趣,后自行缓解。10年前再次出现心情低落,有想死的念头,并写好遗书,被诊断为抑郁障碍。8年前无明显诱因突发兴奋、话多、易激惹、言语夸大、语速快,话题很容易转移,整日忙碌,喜好打扮,爱与异性交往。近3年病情反复,躁狂和抑郁症状交替发作,门诊调整药物后基本缓解,期间能工作和照顾父母。近1个月出现兴奋、话多、睡眠减少,发脾气扔东西,在父母劝说下住院治疗。目前患者意识清晰,接触合作,称自己"躁狂症复发",治疗依从性较好。

　　请思考:

　　1. 入院时护士应从哪些方面对患者进行评估?

　　2. 患者目前主要存在哪些精神症状? 护理问题是什么?

第一节　双相障碍的临床特点

一、概述

　　双相障碍(bipolar disorder,BPD),指临床上同时存在躁狂(或轻躁狂)发作和抑郁发作的一类心境障碍,是临床上常见的精神障碍之一。双相障碍患者可出现躁狂发作和抑郁发作反复循环或交替,常常呈发作性病程,也可以混合方式存在,每次发作症状往往持续一段时间,发作期间对患者的日常生活和社会功能等产生较大的不良影响。

知 识 链 接

"天才病"

　　梵高、海明威、柴可夫斯基,这一串名字有什么共同点? 有人会回答都是"天才",但精神科医生会告诉你他们可能都是双相障碍的患者,有时抑郁,有时狂躁,两种截然不同的情感障碍发生于同一个体,这就是双相障碍。梵高去世后,医学界推断梵高很可能是罹患了双相障碍。为了纪念他,亚洲双相障碍网络、国际双相障碍基金会及国际双相障碍学会联合发起倡议,将每年的3月30日(梵高的生日)定为世界双相障碍日(World Bipolar Day),旨在让更多的人认识这种疾病,理解包容双相障碍患者。

　　ICD-11仍然把双相障碍与抑郁障碍归入心境障碍大类。近年来的研究指出,双相障碍与抑郁障碍在遗传、影像等多方面都具有某些生物学异质性,两者在临床表现、治疗、预后等方面也存在比较明显的差异。因此,DSM-5把抑郁障碍和双相障碍归入两类独立的疾病单元。

　　全球疾病负担研究协作组报道,在2007年至2017年期间,双相障碍的发病率由0.6%增加至1.8%。截至2019年,世界卫生组织(WHO)预测全球约4 500万人罹患双相障碍。我国对双相障碍的流行病学调查得到的患病率相差较大。2001—2005年期间,学者Phillips等人对我国山东省、浙江省、青海省和甘肃省进行流行病学调查,报道指出双相障碍的患病率为0.2%。黄悦勤教授团队于2013—2015年期间对我国31个省份进行大规模流行病学调查,报道双相障碍的终身患病率为0.6%,其中城市人口的患病率为0.4%,农村人口患病率为0.5%。这种区域性差别可能与经济和社会状况有关,但更为主要的原因可能与诊断分类系统、流行病学调查方法和调查工具的不同有关。双相情感障碍患病率男女比例为1∶1.2,这一趋势在各种文化和各种族人群中是一致的。研究显示,这种差异

Note:

可能与激素水平的差异,妊娠、分娩和哺乳,心理社会应激事件及应对方式等有关。

二、病因及发病机制

关于双相障碍的病因和发病机制目前尚未明确,大量研究提示遗传因素、神经生化因素和心理社会因素等对本病的发生有明显影响。

(一) 遗传

1. 家系研究 双相障碍患者的生物学亲属罹患本病的风险明显增加,其患病率为一般人群的10~30倍。在双相障碍患者生物学亲属中,血缘关系越近,患病风险也越高。有研究发现,双相障碍的发病年龄逐代提早,且疾病严重性也逐代增加,此规律又称早发遗传现象。

2. 双生子与寄养子研究 研究发现双相障碍同卵双生子与异卵双生子的同病一致率明显不同,同卵双生子的同病一致率为 60%~70%,而异卵双生子的同病一致率仅为 20%。寄养子研究发现,患有心境障碍的亲生父母所生寄养子的患病率高于正常亲生父母所生寄养子的患病率。这些研究发现充分说明了遗传因素是心境障碍发病的重要因素,其影响远甚于环境因素。

3. 分子遗传学研究 心境障碍的疾病基因或易感基因尚需深入研究。分子遗传学研究涉及多基因,但现阶段尚缺乏肯定的研究证据。当前研究指出,酪氨酸羟化酶基因、多巴胺受体基因、多巴胺转运体基因、多巴胺 β 羟化酶基因、5- 羟色胺受体(5-hydroxy tryptamine,5-HT)基因、单胺氧化酶等基因,可能与本病有相关性,但仍需进一步研究确认。

(二) 生活事件与环境的相互作用

应激事件、负性生活事件(如丧偶、离婚、婚姻不和谐、失业、考试落榜、严重躯体疾病、家庭成员患重病或突然病故)及社会经济状况因素(如投资失败、经济压力加剧、社会动荡等)与双相障碍的发作有明显的关系。其中,应激生活事件与心境障碍,尤其与抑郁发作的关系较为密切。

(三) 神经生化因素

精神药理学资料和神经递质代谢的研究指出,中枢神经递质代谢异常及相应受体功能改变,可能与双相障碍的发病有关。

1. 5- 羟色胺(5-HT)假说 该假说认为 5-HT 功能活动与情绪障碍的发作密切相关。5-HT 降低可能与抑郁发作有关,5-HT 功能活动增高可能与躁狂发作有关。一些抑郁发作患者脑脊液中 5-HT 的代谢产物含量降低,浓度越低,抑郁程度越重,伴自杀行为者比无自杀企图者更低;抑郁发作患者和自杀患者的尸脑研究也发现 5-HT 的含量降低。精神药理学研究发现,选择性或非选择性 5-HT 耗竭剂(对氯苯丙氨酸与利血平)可导致抑郁;而阻滞 5-HT 回收的药物(如选择性 5-HT 再摄取抑制剂)、抑制 5-HT 降解的药物,临床上均具有抗抑郁作用。

2. 去甲肾上腺素假说 该假说认为去甲肾上腺素(noradrenaline,NE)功能活动降低可能与抑郁发作有关,NE 功能活动增高可能与躁狂发作有关。研究报道,阻滞 NE 回收的药物(如选择性 NE 再摄取抑制剂等)具有一定的抗抑郁作用;酪氨酸羟化酶(NE 生物合成的限速酶)抑制剂 α- 甲基酪氨酸可以控制躁狂发作,但可能导致轻度抑郁障碍或使原有的抑郁障碍症状恶化。

3. 多巴胺假说 该假说认为多巴胺(dopamine,DA)功能活动降低可能与抑郁发作有关,DA 功能活动增高可能与躁狂发作有关。阻滞 DA 回收的药物、多巴胺受体激动剂和多巴胺前体,如安非他酮、溴隐亭、L- 多巴等,具有抗抑郁作用;能阻断 DA 受体的抗精神病药物可以治疗躁狂发作。实验室检验发现,抑郁发作患者的尿液中的高香草酸(注:DA 主要降解产物)水平降低,提示 DA 功能活动可能与抑郁发作有关联。

(四) 神经内分泌功能异常

关于神经内分泌功能的研究发现,双相障碍患者可能有下丘脑 - 垂体 - 生长素轴、下丘脑 - 垂体 - 甲状腺轴和下丘脑 - 垂体 - 肾上腺轴的功能异常。其中,部分抑郁发作患者血浆皮质醇分泌过多,分泌昼夜节律改变,无晚间自发性皮质醇分泌抑制,地塞米松不能抑制皮质醇分泌;重度抑郁发作患者

Note:

脑脊液中促皮质激素释放激素（corticotropin releasing hormone，CRH）含量增加，提示抑郁发作下丘脑 - 垂体 - 肾上腺轴功能异常的基础是 CRH 分泌过多。

三、临床表现

双相障碍典型临床表现可有抑郁发作、躁狂发作和混合发作。

（一）抑郁发作

抑郁发作（depressive episode），既往概括为情绪低落、思维迟缓、意志活动减退的"三低"症状。需要注意的是，这些重度抑郁发作时的"三低"典型症状不一定出现在双相障碍患者的抑郁发作期。目前认为，抑郁发作的表现除了核心症状（情绪低落、兴趣减退、乐趣丧失），可见心理症状群（抑郁性认知、焦虑、精神运动性迟滞或激越等）和躯体症状群（睡眠障碍、进食紊乱、精力下降和非特异性躯体症状等）（详见第七章）。

（二）躁狂发作

躁狂发作（manic episode）的典型临床表现是情感高涨、思维奔逸、活动增多"三高"症状，临床上部分患者可伴有夸大观念或妄想、冲动行为等。发作时间应至少持续一周，并有不同程度的社会功能损害，可给自己或他人造成危险或不良后果。

1. **情感高涨**　情感高涨是躁狂发作的主要症状。典型表现为患者自我感觉特别良好，主观体验特别愉快，整日兴高采烈，得意扬扬，笑逐颜开。患者高涨的情感具有较强的感染力，而且谈吐诙谐风趣，常博得周围人的共鸣。但当受到挫折时，患者可表现为易激惹、焦虑、愤怒。

2. **思维奔逸**　随着患者情感高涨，其联想速度也同时明显加快，思维内容丰富多变，自觉脑子反应敏捷，比常人聪明。患者说话的时候声音洪亮、语速快，口若悬河，甚至自己觉得语言表达跟不上思维速度，说话难以被打断。联想丰富，交谈内容不停转换，或引经据典，或评论时事政治，高谈阔论，信口开河，若讲话过程被强行打断时容易与他人发生争执。由于患者注意力随境转移，思维活动常受周围环境变化的影响致使话题突然改变，讲话常从一个主题很快切换到另一个主题，严重时可出现"音联"和"意联"。患者讲话时眉飞色舞或手舞足蹈，常因说话过多口干舌燥，甚至声音嘶哑。

3. **活动增多、意志行为增强**　双相障碍患者躁狂发作时的内心体验、行为方式与外界环境多数时候是协调的，属于协调性精神运动性兴奋。患者自觉精力旺盛，能力强，兴趣范围广，想多做事，做大事，想有所作为，整日忙碌不停，因而活动明显增多。由于患者思维奔逸，注意力不停转移，因此尽管患者精力旺盛，但做事多虎头蛇尾，有始无终。有的表现为喜交往，爱凑热闹，与陌生人一见如故，爱管闲事，爱抱不平，爱与人开玩笑，爱接近异性，言语轻佻甚至粗言秽语；注重打扮装饰，但并不得体，行为轻率或鲁莽（如挥霍、不负责任或不计后果等），自控能力差，易激惹。患者无疲倦感，声称"全身有使不完的劲"。病情严重时，自我控制能力下降，举止粗鲁，可出现攻击他人和毁物行为。

4. **夸大观念及夸大妄想**　患者的思维内容多与心境高涨一致。在心境高涨的背景上，谈吐内容常夸大（常涉及健康、容貌、能力、学识、地位和财富等），自我评价过高，说话漫无边际，认为自己能力很强、才华出众、出身名门、腰缠万贯、神通广大等，自命不凡，盛气凌人。严重时可表现为夸大妄想。由于患者说话具有感染力，常常使人信以为真。

5. **睡眠需求减少**　睡眠明显减少，无困倦感，是躁狂发作特征之一。主要表现为睡眠需求量明显减少，每天只睡 2~3 小时，但仍然诉睡眠足够，且整天精力充沛。

6. **其他症状**　可有食欲增加、性欲亢进，有时则可在不适当的场合出现与人过分亲热而不顾别人的感受，甚至对异性出现性骚扰行为。体格检查可发现瞳孔轻度扩大，心率加快，且有交感神经兴奋症状等。多数患者在疾病的早期没有自知力。

躁狂发作可以有不同的严重程度，临床表现较轻的称为轻躁狂（hypomania），患者可存在持续数天的心境高涨、精力充沛、活动增多，有显著的自我感觉良好，注意力不集中，轻度挥霍。部分患者有时达不到影响社会功能的程度，一般人常不易觉察。

儿童、老年患者常表现不典型。儿童患者思维活动较简单,情绪和行为症状较单调,多表现为活动和要求增多。老年患者多表现为夸大、狂傲、恶意刁难和易激惹,有夸大观念及妄想,言语多但内容重复。而情感高涨、意念飘忽及活动增多不明显,病程较为迁延。

(三)混合发作

躁狂症状和抑郁症状可在一次发作中同时出现,如抑郁心境伴以连续数日至数周的活动过度和言语急促,躁狂心境伴有激越、精力和本能活动降低等。抑郁症状和躁狂症状也可快速转换,因日而异,甚至因时而异。如果在目前的疾病发作中,两类症状在大部分时间里都很突出,则应归为混合性发作。

四、常见临床分型

(一)双相障碍

双相障碍临床特点是反复出现心境和活动水平的明显改变,有时表现为心境高涨、精力充沛和活动增加,有时表现为心境低落、精力减退和活动减少。发作间期可完全缓解或部分缓解。最典型的形式是躁狂和抑郁交替发作。临床上,可能是由于服用抗抑郁药诱发的躁狂发作也归类于双相障碍。

ICD-11将双相障碍分为两个亚型。①双相Ⅰ型(BP-Ⅰ):指至少出现一次躁狂发作或混合发作,持续时间至少为1周,这是临床上最常见的情感障碍。②双相Ⅱ型(BP-Ⅱ):指有明显的抑郁发作,同时有一次或多次轻躁狂发作,但无躁狂发作。

在ICD-11中,临床上以目前发作类型确定双相障碍的亚型:①目前为轻躁狂;②目前为不伴精神病性症状的躁狂发作;③目前为伴有精神病性症状的躁狂发作;④目前为轻度或中度抑郁发作;⑤目前为不伴精神病性症状的重度抑郁发作;⑥目前为伴精神病性症状的重度抑郁发作;⑦目前为混合性发作;⑧目前为缓解状态。

(二)环性心境障碍

环性心境障碍(cyclothymic disorder)主要特征是持续性心境不稳定。心境高涨与心境低落反复交替出现,但严重程度相对较轻,心境波动通常与生活事件无明显关系,与患者的人格特征有密切关系。这种心境不稳定一般开始于成年早期,呈慢性病程,可一次持续数年,有时甚至占据个体一生中的大部分时间,不过有时也可有正常心境,且一次稳定数月。需排除:心境变化并非躯体疾病或精神活性物质的直接后果,也非精神分裂症及其他精神病性障碍的附加症状。

知 识 链 接

儿童少年双相障碍的特点

儿童及青少年双相障碍临床表现与成人双相障碍相似,但患儿很少主动叙述其情绪体验;精神症状更多地表现为行为障碍,如活动过多、学校恐怖、破坏和攻击行为、发脾气、孤独或离家出走、自伤、自残甚至自杀。因此,识别儿童及青少年的疾病发作或消退会很困难。

儿童少年双相障碍多经历双相样表现,但不一定符合两型双相或环性心境障碍诊断标准,且双相障碍跟注意缺陷与多动障碍共病率较高,临床上应特别注意。青少年双相障碍躁狂发作应和注意缺陷与多动障碍相鉴别,因为二者都有活动过多、行为冲动等表现。一般来说,双相障碍多在7岁后发病,而注意缺陷与多动障碍多在7岁前。双相障碍多呈发作性,而注意缺陷与多动障碍病程为慢性。

五、诊断要点

双相障碍的诊断主要应根据家族史、病史、临床症状、病程、体格检查、实验室检查,以及连续的、密切的临床观察,把握疾病横断面的主要症状及纵向病程的特点,进行科学的分析是临床诊断的可靠基础。为了提高诊断的一致性,国内外都制订了诊断标准供参照。无论是 DSM-5 还是 ICD-11,双相障碍的诊断要点主要包括症状特征、病程特征、躯体和神经系统检测以及实验室检查。

1. **症状特征**　多数患者的思维和行为异常与高涨或低落的心境相协调。躁狂发作以显著而持久的情感高涨为主要表现,伴有思维奔逸、活动增多、夸大观念及夸大妄想、睡眠需求减少、性欲亢进、行动鲁莽、食欲增加等。抑郁发作以显著而持久的情感低落为主要表现,伴有兴趣缺乏、快感缺失、思维迟缓、意志活动减少、精神运动性迟滞或激越、自责自罪、自伤 / 自杀观念和行为、早醒、食欲减退、体重下降、性欲减退、抑郁心境晨重晚轻的节律改变等。多数患者的思维和行为异常与高涨或低落的心境相协调。

2. **病程特征**　发作性病程,发作间歇期精神状态可恢复病前水平。双相Ⅰ型(BP-Ⅰ)中,躁狂发作是持续至少一周的极端情绪状态,混合发作是至少两周出现显著的躁狂和抑郁症状交替;双相Ⅱ型(BP-Ⅱ)中,轻躁狂发作的持续时间是至少 4 天,抑郁发作的持续时间是至少两周;环性心境中,心境不稳定至少两年,且期间有轻度躁狂或抑郁的周期。既往有类似的发作,或病程中出现躁狂与抑郁的交替发作情况和具体发作次数,对明确诊断有重要的帮助。

3. **躯体和神经系统检查以及实验室检查**　一般无阳性发现。

六、治疗与预后

(一) 治疗

双相障碍的治疗应遵循以下原则:①综合治疗原则。应采取精神药物治疗、心理治疗(包括家庭治疗)、物理治疗、康复训练等措施治疗,其目的在于改善社会功能及更好地提高患者生活质量、预防复发和自杀。②个体化治疗原则。个体对精神药物治疗的反应存在很大差异,制订治疗方案时需要考虑患者性别、年龄、主要症状、躯体情况、是否合并使用药物、首发或复发、既往治疗史等多方面因素。治疗过程中需要密切观察治疗依从性、治疗反应、不良反应以及可能出现的药物相互作用等,并及时调整,提高患者的耐受性和依从性。③长期治疗原则。双相障碍几乎终生以循环方式反复发作,应坚持长期治疗原则。④心境稳定剂为基础治疗原则。不论双相障碍为何种临床类型,都建议以心境稳定剂为主要治疗药物。⑤联合用药治疗原则。根据病情需要可及时联合用药,心境稳定剂可与苯二氮䓬类药物、抗精神病药物、抗抑郁药物联合使用。

1. **双相躁狂发作**　各类躁狂发作均以药物治疗为主,特殊情况下可选用改良电抽搐治疗。

(1) 药物治疗:以心境稳定剂为主。它主要包括锂盐(碳酸锂)和卡马西平、丙戊酸盐。其他如抗癫痫药(如拉莫三嗪、加巴喷丁)、第二代抗精神病药物(如喹硫平、奥氮平、利培酮与氯氮平等),也具有一定的心境稳定作用,可作为候选的心境稳定剂使用,临床上常会采用药物联合治疗以增加疗效和治愈率。在急性发作期,第二代抗精神病药物联合锂盐或丙戊酸盐的疗效较单一使用心境稳定剂更好。

1) 锂盐:锂盐是治疗躁狂发作的首选药物,既可用于躁狂的急性发作,也可用于缓解期的维持治疗。碳酸锂一般起效时间 7~10 天。急性躁狂发作时碳酸锂的治疗剂量一般为 1 000~2 000mg/d,一般从小剂量开始,3~5 天内逐渐增加至治疗剂量,分 2~3 次服用,宜饭后服用,以减少对胃的刺激。维持治疗剂量为 500~750mg/d。老年及体弱者与抗精神病药合用时剂量应适当减小。

锂盐治疗剂量与中毒剂量较接近,治疗中除密切观察病情变化和治疗反应外,应监测血锂浓度,并根据病情、治疗反应和血锂浓度调整剂量。急性治疗期血锂浓度应维持在 0.6~1.2mmol/L,维持治疗期为 0.4~0.8mmol/L,血锂浓度上限不宜超过 1.4mmol/L,以防锂中毒。老年患者血锂浓度不宜超过 1.0mmol/L。

锂盐的不良反应主要有恶心、呕吐、腹泻、多尿、多饮、手抖、乏力、心电图的改变等。锂盐中毒表现和处理参照第十五章相关内容。

2）抗癫痫药：当碳酸锂治疗效果不佳或不能耐受碳酸锂治疗时可选用此类药物。目前临床上主要使用丙戊酸盐（钠盐或镁盐）和卡马西平。丙戊酸盐常见不良反应为胃肠道症状、震颤、体重增加等。卡马西平适用于锂盐治疗无效、快速循环发作或混合发作的患者，该药常见不良反应有镇静、恶心、视物模糊、皮疹、再生障碍性贫血、肝功能异常等。

3）抗精神病药物：对严重兴奋、激惹、攻击或伴有精神病性症状的急性躁狂患者，治疗早期可短期联用抗精神病药物，对伴有精神病性症状的急性躁狂患者需要较长时间连用抗精神病药物。第一代抗精神病药物如氯丙嗪和氟哌啶醇，控制精神运动性兴奋和精神病性症状效果较好，但可能会诱发抑郁发作，需谨慎考虑使用。第二代精神病药物（如奥氮平、喹硫平、利培酮、氯氮平等）控制躁狂发作的效果与第一代抗精神病药物相当，但较少导致或加重抑郁障碍。无论选用何种抗精神病药物，患者服用抗精神病药物时要注意过度镇静、直立性低血压、体重增加和糖脂代谢异常等不良反应。

4）苯二氮䓬类药物：躁狂发作治疗早期常联合使用苯二氮䓬类药物，以控制兴奋、激惹、攻击、失眠等症状。对不能耐受抗精神病药的急性躁狂患者可代替抗精神病药物与心境稳定剂合用。在心境稳定剂疗效产生后即可停止使用该类药物，因其不能预防复发，长期使用可能出现药物依赖。

（2）物理治疗：主要包括改良电抽搐治疗和重复经颅磁刺激治疗，参照第十五章。

（3）心理社会治疗。参照第十六章。

2. 双相抑郁发作的治疗方法　参照第七章相关内容。

（二）预后

多数患者具有躁狂和抑郁反复循环或交替出现，只有 10%~20% 的患者仅出现躁狂发作。躁狂发作和混合发作的自然病程是数周到数月，平均 3 个月左右。有的发作只持续数天，个别可达 10 年以上。小部分患者的病程可呈自限性，轻度发作即便不加治疗也可能在一段时间后自发缓解。

虽然双相障碍有自限性，但如果不加治疗或治疗不当，复发率是相当高的。未经治疗的患者中，50% 能够在首次发作后的第一年内自发缓解，其余的在以后的时间里缓解的不足 1/3，终身复发率达90% 以上，约 15% 的患者自杀死亡，10% 转为慢性状态，而长期的反复发作可导致人格改变和社会功能受损。

（三）预防复发

研究发现，经药物治疗已康复的患者在自行停药后一年内复发率较高，且双相障碍的复发率明显高于单相抑郁障碍，分别为 40% 和 30%。绝大多数双相障碍患者可有多次复发。服用锂盐预防性治疗，不仅可以预防自杀的发生，还可有效防止躁狂或双相抑郁的复发，且预防躁狂发作更有效，有效率达 80% 以上。预防性治疗时锂盐的剂量需要遵循个性化用药原则，一般建议服药期间血锂浓度应控制在 0.4~0.8mmol/L 即可达到满意的效果，但应嘱咐患者定期随访检查血药浓度，及时调整治疗剂量。此外，个体心理治疗、团体心理治疗、康复治疗、提高社会支持系统对预防双相障碍复发也有非常重要的作用。

第二节　双相障碍的护理程序

一、护理评估

在评估双相障碍患者时，应系统地评估患者的整体健康状况，从生理、心理社会等多层面进行全面细致地分析。

1. 生理方面　健康史，包括个人成长发育史、既往史、生活方式、特殊嗜好、家族史、过敏史等；患者的营养状况与体重变化，有无食欲旺盛或减退、性欲亢进等；睡眠情况，每天睡眠时长，有无入睡困难、早醒、醒后难以入睡等情况；生活自理程度，衣着是否整洁，身上有无异味等；以及有无自杀、自伤或暴力行为所致躯体损伤等。

2. 心理社会方面　包括病前个性特征、病前生活事件、患者应对挫折与压力的调节方式及效果、患者对治疗的态度、患者的家庭与生活环境、患者社会功能及可利用的社会支持系统等。

3. 精神状况　对患者的精神症状进行全面的评估，特别包括情感与认知特点的评估。抑郁发作重点评估患者有无自杀企图和行为，特别要评估患者有无自杀先兆症状（如沉默少语、烦躁不安、失眠、拒食、写遗书、交代后事等）；躁狂发作重点评估患者有无外逃、冲动、伤人、毁物等企图和行为；还可借助量表作为辅助检查工具。

二、常见护理诊断/问题

面对患者所表现出来的多种多样的护理问题，护士应重视确立护理诊断的优先次序，应将威胁患者生命安全、对患者影响较大的健康问题放在突出的位置，作为护理工作的重点。

（一）与躁狂发作有关的常见护理诊断/问题

1. 有对他人施行暴力行为或受外伤的危险　与易激惹、好挑剔、爱管闲事、不合理要求受阻有关。

2. 睡眠型态紊乱：入睡困难、早醒　与精神运动性兴奋、精力旺盛有关。

3. 不依从行为　与情感高涨、易激惹、自知力缺乏有关。

4. 营养失调：低于机体需要量　与兴奋消耗过多、进食无规律有关。

5. 卫生/穿着/进食自理缺陷　与躁狂兴奋、无暇料理自我有关。

6. 自我认同紊乱　与思维障碍（夸大妄想）的内容有关。

7. 便秘　与生活起居无规律、饮水量不足有关。

（二）与抑郁发作有关的常见护理诊断/问题

与抑郁发作的常见护理诊断/问题包括有自杀的危险、营养失调：低于机体需要量、睡眠型态紊乱、焦虑等（详见第七章）。

三、护理目标

（一）躁狂发作的护理目标

1. 在护理人员的帮助下，患者能控制自己的情感与行为，不发生伤害他人、自伤和受外伤。

2. 生活起居有规律，睡眠恢复正常。

3. 建立良好的护患关系，提高患者治疗依从性。

4. 患者饮食正常，过多的活动量减少，机体消耗与营养供给达到基本平衡。

5. 在护理人员的协助下，患者生活自理能力显著改善。

6. 患者能对疾病及自身的情绪波动有所认识，能理性客观地评价自己。

7. 饮水充足，便秘缓解或消失。

（二）抑郁发作的护理目标

抑郁发作的护理目标包括住院期间不发生自伤/自杀行为、配合自主饮食、遵医嘱服药、睡眠障碍缓解、恢复日常自理能力、对疾病有所认识等（详见第七章）。

四、护理措施

护理措施遵循个体化原则。每一个心境障碍患者都有各自的临床特点和个性特征，即使医疗、护理诊断都一致，也会存在着一定的个体差异和特性，因此决定了制订护理计划、实施护理措施方面也应该具有独立的个体性。

（一）躁狂发作的护理

使患者高亢的情绪和异常的行为得以改善，有效地保障患者及他人不受意外伤害，满足其基本生理需要，帮助其建立良好的适应社会能力、适应家庭及正常工作和学习的能力。

1. 保安全防意外 躁狂发作患者由于精神活动异常高涨,易发生伤人、毁物等冲动暴力行为,因此安全护理非常重要。

(1)及时了解掌握患者发生暴力行为的原因,设法消除或减少引发暴力行为的因素,有效的防范暴力性事件。应对每位新入院患者评估其发生暴力行为的风险等级,详细了解患者既往有无冲动伤人行为及其原因。交谈中对患者的疑问和要求应及时回应,运用同理心等沟通技巧,向患者说明工作人员的关心和支持,设法稳定患者的情绪,转移注意力。若患者出现拉扯工作人员肢体、袭击等暴力行为时,应保持沉着、镇静,设法分散患者注意力,疏散周围其他患者,启动暴力行为处理应急预案,争取其他医务人员的支援配合,有组织地阻止患者的冲动行为,适当地予以保护性隔离或约束。对于不合理、无法满足的要求应尽量避免采用简单、直率的方法直接拒绝,可以根据当时的情景尝试采取婉转、暂缓、转移等方法,适当做些解释或疏导,努力稳定和减缓患者的激越情绪。

(2)合理安置患者的居住环境:情绪高昂的躁狂患者非常容易受到周围环境的影响,外界嘈杂的环境会加重患者的兴奋程度。因此应安置于安静、安全、舒适的休养环境中,室内空气应清新、墙壁、窗帘应选择淡雅色,避免鲜艳的色彩、噪声等不良环境因素的干扰。室内陈设力求简单、实用,危险物品应及时移开,以防被患者作为伤人的工具。对极度兴奋、躁动的患者应安置在单人病室内,严密观察巡视,严防患者自伤或伤人。

2. 满足基本生理需求 躁狂状态的患者往往由于终日忙碌、活动过度而忽略了基本生理需求。

(1)保证营养入量:护理人员必须为患者提供充足的食物和水,根据患者的具体情况,必要时安排单独进餐,可不受进餐时间的限制,食物的形式可多样,如提供可直接用手拿着吃的食物等,对于部分患者应防止其进食过快或抢食。

(2)衣着卫生及日常仪态护理:躁狂患者因受症状影响,对自己的行为缺乏判断,可能会出现一些不恰当的言行,如行为轻浮、喜好接近异性,乱穿衣服等。护理人员应鼓励患者自行完成一些有关个人卫生、衣着的活动,对其不恰当的言行给予适当的引导和限制。

(3)睡眠障碍的护理:合理安排好患者的活动,为患者提供安静的睡眠环境,使患者能得到适当的休息和睡眠。

(4)便秘的护理:鼓励患者多饮水、多食蔬菜和水果等。

3. 症状的护理 护理人员应合理安排有意义的活动,引导患者把过盛的精力运用到正性的活动中去,以减少或避免其可能造成的破坏性行为,发泄过剩的精力。可根据患者病情及场地设施等,安排既需要体能又不需要竞争的活动项目,如健身器运动、跑步等。也可鼓励患者把自己的生活"画"或"写"出来,这类静态活动既减低了活动量,又可发泄内心感触。对于患者完成的每一项活动,护理人员应及时给予肯定,以增加患者的自尊,避免有破坏事件的发生。

对患者的爱挑剔,护理人员应态度友善,接受患者,鼓励患者合作,避免争论和公开批评。对于好表现自己、夸大自己能力的患者,护理人员不要讥笑和责备他们,而应以缓和、肯定的语言陈述现实状况,从而增加患者的现实感。护理人员应充分运用治疗性沟通技巧,帮助患者改善人际交往中的缺陷,提高他们的社交能力,以期患者能够早日回归社会和家庭。

4. 药物治疗的护理 需帮助患者明确维持用药对于巩固疗效、减少复发的意义,并了解患者无法坚持服药的原因及困难,以便有针对性地帮助他们解决和克服。在应用药物治疗过程中,应注意密切观察患者的合作性、用药的耐受性和不良反应,特别是对应用锂盐治疗的患者要更加关注,注意血锂浓度的监测。若发现异常情况如恶心、呕吐,手的细小震颤等应及时报告医生,并如实记录,以确保患者的用药安全。

5. 做好患者及家属健康宣教工作 对患者及家属进行疾病的相关知识的宣教非常重要。应向患者宣讲所患疾病的病因、临床特征、治疗手段、用药不良反应的观察、复发先兆症状的识别等方面的知识,使家属了解督促和协助患者坚持服药、定期复查的重要性;宣讲保持健康稳定的情绪、合理的营养、充足的睡眠、良好的心境对疾病的作用,使患者真正获得对自己健康的主动权,并激发家属负起督促患者的责任;指导家属为患者创造良好的家庭环境,锻炼患者的生活和工作能力。

(二) 抑郁发作的护理

抑郁发作的护理措施包括安全护理、饮食护理、睡眠护理、日常生活护理、精神症状护理、用药护理和健康宣教(详见第七章)。

由于双相障碍患者可能会出现混合发作,表现为持续性心境不稳定,如抑郁发作和躁狂发作短期交替出现,所以抑郁发作期的双相障碍患者,应该着重观察是否有转变为躁狂发作的临床症状,如出现情感高涨、思维奔逸和活动增多、意志行为增强的前驱表现。心境由抑郁相转变为躁狂相,临床上可见短时间内突然变得话多、活动增多、自觉无病或自称疾病已经痊愈,自我感觉良好,突然非常讲究个人卫生,主动参加集体活动,与之前抑郁发作时候的表现判若两人。双相障碍患者由抑郁相转变为躁狂相的前驱表现,有时候会误导护理人员以为病情好转治疗起效,因此我们在判断患者是否可能出现心境转相的时候,应该充分结合患者既往躁狂发作的临床表现进行评估,如出现情绪转相,应及时告知医师调整治疗方案。

康复护理方面,由于抑郁发作的患者常感到无力、易疲乏,护士可以安排一些难度小、体力强度轻的兴奋性工娱治疗,如绘画、折纸、浇花、观看娱乐节目、低强度的有氧运动等。生活懒散的患者,护士可以鼓励患者完成力所能及的生活任务,如个人卫生清洁、洗碗、叠被子、整理床单位等。若患者不能独立完成,护士可协助患者一同完成,在过程中不断鼓励患者;当患者能完成时,应及时给予肯定。在执行工娱疗法过程中护士应严格执行安全护理常规,防止患者出走和收集危险物品。

五、护理评价

护理评价虽然是护理程序的最后一个步骤,但并非要到最后才做,而是始终贯穿于整个护理过程,可从以下方面对双相障碍患者的护理效果进行系统评价。

(一) 躁狂发作的护理评价

1. **症状改善情况**　患者的异常情绪反应是否按预期目标得到改善,有无超出限定范围和时限的异常表现;护理措施实施过程中,患者是否发生过异常情绪状态下的冲动、伤人、毁物、扰乱秩序等意外行为。

2. **睡眠情况**　患者睡眠情况是否得到改善,每天的睡眠时长是否增加。

3. **护患关系**　护理人员能否与患者建立良好的护患关系,患者是否能配合住院过程中的治疗。

4. **营养状况**　患者过多的活动量有否减少,营养状况有否改善。

5. **生活自理情况**　患者是否能生活自理,满足个人基本生理需求。

6. **自知力状况**　患者能否正确认识、了解疾病,认同自己情绪的不合理波动,客观地评价自己。

7. **排便情况**　患者每天是否能保证饮水量,便秘情况是否有缓解或消失。

(二) 抑郁发作的护理评价

抑郁发作的护理评价内容包括症状改善情况、饮食睡眠恢复情况、对疾病认识程度、不良情绪管理情况、焦虑应对情况和家属对疾病了解情况(详见第七章)。

(肖爱祥)

思考题

---

1. 双相障碍躁狂发作的临床表现有哪些?

2. 双相障碍抑郁发作的临床表现有哪些?

3. 双相障碍躁狂发作时,护士应如何落实安全护理?

4. 如何改善患者的消极情绪,建立新的认知模式和应对技巧?

URSING 第九章

焦虑与恐惧相关障碍患者的护理

09章　数字内容

—— 学 习 目 标 ——

● 知识目标：

1. 掌握焦虑与恐惧障碍的临床特点、护理计划。

2. 熟悉焦虑与恐惧障碍病因、主要治疗方法。

3. 了解焦虑与恐惧障碍的发病机制。

● 能力目标：

能够识别焦虑与恐惧障碍的主要症状，判断其存在的护理问题，制订相应护理计划并实施，达到护理目标。

● 素质目标：

理解和接纳患者的焦虑、恐惧症状，关心爱护患者，帮助患者增强战胜疾病的信心。

———————————————— 导入情境与思考 ————————————————

刘女士,45 岁,一年前出现突发的心慌、心悸、胸闷、害怕,有濒死感觉,在当地医院未能确诊是何问题。此后频繁发作,每次持续几分钟至十几分钟,伴有呼吸困难、头晕、无力感、恶心等。平时头痛、头晕明显。多次到各大医院就诊,做了大量的躯体检查,包括脑部检查,未查到明确病灶和病因,多怀疑心脏或神经系统方面的问题,也服用了很多相应的药物,均未取得明确的疗效。

请思考:

1. 刘女士可能得了什么病?

2. 为何她就诊多家医院,做了多项检查都未能得到确诊?

第一节　焦虑与恐惧障碍的临床特点

一、概述

焦虑与恐惧相关障碍(anxiety or fear-related disorder)是一组与以焦虑症状和恐惧症状为主要临床表现的精神障碍的总称。其特点是过度恐惧和焦虑,以及相关的行为障碍,其症状严重到影响了个人、家庭、社会、教育、职业或其他重要的社会功能。焦虑及恐惧相关障碍是全球范围内最为常见的精神及行为障碍,可造成经济负担加重和生存质量严重下降。

> ### 知 识 链 接
>
> #### 焦虑与恐惧的区别
>
> 焦虑与恐惧密切相关,但又有所区别。焦虑和恐惧都是生物体面临将要出现的危险、伤害等出现的一种正常的、自我保护性反应,可以促使个体采取必要的措施来防止或减轻相应的后果。
>
> 恐惧是对迫在眉睫的、具体威胁的反应;焦虑是对预期的、缺乏具体因素威胁的反应。恐惧是对当前某些特定的事物具有恐惧紧张的情绪,如果脱离了这个事物或者环境,这种恐惧的情绪可以自行缓解。焦虑更倾向于面向未来,是对预期的威胁出现莫名的紧张、担心而坐立不安,预感有不好的事情发生等,很难自行缓解。

在 ICD-11 中,焦虑与恐惧相关障碍被划入一个新的疾病分组中,包括广泛性焦虑障碍、惊恐障碍、场所恐惧障碍、社交焦虑障碍、特定恐惧障碍、分离性焦虑障碍,以及其他特定或未特定的焦虑与恐惧焦虑障碍。不同焦虑与恐惧相关障碍的区别在于恐惧的焦点不同,即那些引起恐惧或焦虑反应的刺激物或者情境不同。

二、广泛性焦虑障碍

广泛性焦虑障碍(general anxiety disorder,GAD)是以广泛和持续性的焦虑为主要特征的精神障碍,常常伴有头昏、胸闷、心悸、呼吸困难、口干、尿频、出汗等自主神经活动亢进症状和运动性不安等症状。

2019年发布的中国精神卫生调查显示,广泛性焦虑障碍的年患病率为0.2%,终生患病率为0.3%,女性患病率高于男性。

(一)病因及发病机制

1. 遗传因素　焦虑人格的个体在应激状态和不良社会因素的影响下容易发生焦虑,而焦虑人格的特质与遗传密切相关。

2. 神经生化因素　乳酸学说者认为乳酸过高可引起代谢性酸中毒,而其导致的一系列相关生化改变会使具有焦虑倾向的个体产生焦虑的表现。神经递质学说认为中枢神经系统的去甲肾上腺素系统、5- 羟色胺系统、γ- 氨基丁酸系统等神经递质系统的正常、平衡与否可以影响焦虑的产生。

3. 心理因素　行为主义理论认为焦虑的发作是对既往可怕情景的条件性反射。精神分析学派认为焦虑源于内在的心理冲突,过度的内心冲突对自身威胁的结果可以导致焦虑的发生。

（二）临床表现

广泛性焦虑障碍可见于任何年龄阶段,较多见于 40 岁之前,且缓慢起病。它主要表现为以下两个方面:

1. 精神方面　以经常或持久的,无明显对象或对日常生活多方面的烦恼、担心和紧张不安为特征。有的患者无法明确意识到他所担心的对象或内容,而只是一种强烈的、惶恐不安的内心体验,称为自由浮动性焦虑。有的患者可有多种现实的焦虑对象和内容,最常见的是家庭、健康、财务、学校或工作,但其担心、烦恼的程度与现实很不相符。同时还出现注意力难以集中、睡眠障碍、易激惹。

2. 躯体方面　主要表现为慢性疼痛、运动性不安和交感神经过度兴奋。慢性疼痛常为偏头痛、关节疼痛或背部疼痛等。运动性不安主要表现为小动作增多、不能静坐、搓手顿足,紧张性疼痛、战栗等。交感神经过度兴奋表现为心跳过速、胸闷气短、皮肤潮红或苍白、口干、便秘或腹泻、出汗、尿意尿频等,部分患者可出现勃起障碍或月经紊乱。

这些症状导致患者在个人、家庭、社会、教育、职业或其他重要功能领域的严重困扰或严重损害。

知 识 链 接

焦虑与焦虑障碍的区别

正常人的焦虑,是几乎每个人都有过的体验,是即将面临某种处境时产生的一种紧张不安的感觉和不愉快的情绪。这样的焦虑是建立在现实情况之上的,自己明确知道焦虑的来源,所担心的事情也符合客观规律。

焦虑障碍患者的焦虑状态则不同,其焦虑缺乏充分的理由,而是经常出现莫名其妙的持续性精神紧张、惊恐不安,并伴有头晕、胸闷、心悸、出汗等自主神经紊乱的症状和运动性紧张。即使有一定的诱因,其症状的严重程度与诱因也明显不相称。

（三）治疗及预后

广泛性焦虑障碍具有高复发性特点,病程迁延。治疗上倡导全病程综合性治疗,包括急性期治疗、巩固期治疗和维持期治疗三个时期。急性期治疗主要是控制焦虑症状,时长一般为 3 个月。巩固期治疗主要为预防复燃,一般至少需 2~6 个月。维持期治疗主要是防止复发,一般至少为 12 个月。维持期治疗结束后,可以根据病情缓慢减少药物剂量,直至终止治疗。治疗方法包括综合药物治疗、心理治疗、物理治疗等方法,根据患者情况,有机结合使用。患者发病年龄越早,症状越重,社会功能缺损越显著,预后越不理想。

1. 心理治疗　心理治疗可以与药物合用,也可以单独使用,视患者情况而定。如果患者的病因与社会因素或现实因素有关,接受治疗的时间会相对较短,如果患者病前具有明显的人格特征,则治疗过程就会较长。另外在对患者进行治疗的同时,也应对与其具有社会关系的人群,特别是家属予以关注。

（1）解释性心理治疗:将焦虑症的相关知识向患者进行宣教,有利于减轻患者心理压力,更好地配合治疗。

（2）认知行为疗法:包括认知重建疗法和焦虑控制训练,可以矫正患者对于焦虑的错误认知,减轻

Note:

患者焦虑的躯体症状。

(3) 生物反馈疗法:是利用生物信息反馈的方法训练患者学会有效放松,从而减轻焦虑。

2. 药物治疗 新型抗抑郁药如 SNRIs、SSRIs 以及 5- 羟色胺 1A 受体部分激动剂被推荐作为广泛性焦虑障碍的一线治疗药物。苯二氮䓬类药物起效快,治疗初期可以短期联合使用,以快速控制焦虑症状。待其他抗焦虑药起效后,苯二氮䓬类药物剂量需缓慢减少,以免产生苯二氮䓬类药物依赖。

3. 物理治疗 目前临床上也在尝试用重复经颅磁刺激、针灸治疗等物理疗法对广泛性焦虑障碍进行治疗,效果还待更多的数据证实。

三、惊恐障碍

惊恐障碍(panic disorder,PD)又称急性焦虑发作,主要特点为反复出现、突然发作的强烈害怕、恐惧或不适,可有濒死感或失控感;或伴有明显的心血管和呼吸系统症状,如心悸、呼吸困难、窒息感等。2019 年发布的中国精神卫生调查(CHMS)结果显示,我国惊恐障碍的年患病率为 0.3%,终生患病率为 0.5%。惊恐发作起病常在青少年和 45~54 岁两个发病高峰年龄,也有儿童期发病的情况。

(一) 病因及发病机制

1. 遗传因素 家系和双生子研究结果显示,惊恐障碍具有一定的遗传度。遗传学研究也发现基因中存在与惊恐障碍关联的位点。

2. 神经生物学因素 神经生物学研究结果提示,惊恐障碍与 GABA 系统、NE 系统、5-HT 系统失衡有关。

3. 心理社会因素 行为理论认为惊恐障碍是与既往生活中的创伤事件形成的条件反应。精神分析流派认为,惊恐障碍是个体潜意识中的冲突。

(二) 临床表现

惊恐障碍的特点是经常性的惊恐发作,不限于特定的刺激或情况,常伴濒死感和自主神经功能紊乱症状,常突然出现,一般历时 5~20 分钟,自行缓解。发作后一切正常,不久后可再发。惊恐障碍的症状常表现为以下三方面:

1. 惊恐发作 患者在进行日常各种活动时,突然出现强烈的恐惧感,感到自己马上就要失控(失控感)、即将死去(濒死感),这种感觉使患者痛苦万分,难以承受。同时患者会伴有一些躯体的不适,如心悸、胸闷或胸痛、过度换气或喉头梗塞感,有的伴有冷汗、头晕、震颤、面部潮红或苍白、手脚麻木、胃肠道不适等自主神经症状,患者会呼救、惊叫或逃离所处环境。一般发作突然,持续 20 分钟左右,往往不超过 1 小时即可自行缓解,患者意识清晰,事后能够回忆。

2. 回避行为 大约有 60% 的患者在发作间期因担心再次发作时无人在侧,或发作时被围观的尴尬,而采取明显的回避行为,如不去热闹的地方,不能独处,甚至不愿乘坐公共交通工具。

3. 预期焦虑 大多数患者会一直担心是否会再次发作等,从而在发作后的间歇期仍表现为紧张不安、担心害怕等明显的焦虑情绪。

(三) 治疗及预后

惊恐障碍的部分病例会在几周内完全缓解,但病程超过 6 个月的患者容易发展为慢性波动性病程。约半数患者伴有抑郁发作,预后更差。治疗目标为减少惊恐发作,改善间隙期的焦虑症状和回避行为,提高社会功能。

1. 心理治疗 认知行为疗法是对惊恐障碍的有效方法,包括认知重建疗法和暴露疗法等,可以矫正患者对于惊恐发作的错误认知,减少患者惊恐症状。

2. 药物治疗 苯二氮䓬类对惊恐发作起效快,但可形成药物依赖。对伴有抑郁情绪的患者可以用抗抑郁药进行治疗。临床上也常用苯二氮䓬类药物联合抗抑郁药进行治疗。

惊恐障碍的急性期治疗常为 8~12 周,巩固和维持期治疗一般需 1 年。如病程长、发作反复,或伴有抑郁、其他焦虑障碍者,则治疗时间常需数年。

四、场所恐惧障碍

场所恐惧障碍(agoraphobia)是指患者对某些特定场景(如乘坐公共交通、人多时或空旷场所等)出现明显不合理的恐惧或焦虑反应,患者有回避行为,并因此常影响正常生活。

2019年发布的中国精神障碍流行病学资料显示,我国场所恐惧障碍的终生患病率为0.4%,年患病率为0.2%。场所恐惧障碍可在童年发病,发病高峰多在青少年和成年早期,2/3的患者发病在35岁之前,女性患病率大约是男性的2倍。

(一) 病因及发病机制

相关研究结果显示,场所恐惧障碍具有较高的遗传度,也与儿童期的负性事件有关,如与父母分离、被虐待或攻击等。当某些事物或场景与患者的不愉快情感体验相联系,引起较高程度的焦虑,为缓解此焦虑所导致的不适,患者会不自觉地采取回避行为,回避行为减轻了患者焦虑,但同时也成为一个强化因素,最终使此种行为模式固着在患者身上。场所恐惧障碍患者常有敏感、依赖、胆小、被动、内向等性格特点。

(二) 临床表现

场所恐惧障碍主要表现为患者由于害怕某些场合诱发惊恐发作或其他尴尬情况但又难以逃离或难以获得帮助,因此恐惧不安,这些场景包括乘坐公交车、飞机等交通工具,处于人群拥挤地方或空旷地方。患者在行为上表现为极力回避这些环境,如不愿单独出门,不愿到人多热闹的场所,不愿乘车旅行,或需要他人陪伴。患者明知这样的强烈恐惧不合理、不必要,但又无法控制,伴有明显的焦虑不安及自主神经症状。症状常持续数月,而使患者感到极度痛苦,或导致其个人、家庭、社交、教育、职业和其他重要领域功能明显受损。

(三) 治疗及预后

场所恐惧障碍的远期预后一般较好,部分患者转为慢性,社会功能受到影响。起病急、有明确的发病原因、病前人格健康、良好的社会支持、病程短、较高的治疗动机提示预后良好;反之,预后较差。

1. 心理治疗 对场所恐惧障碍最为有效的是行为疗法,包括系统脱敏疗法或暴露疗法,可有效缓解患者对于场所的恐惧感。

2. 药物治疗 苯二氮䓬类如劳拉西泮、阿普唑仑等药物对场所恐惧障碍能快速起效,可用于短期治疗。对伴有抑郁情绪的患者可以联合抗抑郁药进行治疗。

五、社交焦虑障碍

社交焦虑障碍(social anxiety disorder,SAD)是在某种或多种人际处境中,担心其行为被他人做出负性评价,而出现持久强烈恐惧和回避行为的一种焦虑恐惧障碍。患者因此竭尽全力避免社交场合,严重影响其社交关系、生活质量和职业前景。2019年发布的中国精神障碍流行病学资料显示,我国社交焦虑障碍的年患病率为0.4%,终生患病率为0.6%。社交焦虑障碍发病年龄较早,一般起病于儿童中期,儿童青少年与成人的年患病率相仿,女性与男性的比例约为2:1,发达国家高于发展中国家。

(一) 病因及发病机制

社交焦虑障碍的病因和发病机制尚不清楚,但与遗传和环境因素高度相关,遗传因素会增加社交焦虑障碍的易感性。神经生物学研究显示,5-HT、肾上腺素、催产素水平与社交焦虑障碍的发病有关。

(二) 临床表现

社交焦虑障碍的主要特点是对暴露在陌生人面前或有可能被众人注视的一种或多种社交、工作场合感到明显和持久的害怕。患者表现为在进行社交活动时如社交互动(如交谈)、被观察(如饮食)

Note:

或在他人面前表演(如演讲),会出现害羞、笨拙、局促不安、手足无措、担心当众出丑或被他人负面评价等,因而拒绝当众讲话、吃饭,甚至不去公共厕所,严重时导致自我社会隔离。患者明知这种恐惧不合理却无法自控。社交焦虑障碍症状常持续至少数月,导致个人、家庭、社会、教育、职业或其他重要功能领域的重大困扰或严重损害。

社交焦虑障碍典型的社交焦虑情境:被介绍给别人,与上级见面,与异性会面中开始交谈,约会,接电话,接待来访者,在被人注视的情况下写字、吃东西,公开场合讲话,上厕所,在商店与人谈价或试穿衣服。患者常见的生理表现为脸红、不自然、气促、出汗、心悸、血压变化、恶心、无力甚至昏厥等症状,以致回避。

（三）治疗及预后

社交焦虑障碍的药物治疗首选抗抑郁药,能有效缓解社交焦虑障碍患者的焦虑、恐惧症状。心理治疗首选认知行为治疗,对消除患者的社交恐惧症状,改善社会功能有明显作用。药物治疗和心理治疗可同时应用,并至少需要维持 12 个月。

部分患者经过正规治疗,可以获得相对满意的效果。但有部分患者经过药物治疗和心理治疗之后,效果仍然不是很满意,甚至长期带有社交恐惧的症状,但是仍然提倡患者及时就诊、正规治疗。

六、其他焦虑与恐惧障碍

其他焦虑与恐惧障碍还有特定恐惧障碍、分离性焦虑障碍。

1. **特定恐惧障碍**(specific phobia)　是以过度惧怕特定的情境或物体为主要特征的一种焦虑与恐惧障碍。患者主要表现为对存在或预期的某种特殊物体或情境而出现的不合理恐惧,并出现回避行为,由此影响了生活或引起明显苦恼。通常患者能够认识到自己的恐惧是不合理的和过分的。最常见的恐惧对象:有某些动物(如狗、猫、蛇、老鼠)、昆虫(如蜜蜂、蜘蛛)、登高、雷电、黑暗、密闭环境(如乘坐飞机)、外伤或出血、锐器以及特定的疾病(如性病、艾滋病)等。大多发生在儿童早期,女孩多于男孩,部分严重患者可持续到成年。

2. **分离性焦虑障碍**(separation anxiety disorder)　是个体与依恋对象(与个体存在深厚情感联系的人,如父母、照料者、配偶、子女等)分离时出现显著且过度的恐惧或焦虑。主要表现为持续担心伤害或某些其他意外事件导致与依恋对象分离,或不愿或拒绝上学或工作,或在与依恋对象分离的场合出现躯体症状,如头晕、恶心、呕吐等,或出现过度情绪反应,例如烦躁、哭喊、发脾气等。患者多起病于儿童时期,病程至少持续一个月以上。

第二节　焦虑与恐惧障碍的护理程序

一、护理评估

1. **精神和躯体方面**　评估患者是否有提心吊胆、惶恐不安的强烈的内心体验,其程度如何;有无小动作增多,不能静坐等运动不安表现;是否有心跳过速等自主神经功能紊乱情况;是否有对外界过于敏感、难以集中注意力等表现;有无突然出现的恐惧感,并伴有一些躯体的不适如心悸、胸闷;患者是否因此有各种求助行为或采取明显的回避行为。恐惧的具体内容,惧怕的程度,面对恐惧对象时的具体表现,患者所惧怕的事物可否追溯到现实刺激。可采用汉密尔顿焦虑量表(HAMA)、焦虑自评量表(SAS)等对焦虑症状及其程度进行评估。

2. **心理和社会方面**　评估患者病前性格如何;近期有无生活事件,内容及强度如何;对应激的心理应对方式;社会背景、受教育程度如何;社交及人际关系是否受影响;家属对患者患病前后的评价如何,患病后家属对患者的态度怎样,患者的社会关系如何,患病后有无改变;患者对住院所持态度怎样。

二、常见护理诊断/问题

焦虑与恐惧障碍的临床表现广泛,包括患者的主观感受和客观表现、精神症状和躯体不适,因此护理诊断涉及十分广泛,这里仅就其精神症状及具有共性的躯体症状方面提出如下护理诊断以供参考:

1. **有自杀、自伤的危险** 与焦虑恐惧症状持续时间长,导致抑郁有关。
2. **有自理能力下降的危险** 与焦虑症状导致精力下降有关。
3. **情绪失控** 与焦虑症状,惊恐发作症状有关。
4. **社会交往障碍** 与对社交活动的恐惧和回避有关。

三、护理目标

1. 患者未发生自杀等意外事件,或被及时发现制止。
2. 患者的基本生理需要得到满足,舒适感增加。
3. 患者的焦虑恐惧症状缓解,或能接受症状。
4. 患者的社会功能得到改善。

四、护理措施

(一)保障患者安全

1. 密切观察患者情绪变化,对有抑郁情绪、自杀、自伤倾向的患者,注意防范患者发生自杀、自伤的情况。

2. 做好安全检查,避免环境中的危险物品和其他不安全因素,以防止患者在症状影响下发生意外情况。

(二)满足生理需要,提高躯体舒适度

1. 提供基础护理,保证患者在饮食、睡眠、排泄等生理需要上的满足。

2. 对主诉躯体不适的患者,注意区别是心因性还是器质性问题,对于后者需要及时向医生反馈,遵照医嘱给予相应处理。

3. 鼓励患者在体力允许的情况下,逐步进行力所能及的自我照护。

(三)减轻焦虑恐惧症状或接受症状

在对焦虑与恐惧障碍患者的护理中,护士应遵循的原则为接受患者症状,理解患者;帮助患者认识症状,减轻症状,或者能够带着症状生活。具体措施包括:

1. 建立良好的护患关系,能使患者对医务人员产生信任,对治疗抱有信心。

2. 与患者的接触过程中,对患者的症状不能简单地否认或评判,需耐心倾听患者的叙述,接受患者的症状。

3. 提供支持性心理护理,耐心倾听患者的诉说,了解患者的感受和体验,对患者的痛苦给予高度的理解和尊重。

4. 帮助患者学会放松,教给患者渐进式肌肉放松法、腹式呼吸放松法和冥想等放松技巧来缓解焦虑症状。

(1)渐进式肌肉放松法:渐进性肌肉放松法最早由美国生理学家艾德蒙·捷克渤逊(Edmund Jacobsen)于20世纪30年代创立,后逐步完善,是目前广为应用的放松方法。该法是通过全身主要肌肉收缩-放松的反复交替训练,使人体验到紧张和放松的不同感觉,通过比较而体验所产生的放松感,最后达到身心放松的目的。

具体做法:①在一个安静的场所,按照下列部位的顺序进行收缩-放松训练:优势手的手掌(握拳-松拳)、前臂(上抬-放下)和肱二头肌(绷紧-放松),非优势手的手掌、前臂和肱二头肌,前额(抬眉-

Note:

放松),眼(紧闭 - 放松),颈(头后仰 - 放松)和咽喉部(张嘴 - 放松),肩背部(双肩上耸 - 放松),胸(吸气后绷紧 - 放松),腹(收腹 - 放松),臀部(绷紧 - 放松),大腿(绷紧 - 放松),小腿(脚尖向上,脚尖向下),脚(内收外展)。②每部分肌肉紧张时,保持5~7秒,注意肌肉紧张时所产生的感觉。然后很快地使肌肉彻底放松,并细心体察放松时肌肉的感觉。每部分肌肉一张一弛做两遍,其他肌肉保持放松。

(2) 腹式呼吸放松法:腹式呼吸放松法每次可连续进行4~10分钟,或者更长时间。具体做法:①保持坐姿,身体向后靠并挺直,松开束腰的皮带或衣物。②将双掌五指并拢,掌心向下轻轻放在肚脐上。③把肺想象成一个气球,用鼻子慢慢地吸足一口气,将这个气球充满气,直到感到气球已经全部胀起。保持这个状态两秒钟。④给气球充气时,应当能看到手朝离开身体的方向移动。这一向外的运动可以帮助检查是否已将空气送达肺的底部。再用嘴巴慢慢、轻轻地吐气,观察手向靠近身体的方向移动。反复数次,直到掌握腹式呼吸,并能达到腹式呼吸的深度要求。⑤学习控制呼吸的速度。在呼吸时数数,"1,2,3,4……",要求自己慢慢地均匀地数数,用四个节拍吸气,再用四个节拍吐气,如此循环。

(3) 冥想法:以十分钟冥想法为例介绍具体做法:①在安静的地方舒适地坐下,挺直腰背。②做5次深呼吸(用鼻子吸气,再用嘴呼吸),然后轻轻地闭上眼睛。③将注意力集中在身体坐着时的躯体感觉、脚放在地板上的躯体感觉上。留意身体哪些部位感到舒适和放松,哪些部位感到不适和紧张。④留意自己的情感,比如现在处于什么心情。⑤专注于呼吸。留意自己是哪个部位最能强烈地感受到呼吸时的起伏感觉;留意每次呼吸所带来的感受,注意每次呼吸的节奏;在将注意力集中到起伏感觉上时,缓缓地数呼吸次数,吸一次气数1,呼一次气数2,一直数到10;重复这个过程,循环5~10次。⑥结束:注意力不需再集中,任由思绪转换20秒;将注意力带回到躯体感觉上,即身体在椅子上的感觉、脚放在地板上的感觉;在准备好之后,缓缓地睁开眼睛,站起来。

5. 鼓励患者表达自己的情绪和不愉快的感受,协助其识别和接受负性情绪及相关行为。

6. 帮助患者注意症状之外的其他事情,例如参加力所能及的劳动,以终止负性和应激性思维。

7. 帮助患者矫正扭曲的认知,从而使患者改善或消除适应不良的情绪和行为。

8. 重建正确的疾病概念和对待疾病的态度:顺其自然,接受症状;转移注意,尽量忽视症状。

9. 可用说明、解释、分析、推理等技巧使患者认识其症状行为,以帮助患者接受症状。(患者的痛苦在于,患者知道自己的症状是不正常的,力图摆脱它,但又摆脱不掉,循环往复反而进一步造成心理冲突,形成恶性循环。如果让患者在心理上"听其自然",放弃对疾病的抗拒,切断恶性循环,就可以使症状减轻或消失。)

(四) 提高应对能力和改善社会功能

1. 与患者共同探讨其压力源及诱因,与患者制订出适合患者的压力应对方式。并提供环境和机会让患者学习和训练新的应对技巧。

2. 反复强调患者的能力和优势,忽略其缺点和功能障碍,以利于增强信心和减轻无助无用感。

3. 用行为示范方法,让患者学会对压力的处理。

4. 协助患者获得家庭的理解和可及的社会支持。

5. 帮助患者改善自我照顾能力,协助患者增强对社会环境和家庭的适应能力,鼓励患者努力学会自我调节,尽早摆脱依赖性。

6. 指导患者的配偶和亲友建立积极友爱、关心、帮助患者的家庭气氛。

(五) 惊恐发作的护理

(1) 急性发作期间:患者在惊恐发作时,护士须镇静、沉稳,立即帮助患者脱离诱发惊恐发作的因素或改换环境,治疗和护理需保持有条不紊地进行,并需一直陪伴直到发作缓解;护士要态度和蔼,耐心倾听和安抚,对其表示理解和尊重;将患者和家属分开或隔离,以免互相影响和传播;为患者创造有利于治疗的环境,必要时设专人陪护;如患者表现为挑衅和敌意时,应适当限制。

(2) 间歇期间:传授患者关于惊恐障碍及其生理影响的知识能够帮助患者战胜惊恐。患者理解什么是惊恐障碍和有多少人在遭受惊恐障碍的痛苦,能够使他们的症状减轻;运用认知干预的方法,帮助患者辨别出可能诱发惊恐发作的因素,如特殊的情景或者想法。当患者明白惊恐发作是与哪些诱发因素相关,这些诱发因素引起惊恐发作的能力就会降低甚至消失。可用内感性暴露的方法帮助患者减轻症状:首先,让患者反复想象暴露于惊恐发作时体验到的感觉中,比如心悸或者头晕的感觉。其次,教会患者通过控制过度换气或体力活动(比如跑步、疾步上楼以引起心动过速)减轻恐惧感。最后,让患者体会和了解到这些感觉不一定进一步发展成为完全的惊恐发作;教会患者放松技术,以便患者在急性发作时,能够自我控制;做好家属工作,争取家庭和社会的理解和支持。

五、护理评价

1. 患者是否未发生自杀等意外事件,或被及时发现制止。
2. 患者基本的生理需要是否得到满足。
3. 患者情绪症状是否缓解,或是否接受症状,能够带着症状生活。
4. 患者的社会功能是否恢复正常。

(杨芳宇)

思 考 题

1. 在 ICD-11 中,焦虑与恐惧相关障碍有哪些类别?
2. 广泛性焦虑障碍与惊恐障碍有什么不同? 分别应如何护理?
3. 场所恐惧障碍有哪些临床特点? 常见护理问题有哪些?

URSING

第十章

应激相关障碍患者的护理

10章 数字内容

———— 学 习 目 标 ————

知识目标:

1. 掌握应激相关障碍的概念、临床特征、护理。

2. 熟悉应激相关障碍的主要治疗方法。

3. 了解应激相关障碍的病因及发病机制。

能力目标:

能对应激相关障碍患者制订针对性护理计划并能有效实施。

素质目标:

理解和接纳应激相关障碍患者的症状和心理痛苦,能给予患者尊重和关爱。

2008 年 5 月,汶川的吴女士在屋外晾晒衣物,其 5 岁的女儿正在屋内玩耍。这时突然发生地震,导致房屋倒塌,将其 5 岁的女儿掩埋在屋里。吴女士当时就浑身发抖、号啕大哭。其亲属赶来时,吴女士已不认识亲人,只是哭喊"女儿别走""这是哪里"之类的话,且语言不连贯。直至医生给予镇静药服用后,才安静入睡。次日,吴女士表现较为安静,但面目表情茫然、双目直视、无任何反应。随后慢慢才缓解,但常常流泪,自述忘不了女儿,白天夜晚脑子里都会突然出现女儿的音容笑貌,有内疚、负罪感,反复说是因为自己当时没有在女儿身边保护女儿,才导致女儿被地震夺去生命。平时,非常回避地震场景,不愿路过房屋倒塌地,不敢走以前带女儿走过的路,不敢去带女儿玩过的公园。

请思考:

1. 吴女士的症状有什么特点?

2. 护理人员应如何帮助她?

第一节 应激相关障碍的临床特点

一、概述

应激相关障碍(stress related disorders)是一组与暴露于一个或一系列应激性、创伤性事件或不良经历直接相关的精神障碍。其症状内容、病程与预后均与应激因素有密切关系。对于这一组中的每一种精神障碍,都有一个可识别的压力源。尽管并非所有经历创伤的个体都会发展为应激相关障碍,但未经历压力源的情况下不会发生应激相关障碍。在 ICD-11 中,应激相关障碍分为创伤后应激障碍、适应障碍、延长哀伤障碍、复杂性创伤后应激障碍、反应性依恋障碍、去抑制性社会参与障碍。这些不同应激相关障碍的区别是应激事件引起的症状的性质、模式和持续时间以及相关的功能损害不同。

由于应激相关障碍的概念和诊断标准不一致,以及由于该病病程短暂、部分病例可自行缓解,因而对该病患病率的统计产生影响,导致不同国家报道的患病率存在一些差异。从患病年龄来看,应激相关障碍的患病年龄分布较广,从少年到老年均可见,尤以青壮年为多见。

知 识 链 接

应激源、应激反应与应激障碍

应激源(stressor)是指作用于个体并使其产生应激反应的刺激物。按不同的环境因素可分为外部环境应激源、个体内环境应激源和社会心理环境应激源。

应激反应最早是由加拿大病理生理学家塞里(Selye)在 1936 年提出。塞里通过对患者的观察发现,许多处于不同疾病状态下的个体,都出现食欲减退、体重下降、无力、萎靡不振等全身不适和病态表现。塞里认为在各种不同的严重干扰性刺激下,个体会通过一些非特异性的反应过程来适应。因此,塞里将机体在刺激作用下出现非特异性反应称为应激(stress)。现代应激理论在此基础上修正、充实和发展,提出应激反应包括应激生理反应和应激心理反应两个方面。

应激反应不等于应激障碍,只有应激反应超出一定强度和 / 或持续时间超过一定限度,并对个体社会功能和人际交往产生影响时,才构成应激障碍。

二、病因及发病机制

(一)病因

应激相关障碍的病因很明确,一般来说,突如其来且超乎寻常的威胁性和灾难事件以及长期的生活事件是其发病的直接病因。这些应激源对个体来讲是难以承受的创伤性体验或对生命安全具有严重的威胁性,比如经历战争和暴力犯罪事件,经历自然或人为灾难。其也可能是因反复经历接触创伤性事件,如复杂性创伤后应激障碍是因长期经历家庭暴力或虐待导致。适应障碍的病因可能是较轻的生活事件,如一般的生活事件(失业、离婚)或在特定发展阶段发生的生活事件(升学、退休)。童年缺乏关爱、被虐待或忽视型教育模式是反应性依恋障碍和去抑制性社会参与障碍的发病原因。

不是所有经历创伤的个体都会发展为应激相关障碍,同样的创伤性事件对不同人群(如年龄、性别、职业等不同的社会背景)的影响也不同。人格缺陷、不成熟的应对方式、缺乏社会适应能力、缺乏社会支持都是应激相关障碍的危险因素。

(二)发病机制

应激相关障碍的发病机制比较复杂,至今仍未完全阐明。一般认为,机体在应激状态时可通过中枢神经系统、神经生化系统、神经内分泌系统、免疫系统等相互作用,影响机体内环境平衡,引起各器官功能障碍、组织结构变化,从而导致各类应激相关障碍的发生,出现一系列生理、心理的改变。生理方面表现为心率增快、呼吸急促、血压增高、肌肉紧张、出汗、尿频;认知方面表现为记忆力下降、注意力不集中;情感方面表现为情绪不稳、焦虑不安、紧张恐惧;行为方面表现为兴奋激越或意志行为减退。

知 识 链 接

急性应激障碍

急性应激障碍(acute stress disorder,ASD)是 DSM-5 中的诊断名称,在 ICD-10 中被称为急性应激反应。在 ICD-11 中,急性应激反应已从"精神行为或神经发育障碍"一章中移出,而将其归类于"影响健康状态的因素和需要健康服务的非疾病现象"。

急性应激障碍是指由于遭受急剧、严重的心理社会应激因素后,在数分钟或数小时之内所产生的短暂心理异常。临床症状最初多表现为"茫然"状态,即意识范围受限、定向错误、注意狭窄,伴有无目的的动作等。随后可表现出对周围环境的逃避或退缩,表现为不语不动、不吃不喝、对外界刺激毫无反应;也可表现为激越兴奋、活动过多、有冲动毁物行为。同时患者可表现为典型的焦虑性自主神经症状,如出汗、脸红、心率增快等。患者有时不能回忆创伤性事件。

急性应激反应一般持续数小时或数天,预后良好,症状缓解完全。因此,新版 ICD-11 不再将其列为一类疾病。

三、临床表现

(一)创伤后应激障碍

创伤后应激障碍(posttraumatic stress disorder,PTSD)是指个体经历突发性、威胁性或灾难性生活事件而延迟出现和长期持续存在精神异常的一类精神障碍。其临床表现以再度体验创伤为特征,并伴有情绪的易激惹和回避行为。突发性、威胁性或灾难性生活事件常为个体经历、目睹或遭遇到一个或多个涉及自身或他人的实际死亡,或受到死亡的威胁,或严重的受伤,或躯体完整性受到威胁。

1. 创伤后应激障碍的核心症状为创伤性再体验症状、回避与麻木症状和警觉性增高症状。具体

Note:

表现如下：

（1）创伤性再体验症状：患者表现为在重大创伤事件后，无法控制地以各种形式重新体验创伤经历和体验。这种反复体验性症状使患者痛苦不堪，一方面难以控制症状的发生时间和次数，另一方面症状会引发个体强烈的痛苦感觉，就像再次经历创伤事件一样。闯入性症状主要有以下三种形式：

1）短暂"重演"性发作，即在无任何因素或相关物的影响下，创伤情景经常不由自主地出现在患者的联想和记忆中，或使患者出现错觉、幻觉，仿佛又完全置身创伤性事件发生时的情景，重新表现出事件发生时所伴发的各种强烈情感反应和明显的生理反应如心跳、出汗、面色苍白，持续的时间可从数秒钟到几天不等。此种短暂"重演"性发作的现象称为"闪回"。

2）暴露于与创伤性事件相关联或类似的事件、情景或其他线索时，出现强烈的情感痛苦或生理反应。如事件发生的周年纪念日、相近的天气及各种场景因素都可能促发患者的心理与生理反应。

3）闯入性症状还会在睡眠状态中以梦魇的形式出现，表现为患者梦中反复重现创伤性事件或做噩梦。

（2）回避与麻木症状：即回避与创伤性事件有关的刺激，以及对一般事物的反应显得麻木，反映患者试图在生理和情感上远离创伤。主要表现为：

1）回避表现：回避谈及与创伤有关的话题，回避可能勾起恐怖回忆的事情和环境，或不能回忆（遗忘）创伤性经历的某些重要方面。

2）麻木表现：患者整体上给人以木然、淡然的感觉。表现为对周围环境的一般刺激反应迟钝，很少参加活动或没有兴趣参加；情感淡漠，与他人疏远，有脱离他人或觉得他人很陌生的感受；难以体验和表达细腻的情感（例如，无法表达爱恋）；对未来失去憧憬，如很少考虑或计划未来的学习、工作或婚姻等。

（3）警觉性增高症状：表现为自发性的高度警觉状态，反映患者长时间处于对创伤事件的"战斗"或"逃跑"状态。警觉性过高的症状在创伤暴露后的第一个月最为普遍，具体表现为：①难以入睡或易醒；②易产生惊跳反应，如遇到一些类似的场面或轻微的感觉刺激表现出容易受惊吓，出现惊恐反应，如紧张、恐惧、心慌、心跳、面色苍白、出冷汗等，或表现为易激惹；③难以集中注意。

2. PTSD 的临床表现随年龄的不同有所差异，主要为年龄愈大，重现创伤体验和易激惹症状越明显。成年人大多主诉与创伤有关的噩梦、梦魇；儿童因为语言表达、词汇等大脑功能发育尚不成熟等因素的限制，常常无法清楚叙述噩梦的内容，仅表现为从梦中惊醒、在梦中尖叫或主诉头痛、胃肠不适等躯体症状。

3. PTSD 的症状通常在创伤后延迟出现，即经过一段无明显症状的间歇期后才发病，间歇期为数日至数月，甚至长达半年。症状一旦出现，则可持续数月至数年。大多数患者可自愈或治愈，少数患者由于病前人格缺陷导致预后不良，迁延不愈或转化为持久的人格改变或社会功能缺损。

（二）复杂性创伤后应激障碍

复杂性创伤后应激障碍（complex post-traumatic stress disorder，C-PTSD）是长期、反复经历创伤事件后出现的一种精神障碍。与 PTSD 的区别在于：①C-PTSD 所遭遇的创伤性事件为难以或不可能逃脱的长时间或重复性事件（如长时间家庭暴力、反复性侵害或身体虐待等），而 PTSD 遭遇的创伤性事件多为一过性事件。②C-PTSD 除了 PTSD 的核心症状外，还存在严重的人际关系障碍、负性的自我认知和情绪调节障碍。

C-PTSD 的人际关系障碍表现为不能持久维持良好人际关系，包括过度依赖他人、取悦他人、控制他人；或表现为对人际关系敏感、警觉性或防御性增强，难以建立亲密关系。负性自我认知表现为认为自己一无是处、自暴自弃，常有羞耻感、内疚感、失败感，并可能出现消极观念和自杀行为。情绪调节障碍表现为情绪不稳定，无快乐的体验；经常冲动攻击和破坏性行为。C-PTSD 的以上症状会导致患者有明显的人际、家庭、社会关系损害，以及社会功能损害。

（三）适应障碍

适应障碍（adjustment disorder）是指在明显生活改变或环境改变时所产生的短期、轻度的烦恼状态和情绪失调，常有一定的行为改变和生理障碍，但不出现精神病性症状。常见的生活环境改变有丧偶、离婚、失业、更换新工作、移居国外、离退休、经济危机等。发病往往与生活事件的严重程度和个体人格特质、应对方式等有关。

适应障碍的临床症状变异较大，常见症状包括：①焦虑和抑郁情绪，表现为无望感、哭泣、心境低落等抑郁情绪，或惶惑不知所措、紧张不安、注意力难以集中、胆小害怕和易激惹等焦虑情绪，可伴有心慌、震颤、胃肠不适等躯体症状。②品行障碍，表现为对他人利益的侵犯或不遵守社会准则和规章、违反社会公德，如逃学、说谎、打架斗殴、毁坏公物等。③行为退缩表现，表现为孤僻离群、不注意卫生、生活无规律、尿床、幼稚言语或吸吮手指等。成年人多表现为抑郁症状，青少年多表现为品行障碍，儿童则多表现为退缩现象。

适应障碍患者均可出现生理功能障碍，如睡眠不好、食欲缺乏、头痛、疲乏、胃肠不适等症状，同时可因适应不良的行为而影响到日常活动，导致社会功能受损。

适应障碍患者通常在应激性事件或生活改变发生后 1~3 个月内起病，病程一般不超过 6 个月。应激因素消除后，或随着时间推移，适应障碍可自行缓解，也可能转为更严重的其他精神障碍。

（四）延长哀伤障碍

延长哀伤障碍（prolonged grief disorder, PGD）是指丧失亲人之后持续的哀伤反应，往往超过 6 个月，且难以随着时间的推移而得到缓解。延长哀伤障碍的高危患病群体包括女性、老年人、文化程度低者、经济收入低者。此外，有流产史、儿童期分离焦虑、童年虐待、父母离世、与逝者关系亲密、对亲人的去世缺乏心理准备、缺少有效的社会支持等因素都会增加延长哀伤障碍的风险。

延长哀伤障碍的临床特征是以丧亲事件为中心，表现为持续性的、极度的痛苦体验。患者对逝者过度追忆，常沉浸在对逝者的缅怀之中，不愿接受逝者已逝的现状；对与逝者相关的事物过度敏感，有意识地避免与已逝者相关的事物；难以进行正常的生活，自我定位混乱，不愿接受生活中新的角色，觉得生活无意义；情感麻木，与外界隔离、疏远，不接受他人的帮助，难与他人建立亲密关系。这些症状往往超过半年，随着时间的推移也难以减轻。患者的社会功能受到显著影响，生活质量严重受损，甚至有自杀风险。

（五）反应性依恋障碍

反应性依恋障碍（reactive attachment disorder, RAD）是指由于在生命早期被忽视或虐待，基本情感需要未能得到满足，使得患儿不能与父母或照料者建立健康的依恋关系，从而表现为持续性的社交和情绪障碍。

被寄养或遭受过严重忽视的幼儿可能患病，如从小生活于孤儿院、父母有严重精神问题或物质滥用不能履行父母职责、各种原因导致与父母长期分离等情况。严重被忽视是诊断该病的必要条件，也是该病的唯一已知风险因素。

反应性依恋障碍的本质特征是由于严重被忽视，儿童和成人照料者之间缺乏依恋关系或依恋关系不足。其临床表现可以在婴儿期即出现，如对照料者表现出情感退缩式的行为模式，不去寻求安慰或者对安慰无反应。不参与他人活动或互动游戏，不寻求支持或帮助。基本无笑容，常有恐惧、悲伤、烦躁等表现。

在发育程度上还不能形成选择性依恋的儿童，一般不诊断为反应性依恋障碍，因此诊断该病需儿童年龄至少为 9 个月。此外，5 岁以上儿童是否发生该疾病尚不确定。

（六）去抑制性社会参与障碍

去抑制性社会参与障碍（disinhibitory social engagement disorder, DSED）是一种常起病于 5 岁前，与生命早期被忽视有关，其核心表现为超出了社会预期的、亲疏不分的社交行为异常。

与反应性依恋障碍一样，严重被忽视是诊断该病的必要条件，也是该病的唯一已知风险因素。可能发病的情况包括生活在孤儿院、长期与父母分离、父母未能履行职责、经常更换照料者等。诊断该病的年龄需为至少9个月以上。

患有去抑制性社会参与障碍的儿童表现为无法区别依恋对象，亲疏不分，对陌生人过分亲近，缺乏社交边界，可以轻易跟随陌生人离开。为吸引注意，可有过激行为甚至攻击行为。青少年患者表现为频繁的关系冲突和依旧亲疏不分的社交模式，例如将新认识的人认定为最好的朋友，但朋友关系变化不定，且常有同伴冲突。

四、治疗与预后

应激相关障碍的治疗主要为心理治疗与药物治疗相结合。治疗的关键在于尽可能去除精神因素或脱离引起精神创伤的环境，转移或消除应激源。多数情况下，随着应激源的消退，应激反应会逐渐恢复正常。但发生在儿童时期的应激相关障碍，其症状可持续到青春期。适应障碍的预后较好，PTSD、C-PTSD、延长哀伤障碍等的预后较差。

1. **心理治疗** 是主要治疗手段。根据患者病情的特点，选用指导性咨询、支持性心理治疗、精神分析治疗、认知行为治疗等方法。通过疏泄、解释、支持、鼓励、指导等手段，帮助患者摆脱痛苦，认识疾病，面对现实，配合治疗，提高适应能力。

2. **药物治疗** 对于精神症状明显的患者，需要用药物治疗进行对症处理，为心理治疗打好基础。对焦虑、恐惧不安者，可使用抗焦虑药；对抑郁症状突出者，可选用丙米嗪、阿米替林或选择性五羟色胺再摄取抑制剂（SSRIs）等抗抑郁药；对有妄想、幻觉、兴奋躁动者可应用抗精神病药，如氯丙嗪、氟哌啶醇等经典抗精神病药或奥氮平、利培酮等新型抗精神病药。症状消失后可继续服药数周再停药。

3. **其他治疗** 对于严重抑郁、有自杀和自伤行为，或明显冲动、有伤人毁物行为的患者，可采用改良电抽搐治疗，以迅速控制症状，保证患者和周围人的安全。对于木僵、抑郁等进食较差的患者，可给予补充营养、纠正水电质平衡等支持疗法。

第二节 应激相关障碍的护理程序

一、护理评估

对应激相关障碍患者的护理评估主要包括心理、生理、社会行为、应激源等方面的内容，其中尤其要注意有无危及生命和安全的行为存在，如自杀、自伤、拒食、拒水、冲动、伤人等。对应激源、应对方式、人格特征的评估则有助于选择针对性的护理措施。

1. **应激源评估** 应评估应激源的发生原因、种类、强度、持续时间、发生频率、当时情景、与患者的切身利益关系是否密切、与疾病发生的关系等。

2. **精神状况和行为方式评估**

（1）评估精神状况：包括感知觉症状，如有无幻觉、妄想等；情感状态，如有无抑郁、焦虑、恐惧、淡漠等；以及意识状态等。

（2）评估行为方式：有无现存或潜在的冲动、伤人、自杀、自伤、木僵等行为；有无退缩和品行障碍行为。

3. **生理功能评估** 评估躯体的一般情况和各器官的功能水平，以及营养、饮食、睡眠和排泄等情况。

4. **心理应对方式和认知评估** 评估患者平时对压力事件的处理方式、处理压力事件所需的时间、患者对应激事件的认识、对该疾病的态度。

5. **社会功能评估** 评估患者的人际交往功能、日常生活能力、职业功能、社会角色等状况；评估患者社会支持来源、强度、性质和数量，以及患者家属对本病的认识情况，对患者所持的态度。

Note:

二、常见护理诊断 / 问题

1. **有自杀、自伤或暴力行为的危险** 与应激事件引起的焦虑情绪、抑郁情绪、冲动行为有关。
2. **个人生活能力下降的危险** 与应激事件导致的情绪不稳有关。
3. **睡眠型态紊乱** 与遭受应激事件、环境改变有关。
4. **情绪调控受损** 与长期面对应激事件、主观感觉不安、无法停止担心、反复出现闯入症状导致的焦虑、抑郁、紧张有关。
5. **个人应对无效** 与遭受创伤性事件、个人应对机制不良、支持系统不足有关。

三、护理目标

1. 患者不发生自杀、自伤、伤人行为。
2. 患者在自理能力下降期间,其基本生理需要能得到满足。
3. 患者能恢复正常的睡眠型态。
4. 患者情绪稳定,无焦虑、恐惧、紧张等不良情绪。
5. 患者能正确认识应激事件,学会正确应对方法,获得相应支持系统。

四、护理措施

应激相关障碍的护理包括生理、心理和社会功能等多方面的综合护理措施,由于应激源不同、患者表现不同,因此不同类型的患者,其护理各有所侧重。对急性期的患者,护理的重点在于保障患者的安全、满足患者的基本生理需要以及稳定患者情绪;对缓解期患者主要在于增强其应对能力。对创伤后应激障碍患者的护理主要在疾病早期以保障患者安全、消除情绪障碍为主,后期则以帮助其建立有效应对机制为主。对适应障碍患者的护理主要在于帮助患者提高对应激的应对能力。

1. **脱离应激源** 由于应激相关障碍的病因较为明确,均为应激事件所引起,因此对于应激相关障碍,最首要的护理措施是帮助患者尽快消除精神因素或脱离引起精神创伤的环境,包括对患者康复后生活或工作方面的指导或安排、必要时重新调换工作岗位、改善人际关系、建立新的生活规律等,以转移或消除应激源,最大限度地避免进一步的刺激和丧失。同时提供安静、宽敞、温度适宜、色彩淡雅以及陈设简单、安全的环境,减少各种不良环境因素对患者的刺激和干扰。由于应激相关障碍患者富有暗示性,不宜将此类疾病的患者安排在同一房间,以免增加新症状或使原有症状更顽固。通过脱离应激源、减弱不良刺激的作用,可消除患者的创伤性体验,加速症状缓解。

2. **安全护理** 创伤后应激障碍患者、延长哀伤障碍、复杂性创伤后应激障碍患者常常因情绪低落导致自杀、自伤行为。因此对于以上患者需严加观察和护理,防止各种安全问题发生。具体措施为:

(1) 评估患者自杀、自伤、暴力行为的危险程度。

(2) 密切观察患者的各种表现,注意有无自杀、自伤、暴力行为的征兆出现。一旦发现患者有明显的自杀、自伤、暴力行为征兆时,应立即采取措施,保证患者及周围人员安全。

(3) 提供安全舒适的环境,将患者安置于易观察的房间,并保证房间内设施安全、光线明亮、整洁舒适、空气流通。对各种危险物品,如刀剪、绳索、药物、玻璃等尖锐物品,需妥善保管。定期进行安全检查,发现危险物品或安全隐患要及时处理,杜绝不安全因素。

(4) 对有自杀危险的患者,需加强沟通,掌握其病情、心理活动的变化,并利用各种机会,运用沟通技巧,鼓励患者表达思想、情感,争取动摇和取消患者的自杀意念。患者的活动范围需控制在护理人员的视线内,避免患者独处,必要时设专人护理。尤其在夜间、清晨、节假日等容易发生自杀的时段,更要严加防范。

3. **生理护理**

(1) 维持营养、水、电解质平衡:应激相关障碍患者常常由于抑郁情绪不思进食,或者处于木僵、退缩状态而拒绝进食,导致患者的营养状况较差。因此保证患者的正常入量,维持营养、水、电解质平衡是生理护理中的一项重要工作。护理人员可先了解患者的饮食习惯,尽量满足其口味,以促进和提高食欲;或安排患者与其他患者一起进餐,或采用少量多餐方式,也同样可以取得提高其食欲的效果。对抑郁、退缩状态患者,必要时需专人耐心劝导并协助喂饭。如上述方法均未奏效,可按医嘱行鼻饲管进食流质食品,或静脉补液,以保证患者的进食量。

(2) 协助料理个人生活:退缩状态的应激相关障碍患者常丧失料理自己日常起居的能力,甚至穿衣、梳理、如厕都无法进行。因此,需要护理人员对患者的生活料理提供帮助。对于终日卧床、个人生活完全不能自理的患者,护理人员需要做好各项基础护理,包括口腔护理、皮肤护理、排泄护理、会阴护理等,以保证患者的各项基本生理需要得到满足,避免发生长期卧床所致的并发症如褥疮、口腔溃疡等。当患者的病情开始缓解,意志行为逐步增强时,应鼓励患者自行料理个人卫生。

4. 改善睡眠　睡眠障碍是应激相关障碍患者比较常见的症状,尤其是合并抑郁或焦虑情绪的患者其睡眠障碍更为突出。因此,改善患者的睡眠是一项重要的护理工作。具体措施可参阅睡眠 - 觉醒障碍章节。

5. 心理护理

(1) 建立良好的护患关系:良好的护患关系是实施心理护理的基础。如果不能与应激相关障碍患者建立良好的沟通和合作关系,心理干预技术则难以实施,从而难以达到干预的最佳效果。与患者建立良好护患关系的措施为:①主动接触患者;以真诚、友善的态度关怀、体谅、尊重患者;接纳患者的病态行为,不批评和指责;无条件的积极关注。②耐心倾听,不催促患者回答或打断谈话。③操作前耐心解释,以取得患者的合作,减少刺激。④运用非语言沟通技巧如静静的陪伴、抚触、鼓励关注的眼神,以传达护士的关心和帮助。

(2) 给予支持性心理护理:①保持与患者密切接触。每日定时或在治疗护理中随时与患者交谈。②鼓励表达。鼓励患者倾诉疾病发作时的感受和应对方法。③认同接纳。对患者当前的应对机制表示认同、理解和支持,强调患者对应激事件的感受和体验完全是一种正常的反应。④合理解释、指导。对患者的症状进行解释,帮助患者认识疾病的性质,以解除患者的思想顾虑,树立战胜疾病的信心;对疾病的发生发展情况进行适当的讲解,帮助患者分析疾病症状和导致不良心境的原因和危害性,使患者认识到恶劣心境有害于身心健康;帮助患者分析病因和如何对待这些病因,如何处理和解决好这些应激源;鼓励、指导患者正确对待客观现实。⑤帮助宣泄。通过鼓励患者用言语描述、联想、回忆、表达及重新体验创伤性经历等,以达到让患者宣泄的目的;讨论创伤性事件包括患者的所见所闻、所思所想,减少患者可能存在自我消极评价;鼓励患者按可控制和可接受的方式表达焦虑、激动,允许自我发泄如来回踱步、哭泣等,但不过分关注。⑥强化疾病可以治愈的观念。⑦鼓励患者参加活动。根据患者承受能力,安排适当的活动,让患者多与他人交往以分散其对创伤体验的注意力,减轻孤独感和回避他人、环境的行为。

(3) 帮助患者纠正负性认知:积极的、建设性的思维方式,可以用来改变个体对问题的看法并减轻应激与焦虑水平。当患者情绪稳定时,心理护理可进一步加深,采取认知治疗方法帮助患者分析和了解自己的心理状态,认识与情绪抑郁和适应障碍有关的心理因素,纠正自己的负性认知,并建立积极的应对策略。①首先帮助患者找到自己的负性自动思维。通过提问、指导患者想象或角色扮演来探寻其负性情感反应和创伤之间起中介作用的歪曲认知,并要求患者归纳出其中一般规律,自己找出认知上的错误。②告诉患者其认知评价(即各种想法)是如何导致不良情绪反应和行为表现的。③指导患者通过现实的检验,帮助患者发现自己的消极认知和信念是不符合实际的,并找出认知歪曲与负性情感的关系,从而矫正这些认知障碍。

(4) 暴露疗法技术:暴露可以通过想象、虚拟现实技术等实现,也可以是真正进入某种情境,如在车祸后重新乘车或驾驶车辆,让患者面对与创伤有关的特定的情境、人、物体、记忆或情绪。反复的暴露可使患者认识到他 / 她所害怕和回避的场所已经不再危险,以帮助患者面对痛苦的记忆和感受,控制情绪,理性处事,正视现实,最大限度消除不合理理念。

(5) 帮助患者学习应对技能

1) 教会患者管理焦虑的方法,以更好地应对应激。主要的方法有放松训练(系统的肌肉放松)、呼吸训练(学习缓慢的腹式呼吸)、正性思维(用积极的想法替代消极想法)、自信训练(学会表达感受、意见和愿望)、思维阻断法(默念"停"来消除令人痛苦的想法)。

2) 帮助患者学习问题解决法,处理压力情景。指导患者通过对应激情景的模拟想象、实践、排演等方法,帮助患者学会运用以下步骤解决现实生活中的问题:①明确目前存在的困难和问题;②提出各种可能的解决问题的方法;③罗列并澄清各种可能方法的利弊及可行性;④选择最可取的方法,并立即做出决定;⑤考虑并计划具体的完成步骤或方案;⑥付诸实践并验证结果;⑦小结和评价问题解决的结果。

3) 帮助患者学会应激处理的各种积极、有效的认知和行为技能,并在实际生活中运用。积极有效的认知行为技能包括:①选择性忽视。有意不去注意自己的挫折和精神痛苦,对创伤性事件不去感知、不接触、不回忆。②选择性重视。重视自己的优点和成绩,发掘自己有别于他人的优势和长处。③改变原有的价值系统。用一颗平常心去看待事物,不与他人作对比、不计较得失、学会放弃、接受自己的长处与缺点。④改变愿望满足的方式。放弃目前难以实现愿望的方法,采取其他方式实现愿望。⑤降低自己的期望值。将自己的期望值降低,使之更符合现实。⑥转移刺激。用户外散步、运动、听音乐、看电视、与人交谈等方式,转移自己对应激的注意力。

4) 帮助患者运用社会支持系统应对应激:①协助患者找到现在或过去能关心、支持自己的人,以帮助患者寻求适当的支持系统或社会资源;②指导患者重新调整和建立社会支持,鼓励其调动一切可以利用的社会支持资源,以减轻应激反应,促进身心康复。

6. 家庭干预

(1) 帮助患者和家属学习疾病知识,使患者和家属对应激相关障碍的发生有正确的认识,消除模糊观念引起的焦虑、抑郁。

(2) 帮助家属理解患者的痛苦和困境,做到既要关心和尊重患者,又不过分迁就或强迫患者。

(3) 指导家属协助患者合理安排工作、生活,恰当处理与患者的关系。

7. 药物护理 遵医嘱给予相应治疗药物,如抗焦虑药、抗抑郁药、抗精神病药等,指导患者和家属了解和自行观察药物的作用和不良反应。

五、护理评价

1. 患者是否发生自杀、自伤、伤人行为。

2. 患者的生活自理能力是否提高,生理需要是否得到满足。

3. 睡眠型态是否得到改善或恢复正常。

4. 患者是否学会调整和控制情绪。

5. 患者的适应能力是否改善。

(杨芳宇)

思 考 题

---

1. 应激相关障碍常见有哪些类型?

2. PTSD 有哪些症状? 它与 C-PTSD 有什么区别?

3. 针对应激相关障碍患者,应从哪些方面进行护理?

强迫及相关障碍患者的护理

11章　数字内容

学 习 目 标

- 知识目标：
  1. 掌握强迫症的概念、临床表现及治疗原则；强迫及其相关障碍患者的护理。
  2. 熟悉强迫症的病因与发病机制；躯体变形障碍的临床表现与治疗。
  3. 了解其他强迫相关障碍临床表现。
- 能力目标：
  1. 能根据患者的临床表现识别本疾病。
  2. 能运用所学知识为强迫症患者实施护理，缓解症状，减轻痛苦，帮助其面对疾病。
- 素质目标：
  1. 护士愿意与患者建立良好的治疗关系，关心尊重患者，平等对待每一位患者。
  2. 护士具有同理心，理解接纳患者的孤独、焦虑和困惑的感受，并能发现和积极关注到患者严谨认真、遵守规则等优点，帮助患者接纳症状、减少病耻感，树立疾病康复的信心。

王女士,24岁,从事财务工作,平素性格内向、胆小怕事、一丝不苟、办事古板。半年前,一位年轻同事因病去世。从此,王女士特别害怕生病,担心自己也会感染某些细菌、病毒致病而死,觉得四处充满危险,手不小心被碰到后,马上去洗手。最初洗完手还可以干别的事,后来发展成洗完手也觉得不安全,要反复地洗手,最后发展成要遵循一定步骤洗手,如果不小心打乱洗手步骤,必须再重新开始。有时一次洗手时间长达一小时以上。双手因反复过度清洗已出现皲裂,流水浇在手上疼痛难忍。王女士知道这样的反复清洗没有任何意义,但就是控制不住,为此特别苦恼,已影响到工作、生活。

　　请思考:

　　王女士这样反复洗手正常吗? 她与我们正常的洗手有何不同?

第一节　强迫及相关障碍的临床特点

　　强迫及相关障碍,是具有类似持续性、闯入性、非己所欲的强迫性思维、先占观念和反复的强迫行为,同时具有相似的病理生理基础、治疗手段以及相同临床特征的一类精神障碍,包括强迫症、躯体变形障碍、囤积障碍、拔毛障碍、皮肤搔抓障碍等。

一、强迫症

　　强迫症(obsessive-compulsive disorder,OCD)是一种以反复出现的强迫观念和强迫行为为主要临床表现的精神疾病。多数患者自知这些观念和行为没有必要或不正常,违反了自己的意愿,但却无法摆脱,为此感到焦虑和痛苦。本病病程迁延,易慢性化,致残率较高,严重会影响社会功能。很多患者基于病耻感或对疾病错误的认知,早期并不主动寻求医治。临床上56%~85%强迫症至少与一种其他精神障碍共病,如抑郁障碍、广泛性焦虑障碍、精神分裂症等,因而既容易误诊,也会影响到治疗策略的选择。

　　WHO将强迫症列为人类第十位致残性疾病。强迫症约占精神障碍者的25%,精神科门诊就诊患者的8.4%~16.2%。世界范围的终身患病率为0.8%~3%。各国家研究报告平均发病年龄19~35岁,女性患病率略高于男性。儿童青少年是强迫症的高发人群,其患病率为2%~4%,低龄男孩多见。

知　识　链　接

预防强迫　关爱儿童

　　儿童强迫症的临床表现与成人基本相同,研究显示50%的成人患者在童年期已出现强迫症的早期症状。强迫症的儿童存在认知偏颇、自我价值感低、社交困难等问题,并且常伴有强烈的焦虑、烦躁等负面情绪,严重影响其睡眠、饮食、同伴交往及学习。

　　相关研究表明,父母不恰当的教养方式、认知决策功能不良是儿童强迫症的心理病理基础。强迫症儿童的人格特征与原生家庭关系不和、父母教育方式不当密切相关。幼年时父母的惩罚、拒绝和否认,包括情感上的忽视、虐待以及躯体方面的惩戒,都可能引发强迫症。

　　因此,父母应重视孩子童年期经历,给孩子以温馨和谐的家庭环境;多采取正性激励的教育方式,增强孩子的自尊自信;增加亲情互动、社会交往,培养健全人格。

(一)病因及发病机制

1. 生物学因素　某些神经系统疾病,如颞叶痴呆、帕金森病、额叶或颅底损伤及某些细菌感染均会表现出强迫样的症状,这提示强迫症可能存在着某些神经解剖学上的结构异常。强迫症患者可能存在皮质 - 纹状体 - 丘脑 - 皮质的神经环路结构和功能异常,从而导致眶额皮质和前扣带回的高度激活,表现出强迫思维和继发性焦虑;强迫症的神经生化学主要涉及中枢神经系统的 5-HT、DA、谷氨酸和 GABA 能神经元的功能异常。能增加前额皮质眶部和尾状核头部代谢的因素均能致强迫,谷氨酸参与其神经传递。治疗强迫症的一线药物能选择性抑制突触前膜对 5-HT 的回收,DA 阻滞剂能够增强 SSRIs 抗强迫作用,这些药物治疗的有效性进一步支持强迫症可能存在某些神经递质的异常。另外,强迫症患病也与遗传关系密切,有明显的家族聚集性,强迫症患者的父母、兄弟姐妹、子女具有高于普通人群的患病率。

2. **心理因素**　强迫障碍可能是心理冲突与心理防御机制相互作用的结果。患者往往在幼年经历某些精神创伤,对过去创伤的情感需要无法得到满足而产生了心理压抑,当他们遭遇到生活事件后,被压抑的情感体验就会通过转移、置换等心理防御机制而转化成强迫症状。行为主义认为,强迫行为大多是通过操作性条件反射形成的。从具有强迫思维而焦虑的患者中发现,在实施某些行为时,焦虑症状会有所减轻,焦虑症状的减轻使这些行为得以巩固。每次强迫思维再次出现时,他们就实施这些行为来减轻症状,就形成了强迫行为。认知理论认为,患者常常存在许多错误的信念,而形成强迫症状。研究发现,大多数强迫症患者,病前即表现出强迫的人格特质,主要表现为:①凡事过分追求完美,甚至达到吹毛求疵的程度;②行为上拘泥于形式,生活细节也力求程序化及仪式化;③遇事总是反复思考、核对,怕出差错,即使勉强做出决定,事后还是唯恐有错,有强烈的不安全感。

3. **社会因素**　生活事件可成为本病诱因,如工作变动、亲人丧失、人际关系紧张等。青少年学业压力过大、父母管教过严、父母教育方式存在较大差异亦可诱发本病。

(二) 临床表现

患者的临床症状复杂多变,涉及思维、情绪、意志行为等。其共同的特征是"自我强迫","自我强迫"是一种意识现象,指当一个人感到他的某种观念意图或行为既来源于自我,同时又感到不能进行有意识的控制,反复出现,无法摆脱主观意识而受其强迫。强迫症的主要表现在于患者意识到必须对它加以抵制却又无能为力,因而伴有紧张不安的痛苦体验。强迫症的基本症状是强迫观念和强迫行为。对于具体患者而言,可以是单一的强迫观念或行为,也可以是强迫观念与强迫行为均存在,或以某一症状更为突出,症状严重程度个体差异较大,部分严重患者甚至可达到妄想程度。

1. **强迫观念**　强迫观念是指反复闯入患者意识的观念,明知没有必要,但无法摆脱,因而苦恼和焦虑。强迫观念是本症的核心症状,在强迫症患者中表现最为常见,有以下几种形式:

(1) 强迫表象:是以刻板形式反复闯入患者头脑中的观念、冲动思维,内容常常为暴力、猥亵或毫无意义。患者试图抵制,但不成功。比如,患者吞咽唾液时总是觉得像是在咽尿,只要觉察咽唾液就产生此想法,患者极度反感与痛苦,但摆脱不掉。

(2) 强迫性穷思竭虑:患者对一些常见的事情、概念或现象反复思考,究其缘由,自知毫无现实意义,但不能自控,自觉痛苦。如反复思考"为什么女的叫妈妈,男的叫爸爸呢?"

(3) 强迫怀疑:患者反复怀疑自己言行的正确性而需要反复检查、核对。如出门后反复怀疑是否带手机,离开房间反复怀疑门是否关好等。

(4) 强迫对立观念:患者脑中出现一个观念或看到一句话,便不由自主地联想起与其性质对立的另一个观念或词句。如看到"拥护",立即想到"反对"等。

(5) 强迫联想:指由一个观念联想到另一个观念。当强迫症患者看到听到或想到某件事情时,就不由自主地联想到与其相关的一些令人不愉快的情境。如患者看见枕头上有头发,就想到得病住院、头发掉光等。

(6) 强迫回忆:患者思维中不由自主地反复呈现出经历过的事情,无法摆脱,感到苦恼。

(7) 强迫意向:患者自觉一种强烈的内在冲动,要去做某种违背自己意愿的事情,但实际上不会转变为行动,患者感到害怕和痛苦。如看到电插头就想去摸,但实际并不会去摸。

2. 强迫行为　强迫行为是患者通过反复的行为或动作,以阻止或降低强迫观念所致焦虑和痛苦的一种行为或仪式化动作,常继发于强迫观念。临床常见的表现形式有:

(1) 强迫检查:为减轻强迫怀疑所致焦虑而采取的行为,常表现为过度的反复检查如门窗、煤气是否关好,检查钱物是否藏好等。

(2) 强迫洗涤:为消除对受到脏污、毒物或细菌污染的担心,表现为反复洗手、洗澡、洗衣物及餐具等。

(3) 强迫询问:为缓解穷思竭虑或消除疑惑,患者不断要求他人做出解释或保证。反复询问"是不是、会不会、对不对、有没有"等问题。

(4) 强迫计数:患者对数字发生了强迫观念,整日沉浸于无意义的计数动作中,对生活中出现的各种数字都要反复默记,浪费了大量时间,而不能自控。

(5) 强迫性仪式动作:这是一些反复出现的、刻板的、过分的程序或仪式动作,通常是为了对抗某种强迫观念所致焦虑而逐渐发展起来的,如出门前手拍胸部 10 下,以示可以逢凶化吉等。

3. 回避行为　回避行为是强迫症引起的伴随症状,患者为了减轻焦虑的心理,经常性回避诱发强迫思维或强迫行为的人、地点或者事物,导致患者在做事情时经常表现出犹豫不决,行为迟缓等症状。

4. 其他　强迫思维或行为可以引起患者较大的情绪反应,如焦虑、抑郁及恐惧。儿童青少年起病时常合并抽动等肌肉运动异常表现,包括发声抽动、局部肌肉或躯体抽动,或不由自主的重复行为,如鼓掌或抚摸某物品等。患者一般在抽动之前会出现局部躯体的不适感,且抽动后可缓解。

(三) 诊断要点

1. 诊断标准

(1) 症状主要表现为强迫观念、强迫行为,或二者皆有。

(2) 强迫症状须占据一定时间(如每天出现一小时或以上)。

(3) 强迫症状引起患者明显的痛苦或导致患者生活、家庭、工作等方面的损害。

2. 自知力　强迫症患者的自知力水平可分为:

(1) 自知力良好:患者能够认识到强迫信念可能不是真的,或可以接受他们不是真的。

(2) 自知力较差:患者意识到强迫信念可能是真的。

(3) 自知力缺乏:在大部分或全部时间内,患者完全确信强迫信念是真的。

(四) 治疗

药物治疗和心理治疗均是强迫症的有效治疗方法。

1. 药物治疗　药物治疗是强迫症最主要的治疗方法之一。选择性 5- 羟色胺再摄取抑制剂(SSRIs)是目前的一线治疗药物,如氟西汀、氟伏沙明、舍曲林、帕罗西汀、西酞普兰。药物治疗原则为全病程治疗,包括急性期治疗、巩固期治疗和维持期治疗三个阶段。

(1) 急性期治疗:急性期药物治疗应从推荐的一线药物中选择。一般建议治疗 10~12 周,应全程、足量。药物改善的时间需要几个月,而不是像治疗抑郁障碍的数周,治疗剂量也要比抗抑郁治疗量大。

(2) 巩固期与维持期治疗:急性期治疗效果显著者,可进入为期 1~2 年的巩固期和维持期治疗。经过长期维持治疗,病情保持痊愈的患者停药后仍然有很高的复发风险(24%~89%),因此应当谨慎考虑停药。

2. 心理治疗　心理治疗对强迫症患者具有重要意义,支持性心理治疗、行为治疗、认知行为治疗等,均可用以治疗强迫症。暴露与反应阻止疗法是目前强迫症治疗的基础疗法,是强迫症治疗指南推荐的心理疗法,也是国际公认的主要治疗方法。心理治疗可以使患者正确认识自身个性特征及疾病特点,客观地判断现实情况和周围环境,学习合理的应对方式,增强自信。

3. 物理治疗　物理治疗常用于强迫症的增效治疗。重复经颅磁刺激因其安全无创而相对较常用。

学 科 前 沿

强迫症与正念认知治疗

20世纪90年代,Zindel Segal等三位心理学家在正念减压的基础上,发展出了一种新的心理治疗方法:正念认知治疗。正念认知治疗在强迫症的治疗中起着积极的作用。正念认知治疗的目标是提高心理的承受能力,通过正念、接纳、对自我的理解和认识的心理治疗技术,帮助我们纠正认知错误,改变非理性的观念,用适应性的行为来应对环境的变化。

其理论基础是,通常情况下,试图消除痛苦不是好办法,只会更痛苦,形成恶性循环,使自己深陷心理的痛苦当中而不能自拔,生活被置之不顾,社会功能也受到影响,最后可能发展成为创伤性经历,演变成为各种精神障碍。相反的接受痛苦,正确的应对痛苦,我们才有精力去过有价值的人生。接受现实的意思并不是让我们变得痛苦,也不是要你忍受自己的痛苦。因为心理上的痛苦是一种个人经历上的历史,是无法抹去的。我们都是在接受这样的痛苦中前行,过好当下的每一天。认识到痛苦的积极性,往好处想的积极的态度是正念心理治疗的重要元素。

（五）病程及预后

多数病例起病缓慢,病程较长,呈波动性。预后良好的指标有病前人格较为健全,起病有明显的诱因,社会功能保持良好,早发现早治疗;预后不良的指标有病前有明显的人格障碍,起病于童年。

二、躯体变形障碍

躯体变形障碍(body dysmorphic disorder,BDD)是指身体外表并无缺陷或仅是轻微缺陷,但患者却总认为自己存在缺陷,或过分夸大其轻微缺陷,觉得自己丑陋不堪或令人厌恶,且已引起他人注意,为此而苦恼的一种精神疾病。

（一）病因及发病机制

躯体变形障碍的发病原因与生物、心理、社会文化多重因素有关。社会文化,家庭成员或同龄人对外表的过于关注,童年遭受过多的讥讽、嘲笑或虐待,都可能是躯体变形障碍的危险因素。

（二）临床表现

躯体变形障碍的临床特征表现有以下几方面:

1. **躯体变形观念** 患者的思维长期被其错误观念占据,总认为自己的外形有缺陷或丑陋(实际正常或相对正常),并为此极端痛苦。患者通常关注的身体部位,可以是头发、鼻、耳、口、乳房、臀部、阴茎等,可涉及身体多个部位。患者认为关注的部位存在缺陷、丑陋、不对称、过大或过小、不成比例,或埋怨头发稀疏、痤疮、瘢痕、面色苍白或发红等。大多数患者抱怨的部位比较固定,也有一些患者表述模糊,只感觉自己外形存在缺陷,却说不出具体问题。

2. **反复求证行为** 患者常花大量时间用于检查、修饰或掩饰自己认为的缺陷,向朋友或家人反复征求对自己外表的评价,以期得到这些部位是正常的保证。即便他人给出了答案,患者还会将自己的缺陷部位与别人进行比较来反复求证,且感到自己的缺陷受到他人注意、谈论或讥笑,对此痛苦不已。这些频繁的行为加重其压力和焦虑,患者会出现辍学、不能正常工作,甚至回避社交场所,以致影响其社会功能。

3. **自杀观念与行为** 患者带有浓厚的强迫色彩的行为,伴有主观痛苦体验,尤其可伴随抑郁症状,增加自杀风险,自杀观念和自杀未遂发生率通常较高。

（三）治疗和预后

躯体变形障碍的治疗通常比较困难,预后较差。伴有显著抑郁症状者,应用抗抑郁药物有效。治疗强迫症有效的心理治疗方法,如行为治疗、系统脱敏等也常有效。

三、其他强迫相关障碍

（一）囤积障碍

囤积障碍是以对无用或价值不大物品的无休止的收集和不愿丢弃,从而占用了大量空间为特征的强迫性障碍。此病症患者存在相信将来需要这些囤积的物品或囤积物品在将来会有价值等歪曲信念。他们强烈依恋这些物品,难以舍弃。如若舍弃,患者会感到巨大的痛苦。囤积障碍通常起病于青少年早期,可持续终身。男女无差异,独居者常见。囤积障碍与强迫症、精神分裂症等均有较高的共病率。该病病因未明,与遗传、童年心理创伤等相关。该病病程较长,治疗困难。尽管囤积障碍与强迫症相似,但治疗强迫症有效的方法对囤积障碍却收效甚微。

（二）拔毛障碍

拔毛障碍是一种以反复出现的、无法克制的拔掉毛发的冲动和行为,导致相应部位明显的毛发缺少为特征的一种慢性疾病,旧称拔毛癖。拔毛障碍常与强迫症、焦虑障碍等共病。该病病因未明,病前多有诱因,如压力过大、父母分离等。拔毛部位可涉及身体的任何毛发的区域,以拔除头发最多见,眉毛、睫毛等亦可受累。患者拔毛的部位相对固定,不同患者拔毛部位各异。患者拔毛前通常有不断增长的紧张,拔毛后会有片刻轻松感或满足感。患者常常为他们的极度失控行为感到羞愧和痛苦。由于反复的拔除,会对毛发的生长造成影响,严重影响外观,因此患者会回避社交。常以戴帽子、假发、画眉毛等方式来掩饰那些没有毛发的区域,甚至有患者会咀嚼或吞食拔下的毛发,导致毛发在胃肠道集结成团,出现恶心、呕吐、肠梗阻等。治疗方式主要是认知行为治疗和药物治疗。

（三）皮肤搔抓障碍

皮肤搔抓障碍或皮肤抓痕障碍,是以反复强迫性地搔抓皮肤为特征,旧称病理性皮肤搔抓症。常起病于青春期,多数患者不能意识到治疗的必要性和有效性,求助率不足 20%。该病引发患者痛苦并影响其社会功能。该病的核心症状是反复强迫地搔抓皮肤,试图克制而难以自我控制,许多患者每天至少花费时间在一小时以上,甚至玩弄、吞咽抠剥下来的皮肤。有些患者是撕口唇黏膜或抠咬指甲。脸是最常见的搔抓部位。一系列的皮肤疾病可能是搔抓的诱因。多数患者采用指甲搔抓,还可用皮肤摩擦、切割、牙咬等。搔抓可带来严重的瘢痕、组织损害,如局部皮肤感染等,可出现全身并发症。患者在搔抓皮肤或结痂时可出现满足感、放松感、快感,或减轻了皮肤的不规则感,身体不适感。可伴有焦虑、厌恶等各种情绪。治疗常由药物治疗和认知行为治疗联合进行。

（四）嗅觉牵涉障碍

嗅觉牵涉障碍是以持续的认为身体存在臭味或其他令人不快的气味(如口臭)的先占观念为特征的强迫性疾病。而这些气味在他人看来微不足道或难以被察觉,气味即使存在,别人也不太关注。先占信念通常包括坚信别人会注意、评价、议论等内容的自我牵连观念。一些患者会因其自我感知的体臭或口臭,在社交场合中出现明显的焦虑。可伴有反复检查气味的来源、涂抹香水或除臭剂、反复洗澡刷牙等行为。该类患者往往缺乏自知力,甚至可出现妄想。该症以男性和独居者居多,平均发病年龄 25 岁。

第二节　强迫及相关障碍的护理程序

一、护理评估

护理评估对判断强迫症患者发病原因、临床特征、严重程度及预后转归具有重要意义,为下一步制订治疗方案及提供相应护理措施提供依据。

在对强迫症患者的评估过程中,护士需在最短时间内建立治疗性护患关系,在充分信任的基础上详细、全面地观察患者,认真、细致的询问患者。可以借助量表,如耶鲁 - 布朗强迫症状量表(包括成人版和儿童版)、国际精神访谈量表、强迫活动检查量表、Maudsley 强迫症问卷、人格测验等进行评估。同时,也应该重视家属、朋友、同事提供的患者疾病相关信息。

1. 生理方面

(1) 生命体征:意识状态、生命体征是否正常。

(2) 一般状态:饮食情况、营养状况,有无营养失调表现;睡眠情况,有无入睡困难、早醒、多梦、睡中易醒等情况;二便情况;生活自理能力,是否完全自理或是需要部分协助。

(3) 躯体状况:是否有心慌、汗出、烦躁等自主神经功能紊乱情况;是否伴有一些躯体的症状如头痛、胃痛、胸闷等;有无器质性躯体疾病。

(4) 健康史

1) 现病史:发病时间、具体症状、是否进行治疗及治疗情况。

2) 既往史:患者既往健康情况、是否曾患精神类疾病、曾经治疗情况等。

3) 家族史:家族成员的健康情况、是否有精神障碍患者;父母的性格特征。

4) 过敏史:患者食物药物的过敏史;强迫洗涤清洁用品是否有过敏史。

5) 个人成长史:患者孩童时代的成长环境、父母的教养方式、家庭相处模式、患者成长过程中是否存在创伤,如被拒绝、被苛责、被忽视,缺乏温暖、紧张、受虐等。

2. 心理功能方面

(1) 病前的人格特质:患者病前性格是否为强迫性人格。

(2) 应对方式:患者日常生活中应对压力的方式、处理不同压力事件的能力、应对压力的支持系统如何,患者对强迫症状的应对方式。

(3) 思维及认知情况:患者的自我认知水平;存在强迫思维的相关情况;存在哪些错误认知;哪些行为由错误认知而引起;对所患疾病的认知情况。

(4) 情感:强迫症状是否引起情绪反应,患者情绪表现如何,情绪是否稳定,有无沮丧、烦躁、焦虑、紧张不安、厌世等。

(5) 行为:是否已出现回避行为;强迫症状有无导致患者其他异常行为,并有无自伤、自杀、冲动、出走等危险因素存在;强迫观念与强迫行为是否同时存在。

3. 社会方面 患者社会背景、受教育程度;近期有无生活事件,内容及强度;家属对患者患病前、后的评价;患病后家属对患者的态度有无改变;患者对住院所持态度怎样;患者各方面支持系统如何;社交及人际关系是否受影响。

4. 强迫及相关症状的评估

(1) 评估患者存在哪些强迫观念,具体内容是什么;每天出现的频次;是否存在诱因;是否伴随强迫行为。

(2) 评估患者存在哪些强迫行为,具体表现是什么;每天出现的频次、时间,持续的时间;是否存在诱因、有无伴随症状。

(3) 患者设法摆脱强迫的努力程度和抵抗行为以及最终的效果。

(4) 强迫观念与强迫行为对日常生活造成的影响。

(5) 拔毛障碍患者需注意观察拔毛处皮损情况,局部有无感染趋势;患者对拔除毛发有无咀嚼、吞食现象、毛发在胃肠道结团而出现的全身症状(如贫血、胃部疼痛、恶心、呕吐,甚至肠梗阻或肠破裂)。

(6) 皮肤搔抓障碍患者搔抓部位皮肤情况,有无感染情况及有无感染引发的全身反应,如败血症等。

二、常见护理诊断 / 问题

1. 焦虑 与环境改变、强迫症状影响有关。

2. 睡眠型态紊乱 与强迫症状影响及焦虑情绪有关。

3. **认知改变**　与对强迫症状存在错误认知有关。

4. **生活自理能力下降**　与强迫行为有关。

5. **皮肤完整性受损**　与强迫洗涤有关。

6. **知识缺乏**：缺乏强迫症的相关知识。

7. **个人应对无效**　与强迫行为、强迫观念有关。

8. **潜在的自杀、自伤行为**　与情绪抑郁或在症状影响下可能采取的过激行为有关。

9. **社会交往障碍**　与强迫行为和回避行为有关。

三、护理目标

1. 患者住院期间焦虑症状减轻或消失,心态平和,可以面对疾病状态。

2. 患者睡眠改善,并掌握一定睡眠卫生知识及应对失眠的处理方法。

3. 患者明确疾病症状与自己的错误认知相关,已建立正确认知。

4. 患者强迫症状缓解,强迫症状对生活影响减小,可以恢复正常生活。

5. 患者手部皮肤损伤愈合,手部皮肤正常。

6. 患者及家属了解强迫症相关知识,并掌握一些应对技巧。

7. 患者能够接受尚存的强迫症,并可以带着症状去生活。

8. 患者住院期间无自伤行为,无自伤、自杀倾向。

9. 患者可以与医护、家人、亲友交流沟通,并能倾诉其想法,社会功能正常。

四、护理措施

1. **生活护理**　患者的强迫症状及焦虑情绪会引起睡眠障碍及食欲降低,所以患者住院期间需重视生活护理。

(1) 饮食护理:为患者创造宽敞、安静的就餐环境,合理安排就餐时间,并保证足够的进餐时间;为患者提供易消化、营养丰富的食物,满足患者个性化进餐需求;随时观察患者进食情况,根据患者进食情况随时调整饮食方案。

(2) 睡眠护理

1) 观察患者睡眠型态,评估睡眠与患者焦虑、抑郁及强迫思维及强迫行为的相关性。

2) 与患者共同分析强迫症状,如睡前的强迫仪式动作、强迫洗涤等均会对睡眠造成一定影响,告知患者随着强迫症状的改善,睡眠状态会缓解。

3) 给予患者睡眠卫生知识宣教,如生活规律、睡眠时间相对固定,不可一天早一天晚、白天午睡时间不超过 30 分钟;晚间睡前避免安排过度兴奋的活动,如长时间聊天、看情节激烈的电影;睡前不饮用浓茶、咖啡、可乐,不可过多进食;睡前排空二便。

4) 采用耳穴压豆、刮痧等中医护理技术改善睡眠。

2. **安全护理**

(1) 提供安全的住院环境,病室安静、整洁、光线适宜,温湿度适中,避免噪声。

(2) 采取措施干预患者,如分散患者注意力、安排工娱活动等,以减少洗涤次数,避免损害发生。

(3) 严重强迫洗涤患者已出现手部皮肤破损,应给予对症护理措施,避免皮损进一步加重或出现局部感染等情况。如手部裂口较多,可用无菌纱布包扎等。

(4) 拔毛障碍患者如反复拔除同一部位毛发,可用纱布将其拔毛部位覆盖,以阻止其拔毛行为;既往吞食毛发严重者,应注意观察毛发在胃肠道集结成团的症状,如贫血、肠梗阻等,早期发现、早期对症处理,避免出现严重并发症。

(5) 皮肤搔抓障碍的患者,需观察患者被搔抓的身体部位情况,根据搔抓部位情况给予对症处理,严防局部感染及引发的全身反应。

（6）对强迫伴有严重焦虑、抑郁患者，特别是躯体变形障碍患者有自杀意念者，应密切观察患者情绪变化，注意是否存在自杀先兆，护士需加强安全意识，防止患者出现自伤、自杀等危险行为。护士加强安全意识、加强安全巡视、强化危险品管理。

（7）因强迫行为无法控制，明显冲动躁动患者，护士应耐心、态度温和、陪伴患者，鼓励患者表达情绪，协助患者合理控制情绪，避免引发暴力行为。

3. 用药护理

（1）用药前详细讲解疾病治疗的原则、用药情况、用药疗程、可能出现的不良反应等，需重点强调，药物治疗起效慢、疗程长，患者需有一定心理准备。护士语言应通俗易懂，保证患者及家属理解并配合，家属需鼓励、督促和协助患者用药，以提高用药的依从性。

（2）观察用药过程中患者是否出现不良反应，如嗜睡、乏力、双手细微震颤；视物模糊、头晕、排尿困难；血压升高、直立性低血压；恶心、呕吐、腹泻等消化道症状，如果出现，立即遵医嘱给予对症处理。

（3）药物治疗期间让患者保持稳定情绪、充足睡眠、合理营养，保证药物治疗顺利进行。

（4）应用中医特色护理技术，如艾灸、耳穴压豆、刮痧等，促进气血调和，减轻药物带来的各种不适。

4. 对症护理

（1）强迫洗涤患者护理

1）密切观察患者每日洗手、洗衣物、洗澡的频率、次数、持续时间，反复洗涤时患者的精神状态及有无其他伴随症状等。

2）每日对患者洗涤处皮肤的情况进行评估，有无破损、发白、角质层软化的现象，及时掌握其损伤及好转情况，做好记录，按时交接班。

3）指导患者使用刺激较小的清洁用品，保证水温适宜，将皮肤损害降至最低。

4）每次洗手后及时协助患者涂护手霜或药膏，临睡前，也需涂抹护手霜或药膏，加强皮肤的保护。

5）合理安排饮食，保证营养摄入，增加局部皮肤抵抗力。

6）患者强迫洗涤次数过多、时间过长、自觉痛苦难忍，可以实施保护措施，限制行动。

7）适当安排工娱活动，分散患者注意力，减少强迫洗涤频次。

（2）其他强迫行为患者的护理

1）观察患者强迫行为的内容、方式、频次、伴随症状及发生强迫行为时的情绪状态；观察强迫行为对生活的影响程度及患者用药反应。

2）向患者讲解疾病的治疗方案，药物治疗的同时，行为矫正的实施对患者的治疗至关重要。

3）对于过度强迫行为的患者与其达成矫正计划，比如规定起床、洗漱以及换衣服等的时间和次数，鼓励并督促患者逐步的实施，对于患者独立完成的行为矫正计划给予正向强化，增强患者的治疗信心。

4）鼓励患者参加病区工娱活动，培养生活中的爱好，建立新的兴奋点弱化强迫行为。

5）告知患者接受与强迫行为共存的情况，"顺其自然、为所当为"，带着症状去面对日常生活。

6）指导患者冥想，正念减压等身心调节的方法，应对强迫症状带来的焦虑情绪，从而使患者更好地应对强迫症状，逐步减少其行为。

5. 心理护理

（1）在准确、全面评估患者基础上，尽快建立治疗性护患关系，掌握患者心理状态，为心理护理方案实施奠定基础。

（2）耐心倾听患者讲述强迫行为发生时的情绪反应，积极关注，表达同理心，允许患者发泄不良情绪，表达愿意提供帮助的意愿。

（3）与患者分析既往应对压力事件方式，协助患者建立良好的应对方式，适当给予患者肯定。

(4) 不要过多对患者表现出的强迫行为进行说教,以免加深患者内心的挫败感和痛苦。

(5) 协助梳理患者错误认知,如"把念头当作事实""这件事必须这样做""事情一定会那样""做事一定尽善尽美"等,帮助患者分析在强迫症状中存在哪些错误认知。

6. 健康教育

(1) 从小注意个性的培养,不要给予过多、过于刻板的要求。及时发现强迫倾向,早期干预。

(2) 学习疗愈情绪创伤的方法:如何缓解痛苦情绪、如何在沮丧中振作精神。

(3) 鼓励患者"带着症状去生活",不纠结、不强迫,"顺其自然、为所当为"。

(4) 鼓励患者家属正确面对疾病及患者表现,给予患者多方面支持。

五、护理评价

1. 患者情绪是否稳定,有无焦虑、恐惧、紧张等不良情绪。

2. 患者是否学会促进睡眠的方法,有效保证睡眠的正常需求。

3. 患者是否明确自身存在的错误认知,并可以改进。

4. 患者社会功能是否恢复。

5. 患者手部皮肤是否存在伤口或伤口是否愈合。

6. 患者能否正确认识应激事件,是否学会正确应对方法。

7. 患者是否接受了症状,是否能够顺其自然,带着症状生活。

8. 患者住院期间有无意外事件和并发症的发生。

9. 患者是否正常交流,是否人际适应良好。

(杨　月)

――――――――――――　　　思 考 题　　　――――――――――――

1. 什么是强迫症? 强迫症的临床表现是什么?

2. 强迫及相关障碍的护理评估如何进行?

3. 强迫及相关障碍患者的安全护理措施有哪些?

4. 强迫洗涤患者的护理措施是怎样的?

URSING

第十二章

心理因素相关生理障碍患者的护理

12章 数字内容

─── 学 习 目 标 ───

知识目标:

1. 掌握进食障碍、神经性厌食症、神经性贪食症、失眠障碍的定义;进食障碍和睡眠 - 觉醒障碍的护理措施。

2. 熟悉进食障碍和睡眠 - 觉醒障碍常见类型的临床表现。

3. 了解进食障碍和睡眠 - 觉醒障碍的治疗和预后。

能力目标:

1. 能运用护理程序,对进食障碍和睡眠 - 觉醒障碍患者实施相应的护理。

2. 能比较几个睡眠 - 觉醒障碍的概念,说明它们之间的异同点。

素质目标:

培养学生对进食障碍与睡眠 - 觉醒障碍患者的同理心、尊重、关爱态度,提高学生对于护理心理因素相关生理障碍患者的专业自信。

导入情境与思考

　　李女士,19岁,大一学生。因半年来难以克服对食物的厌恶致使其摄食不足,体重明显下降,严重营养不良,月经无规律。无法进行正常的生活,昏倒而被家人送到了医院抢救,经过医院积极地治疗,包括纠正体液失衡、补充营养等对症治疗后,身体状况好转。医生遂建议其到专科医院接受系统的治疗。

　　请思考:

　　1. 护士在接诊后,针对患者的病情应配合医生采取哪些护理措施?

　　2. 患者入院后,护士需从哪些方面对患者进行护理评估? 围绕住院期间的护理目标,护士在护理工作中应注意什么问题?

　　心理因素相关生理障碍(physiological disorders related to psychological factors)是指一组与心理社会因素有关的,以进食、睡眠和性行为异常为主的精神障碍。本章内容主要介绍其中的进食障碍及非器质性睡眠障碍。

第一节　进 食 障 碍

　　进食是人们赖以生存的基本生理需要之一。尽管由于社会文化、环境、风俗等因素的影响,人们具有不同的进食习惯,但是健康的进食行为应满足人的生理需要、保持人的身体健康。进食障碍(eating disorders)是指以异常的进食行为,对食物、体重和体型的过度关注为主要临床特征的一组综合征,主要包括神经性厌食症、神经性贪食症和暴食障碍。

　　进食障碍较易发生在生活在城市的青少年和成年早期人群,尤其是女性群体。年患病率大约为5%,男女比例为(1:6)~(1:10)。神经性厌食症的起病年龄一般在13~20岁之间,发病的高峰年龄段分别是13~14岁和17~18岁。神经性厌食症的病死率大约为5%,有报道最高可达20%。贪食症较厌食症多见,发病率为1%~6%,与神经性厌食症的性别比例相似,女性占90%~95%,但发病年龄较神经性厌食症稍晚,多为18~25岁。大部分是由神经性厌食症发展而来。男女暴食障碍的患病率分别是3.5%和2%,在减重治疗的患者中,暴食障碍的患病率高达20%~30%。

一、病因及发病机制

　　进食障碍的病因及发病机制尚未完全阐明,可能与以下因素有关:

　　1. **生物学因素**　双生子及家系的研究发现,遗传因素在神经性厌食症、神经性贪食症及暴食障碍中起着重要的作用,每种障碍的遗传度估计为50%~83%。与进食行为有关的神经内分泌中枢功能失调可能是进食障碍的生物学基础,如下丘脑 - 垂体 - 性腺轴等系统异常。此外,神经递质如5- 羟色胺和去甲肾上腺素以及免疫调节功能也存在异常。

　　2. **个性特征**　进食障碍患者具有缺乏自信、自我评价低、低自尊、取悦别人、追求完美、刻板主义,依赖性强、难以处理矛盾,易焦虑、易冲动等个性特征。

　　3. **社会文化因素**　由于现代社会文化的影响,尤其是一些媒体的宣传,女性的身材苗条被当作为举止文雅、自我约束、有吸引力的象征,因而使众多女性追求苗条。社会竞争的加剧,促使女性为适应社会要求,对自身形体要求提高,从而导致进食障碍的发生。

　　4. **家庭因素**　家庭环境中的不良因素与进食障碍也有密切相关性,如家庭教育方式不当、家庭过度保护和干涉、对父母过于依赖,家庭破裂,酗酒、抑郁者,或家庭中存在过多谈论减肥和体型美的环境。

二、常见分型与临床表现

(一) 神经性厌食症

神经性厌食症(anorexia nervosa)是以患者有意节制饮食,致使体重明显低于正常标准为特征的一种进食障碍。

1. 恐惧发胖且极度关注体重、体型　本病以对肥胖的强烈恐惧和体型、体重的过度关注为核心症状。多数患者为自己制订了明显低于正常的体重标准,有些患者虽无标准,但要求体重不断下降。有些患者即使已经骨瘦如柴仍认为自己太胖,或认为身体的某一部位过于肥胖,如臀部太大,腿太粗等,即使他人解释劝说也无效,这种现象称为体像障碍。有些患者虽否认有怕胖的心理,但即使自己体重已很低,仍不肯进食和改善健康状况。

2. 采取各种措施控制体重　为避免体重增加或达到自己制订的体重标准,患者常常严格限制饮食,导致体重低于正常平均值的 15% 以上,或体重指数(body mass index,BMI)<17.5。最初只是少吃主食、肉、蛋等,逐渐发展为完全避免食用高糖分或高蛋白的食物,以清水煮菜叶充饥。多数患者对各种食物的成分了如指掌,对食谱有严格的要求,个别患者某段时间内仅吃某一种被患者自认为不使人发胖的食物。患者进食时速度非常缓慢,常常将食物分成很小块,再送入口中细嚼慢咽,或者采用在口中咀嚼,然后吐出,以确保食物不被吸收。个别患者每餐必须剩下部分食物,或者按固定的顺序进餐。绝大多数患者初期并不真正厌食,只是不敢吃,甚至有部分患者有发作性的暴食表现。除限制进食外,患者为避免体重增加,还表现出各种抵消行为。如每日强迫锻炼,不停地走动、跑步、游泳、做健美操或做家务等,有的即使在屋中也拒绝坐着。这些活动强度多与体力极不相称,使人感到患者是在自我折磨、自我惩罚。运动的习惯一旦形成,往往不会短期内消失,即使患者极度消瘦、虚弱时,仍继续坚持锻炼。部分患者表现出净化行为,如采用进食后立即用手指刺激咽后壁进行引吐或使用大量泻药、利尿剂或减肥药的方式避免体重增加,这种行为常常是患者秘密进行的,需要观察才能发现。

3. 出现生理功能紊乱　由于长期热量摄入不足,导致营养不良、代谢紊乱和神经内分泌改变。轻者消瘦、皮肤干燥脱发、代谢减慢、便秘、畏寒、头痛、多尿等;严重者器官功能低下、水电解质紊乱。严重的营养不良、水电解质失衡不能纠正时,可导致死亡。当患者体重低于正常体重的 60% 以下时,死亡率较高。女性患者常表现为闭经、月经稀少或初潮不来,约 20% 的女性患者闭经出现在体重下降之前,所以常以治疗闭经为目的而就医,而不是治疗进食障碍。性欲减退、第二性征发育停滞等症状及特征也较常见。如果厌食症发生在月经初潮前,则会导致患者身材矮小、乳房发育不良,长期停经还会引起骨骼疏松。男性常出现痔疮和无性欲。体格检查可发现水肿、低血压、阴毛稀疏、脉搏迟缓、心律失常和子宫发育不良。

4. 存在精神症状　除存在体像障碍等心理障碍外,约 2/3 的厌食症患者合并一种或多种精神障碍,其中约 60% 患有抑郁症,表现为情绪低落、情绪不稳、易激惹,有些患者有自杀的危险。33% 有焦虑症状,惊恐发作,恐惧也较常见。部分患者存在强迫性的特征,表现为一定要说服别人、做事刻板、有特定顺序、做事追求完美等。20%~80% 的患者具有人格障碍。个别患者还有偷窃食物、储藏食物、强迫他人进食的行为。

(二) 神经性贪食症

神经性贪食症(bulimia nervosa)是指反复发作的不可抗拒的摄食欲望和难以控制的多食或暴食行为,继而因惧怕发胖而采取不适当的抵消行为以防止增重的一种进食障碍。贪食症和厌食症可同时发生于同一个体上,大约 50% 的厌食症患者合并贪食症状。

1. 不可控制的暴食　不可控制的发作性暴食是本病的主要特征。当暴食发作时,患者有无法自控的大量进食的强烈欲望,吃得又多又快,甚至来不及咀嚼,较喜欢高热量的松软甜食和含油多的食物,进食量远大于一般人的平均水平,进食时伴失控感,每次均吃到腹部胀痛或恶心时为止。个别患者见到可食之物就往嘴里放,甚至是自己所吐之物。患者进食时常常避开他人,在公共场所则尽量克制进食。

2. 不适当的抵消行为　为抵消暴食引起的体重增加,患者常采用自我诱吐、导泄、过度运动的方法减少热量的摄入。自我诱吐是借催吐剂或用手指刺激咽后壁后发生,因此患者手背上常带有特征性的损伤。随着病程的发展,部分患者甚至可以不借助任何方法而随心所欲地吐出食物。患者对自己的体像非常关注,很在意他人对自己身材的评价,其体重常由于反复暴食和增加排泄而发生波动,但大多限于正常范围内。

3. 生理功能受损　暴食与抵消行为如长时间持续,尤其是泻药、利尿剂的滥用,导致患者发生脱水和电解质失衡,可引起一系列躯体并发症。频繁的呕吐使胃酸和呕吐物腐蚀牙釉质,少数病例可发生胃、食管黏膜损伤。其他常见症状还包括头痛、咽喉肿痛、唾液腺肿大、腹痛腹胀、软弱无力。月经紊乱、闭经也较为常见。胃扩张和胃破裂也可发生。

4. 精神障碍　暴食前,患者通常会有抑郁心境或因进食冲动所致的内心紧张,暴食可以帮助患者缓解这种紧张感,但过后患者会感到更加抑郁,甚至悔恨、内疚。

(三)暴食障碍

暴食障碍(binge-eating disorder)是一种以反复发作性暴食行为为特征的进食障碍。

1. 反复发作性暴食　暴食行为的表现与神经性贪食行为基本一致,表现为反复发作、不可控制、冲动性暴食。患者每周至少暴食一次,持续几个月以上,暴食发作时,患者感到对进食的失控,对吃什么、吃多少难以控制,进食量远超正常。但与神经性贪食症不同的是,患者暴饮暴食后往往并不表现出自我诱导呕吐、滥用泻药或灌肠剂、剧烈运动等不适当的抵消行为。

2. 躯体和精神症状　暴食障碍患者中肥胖的比例较高,可表现为高血压、高甘油三酯血症、空腹血糖增高及代谢综合征。患者常因进食过多而伴有负罪感或厌恶等负面情绪,30%~80%的患者出现焦虑、抑郁症状。

三、治疗与预后

(一)治疗

进食障碍的治疗主要以综合治疗为主,包括药物治疗、行为治疗、认知疗法和家庭治疗。大多数进食障碍的患者可以在门诊进行治疗,但当患者出现严重营养不良、电解质紊乱或有严重的自伤、自杀行为时,应及早住院治疗,以免造成更严重的后果。

1. 支持治疗　对于严重营养不良患者,急性期以支持治疗为主,包括纠正水电解平衡,给予足够维持生命的能量,同时避免再喂养速度过快发生致命危险的水和电解质紊乱,稳定生命体征,促进体重初步恢复。

2. 心理治疗　急性期过后,治疗方法以心理治疗为主,特别是行为治疗,同时配以躯体及药物治疗。治疗目标在于恢复理想体重和重建正常进食行为模式。心理治疗是治疗进食障碍的重要方法,包括认知疗法和行为疗法。

(1)认知疗法:可以帮助患者正确认识自己的体像和疾病。具体方法主要为探讨和了解患者的错误感知,深入了解患者的心理问题,帮助患者消除心理冲突,纠正不良认知,提高治疗信心,合理安排饮食,培养良好的生活规律。

(2)行为治疗:对短期内增加体重有一定的治疗效果。当患者能逐渐改善饮食行为,并主动进食时应及时给予正强化(表扬),例如作为奖励,给予一些特权或较多的行动自由。对于拒绝治疗,不按计划进食或自我引吐的患者则给予负强化(惩罚),如取消某些特权或对行动自由加以限制。行为治疗通过充分利用正强化和负强化的方法,调动患者的积极性,可以有效地改善呕吐行为,逐渐建立规律适量的饮食习惯。

(3)家庭治疗:对家庭矛盾冲突的患者应配合家庭心理治疗,尤其是对于发病年龄早的病例有一定效果,同时应帮助患者家属及亲友正确认识该症的发病原因,避免对患者进食问题的过分关注和不安,纠正对患者厌食症状不恰当的处理方式,协助患者建立良好而规律的生活习惯,以消除厌食行为,促进患者早日康复。

3. 药物治疗 目前尚无确切有效的药物治疗进食障碍。抗抑郁药如选择性 5- 羟色胺抑制剂(SSRIs)和安定类药主要用于减轻患者的恐惧、易激惹、沮丧等情绪症状,以配合营养和心理治疗,间接促进患者行为的改善。这些药物也用于治疗合并其他精神障碍的患者。另外,三环类抗抑郁药在体重不足的患者中易引起低血压、心动过速、嗜睡、口干、便秘、尿潴留等不良反应,应避免使用。

(二) 预后

神经性厌食症的死因主要是严重营养不良、全身感染或自杀。10 年内随访结果显示,15% 的神经性厌食症患者转为神经性贪食,10% 的神经性厌食症或 10% 的神经性贪食症患者仍符合对应的诊断标准。40% 左右的患者可能可以达到临床治愈。与进食障碍预后良好相关的因素有发病年龄小、病程短、不隐瞒症状、病前的心理社会适应情况较好、体重降低不太明显、对疾病的自我认识水平较高者。而预后不良的因素多是父母矛盾突出、病前的心理社会适应情况差、社会经济水平低、体重降低过多、对疾病认识不足,有暴食、诱吐、服泻剂,有行为的异常和强迫症状、分离转换障碍、抑郁等。

知 识 链 接

再喂养综合征

再喂养综合征是指给予营养不良患者经口、肠道内或肠道外再喂养时,发生有致命危险的水和电解质紊乱。再喂养综合征的危险因素包括长期慢性营养不良,禁食时间超过 10 天,体重下降迅速,有利尿剂、导泻剂和胰岛素滥用史,再喂养前存在电解质异常,尤其是低磷血症的患者。再喂养前和过程中应严密监测患者的生命体征、血糖和血电解质(钾、钠、氯、钙、镁、磷)、心脏功能和精神状态。通常在再喂养第一周,患者血清磷水平达到最低点,对电解质指标异常的患者,应注意纠正水、电解质失衡。

四、进食障碍的护理程序

(一) 护理评估

对进食障碍患者需要进行全面的综合评估,包括生理、心理、社会、文化等各方面。体格检查需详细进行,尤其要重点注意生命体征、体重与身高年龄比例、皮肤、心血管系统以及利尿剂、导泄剂的滥用和呕吐的情况。其他方面还包括心理疾病史、药物滥用史、家庭情况评估等。

1. 患者体重变化情况以及患者所认为的理想体重是多少。

2. 患者对自身身材和自我概念的看法。

3. 患者的饮食习惯和结构,包括种类、量、偏好以及对食物的认识。

4. 节食情况,包括开始的时间等。

5. 抵消行为情况,如为减轻体重所进行的活动种类和量。

6. 清除行为,如催吐剂、导泄剂以及其他催吐方法的使用情况。

7. 与家属的关系以及家属对疾病的认知和态度。

8. 情绪状况和有无自杀、自伤倾向。

(二) 常见护理诊断 / 问题

1. 营养失调:低于机体需要量 与拒绝进食有关。

2. 营养失调:高于机体需要量 与强迫进食有关。

3. **体液不足或有体液失衡的危险**　与液体量摄入减少、自行诱吐、使用利尿剂或导泻剂有关。

4. **无效性否认**　与自我发展延迟、害怕丧失对生活的控制感有关。

5. **体像紊乱**　与自我发展延迟、家庭功能不良、对自身体像不满有关。

6. **焦虑**　与无助感、对生活缺乏控制有关。

（三）护理目标

1. **短期目标**

（1）患者营养状况逐步改善。

（2）患者的水、电解质失衡得到纠正。

2. **长期目标**

（1）患者能达到健康目标体重（即女性患者达到月经周期和排卵期恢复正常时的体重，男性患者达到睾丸功能恢复正常时的体重）。

（2）患者能够建立健康的饮食习惯。

（3）患者对自己的体重和体型有更为现实的认识。

（4）患者能够显示适宜的应对机制，述说对环境的控制感增强，无助感和焦虑症状显著减轻。

（四）护理措施

1. **生理护理**　保证营养，维持正常体重。当患者出现营养不良、电解质紊乱，首要的护理措施是如何保证患者的入量，维持水电解质平衡。保证患者在每周进食的基础上增加热量和营养物质的摄入，每日热量摄入在 1 400~1 500cal，分 5~6 餐完成（3 次正餐，2~3 次加餐）。对再喂养综合征高风险的患者，住院治疗期间首先应严密监测其液体出入液量，以防止负荷过大。对出现再喂养综合征的患者，应从每天 800~1 200cal 起始给予营养配餐，逐渐加量，数天内加至每天 1 800~2 200cal。再喂养综合征的发生与再喂养速度和方式直接相关，应尽量避免胃肠外营养，持续的鼻饲泵入较每日 3~4 次集中喂养更为安全、有效。特别是在预防患者低血糖方面，鼻饲较日常进食和静脉补充更为安全、有效。

根据患者的体重情况、是否存在不适当的抵消行为（如过度运动）和 / 或清除行为（如自我诱吐、使用泻剂或利尿剂）的情况，以及患者达到标准体重和正常营养状态所需的热量，与营养师和患者一起确定健康体重目标，制订体重增长计划，鼓励患者按照计划进食。对于厌食严重者，进食进水要从小量开始，逐步缓慢增量，食物性质也应从液体、半流质、软食、普食的顺序过渡，使患者胃肠道能逐渐适应，同时能减轻饱胀感。如果患者严重缺乏营养又拒绝进食，在劝其进食的基础上可辅以胃管鼻饲。在体重恢复过程中要特别注意体重增加的速度，应以每周增加 0.5~1kg 为宜，过快易导致急性胃扩张和急性心衰。

使用固定体重计每日定时测量患者体重。密切观察和记录患者的生命体征、出入量、心电图、实验室检查结果（电解质、酸碱度、白蛋白等），直至以上项目指标趋于平稳为止。评估皮肤、黏膜的色泽、水分和完整性。如有异常，及时向其主管医生汇报。

2. **心理护理**　改变错误认知，重建正常饮食习惯。

（1）纠正体像障碍：对于有体像障碍的患者，首先应与患者建立相互信任的关系，向患者表示关心和支持，使患者有被接纳感。并评估者对肥胖的感受和态度，鼓励患者表达对自己体像的看法，包括喜欢的和不喜欢的方面、对体像改变的感受，以及重要关系人物的看法和态度对自己的影响。其次，将患者实际的身体尺寸与其主观感受做比较，帮助患者认识其主观判断的错误。鼓励患者进行适当的自身修饰和打扮，鼓励患者总结自己的优点，尤其是身体形象方面的长处。帮助患者认识"完美"是不现实的，并帮助他认识自己对"完美"的理解。鼓励患者参与决策，以增加患者对环境的控制感，并通过正向反馈如表扬、鼓励等，帮助患者学会接受现实的自己。

（2）重建正常进食行为模式：帮助患者正确理解身材与食物的关系，制订宣教计划帮助患者认识营养相关问题，例如减肥、节食是增加暴食发生的因素以及长期节食对认知功能的影响等，以帮助患者对自身经历的认识。向患者说明低体重对健康的危害,但不对患者的错误认识进行批评。

对于厌食的患者,要提供安静、舒适的进食环境,鼓励患者自行选择食物种类,或提供适合患者口味的饮食。并对患者进食时间加以限制,一般要求不超过 30 分钟,以保证患者的进食速度。患者进餐时,护士应陪伴在旁,并至餐后至少 1 小时,以确保患者按量摄入食物,无诱吐发生。对于患者餐后的异常行为,如长时间沐浴或过度活动等,要进行限制。当患者体重增加或主动进食时,应给予一定奖励。如果患者体重减少或拒绝进食、过度运动、诱吐时,则取消奖励作为惩罚。利用正强化和负强化的方法,帮助患者恢复正常的饮食行为模式。

对于贪食症患者,要制订限制饮食的计划,在符合患者以往饮食习惯的前提下,逐步限制高脂、高糖食物的摄入和减少进食量,使患者易于接受,逐渐建立规律适量的饮食习惯。

(3) 其他:还要注重评估患者的情绪反应,如有无抑郁、有无自杀的危险和滥用药物的情况,根据情况进行相应的心理护理。对患者的家属进行宣教,指导他们关注患者的病情,并鼓励患者参与家庭治疗和集体治疗,这对于因家庭矛盾冲突而患病的患者具有更重要的意义。

(五) 护理评价

1. 患者是否恢复健康目标体重。

2. 患者正常的饮食形态是否恢复。

3. 患者营养不良造成的生理损害是否已恢复。

4. 患者是否能客观地评价自己的形象。

5. 患者是否学会使用正确的应对策略来应对压力而不是采取不当的进食行为。

6. 患者的焦虑、抑郁等精神症状是否改善。

第二节 睡眠 - 觉醒障碍

睡眠是一种周期性的可逆的静息现象,它与醒觉交替进行,且与昼夜节律相一致,这种昼夜节律的变化是人体生物体系的重要功能之一,它为个体提供了恰当的生理及心理环境,使人们在夜里有良好的休息,在白天能进行适当的活动。如果正常睡眠的启动和调节过程发生障碍,就会产生各种睡眠障碍。生理、心理、社会、环境等多种因素可导致睡眠 - 觉醒障碍。睡眠 - 觉醒障碍既可以是独立存在的原发性疾病,也可以继发于某种躯体疾病或精神障碍。在 ICD-11 中,将睡眠 - 觉醒障碍独立成章,排列在"精神与行为障碍"与"神经系统疾病"之间,具体包括失眠障碍、嗜睡障碍、睡眠相关呼吸障碍、睡眠觉醒节律障碍、睡眠相关运动障碍、异态睡眠等。

知 识 链 接

睡 眠 分 期

多导睡眠监测(polysomnography,PSG)或睡眠脑电图显示,正常人睡眠呈周期性,每个周期由非快速眼动(non-rapid eye movement,NREM)睡眠及其随后的快速眼动(rapid eye movement,REM)睡眠组成,以有无快速眼球运动为鉴别特征。在一夜的睡眠中,NREM 睡眠和 REM 睡眠交替出现,由一个 NREM 睡眠到另一个 NREM 睡眠或由一个 REM 睡眠到另一个 REM 睡眠的阶段,称为一个睡眠周期。通常每晚有 4~6 个睡眠周期,每个周期持续 90~100 分钟。睡眠周期参数可用睡眠结构图表示,它由一个夜间时间及其对应的睡眠期组成,能提供整夜睡眠模式的细节。随着睡眠进程每个周期的睡眠结构有所变化,大部分 N3 期睡眠出现在前半夜,REM 期睡眠持续时间在后半夜更长,所以睡行症和睡惊症大部分发生在前半夜,REM 睡眠期行为紊乱和梦魇障碍多在后半夜发生(图 12-1)。

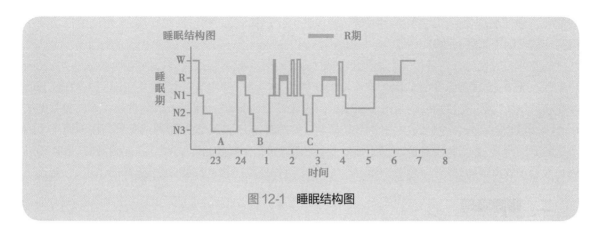

图 12-1 睡眠结构图

一、失眠障碍

失眠障碍(insomnia disorder)是以频繁而持续的入睡困难或睡眠维持困难并导致睡眠满意度不足为特征的睡眠障碍。失眠障碍是最常见的睡眠障碍,它可以是单独的一种疾病,也可以是其他疾病的临床表现。引起失眠的原因很多,最常见的原因为心理因素,如遭遇生活事件、个人损失、考试前焦虑、精神紧张、不安恐惧等;躯体因素常见疼痛、瘙痒、频频咳嗽、夜尿、吐泻等;也有环境因素如更换场所、声音嘈杂、光线刺激等;生物药剂因素有咖啡、浓茶、中枢兴奋药物等;以及其他神经系统和精神障碍因素。此外,人格特征、遗传因素等也是引起失眠的原因。据估计,每年有 30%~40% 的成人发生失眠。65 岁以上的老人、退休、家庭收入低、单身等患者治疗效果不理想。

(一)临床表现

1. **失眠症状** 以入睡困难和睡眠维持困难为主要表现。入睡困难指尽管有充足的睡眠机会和环境,仍然不能较快理想入睡,是患者最常见的主诉。其次是睡眠表浅和早醒等睡眠维持困难,如经常醒转、多梦、醒后不易再睡等。患者在就寝时感到紧张、焦虑而无法入睡。这种不良的情绪常造成患者对时间认知上的偏差,感到入睡前的时间非常漫长,而入睡后的时间很短暂。

2. **觉醒期症状** 失眠往往引起非特异性觉醒期症状,表现为次日日间功能损害。患者醒后有疲乏感或全身不适感,白天感到困倦、焦虑、抑郁、易激惹。因而常过多地考虑如何得到充足的睡眠以及个人问题、健康状况等。对自身的过分关注,导致工作或学习效率下降,甚至影响社会功能。部分患者可有睡眠感丧失。对失眠的焦虑、恐惧心理可形成恶性循环,从而导致症状持续存在。

(二)诊断要点

睡眠时间的长短不能作为判断失眠严重程度的标准,因为睡眠时间和深度有很大的个体差异,大部分成人需 7~9 小时,有的人长期睡眠时间为 3~4 小时,但自感精力充沛无任何痛苦感。而部分人虽然睡眠时间不短,却对睡眠质量感到苦恼。个体对自身睡眠的主观评定很不可靠,因此要得出较为准确的诊断,最好将失眠的主观标准与客观标准结合起来。值得提出的是,几乎所有的人都有过难以入睡或睡眠不深的经历,但这只是一过性的,属于正常现象,如果这种情况持续时间较长,并影响了躯体功能,符合以下诊断标准才应考虑为 ICD-10 中的非器质性失眠障碍:

1. 几乎以失眠为唯一的症状,包括入睡困难、睡眠维持困难、比期望的起床时间更早醒来、在适当的时间不肯上床睡觉、醒后不适感、疲乏,或白天困倦等。

2. 具有失眠和极度关注失眠结果的优势观念。

3. 失眠每周 3 次,持续 1 个月以上。

4. 失眠引起显著的苦恼、精神活动效率低下或社会功能受损。

5. 排除躯体疾病或精神症状导致的继发性失眠。

(三)治疗

失眠障碍的治疗首先应针对病因,消除或减轻导致失眠的各种因素。一般采用心理治疗为主,适当配合镇静催眠药物治疗,另外各种补充/替代性治疗包括锻炼、放松训练疗法、生物反馈疗法及中医治疗均有助于睡眠的改善。

药物作为辅助治疗手段,可短期使用,避免长期用药,一般不超过4周,尤其慢性失眠患者,长期用药往往无效,且可导致药物依赖。常用催眠药物主要为苯二氮䓬类,该类药物可缩短入睡潜伏期,减少夜间醒转次数,使快速眼动睡眠时间缩短但次数增加,其缺点是易形成药物依赖。苯二氮䓬类按清除半衰期长短可分为超短效、短效、中效、长效。使用时,应根据睡眠障碍的情况来选用不同类型的苯二氮䓬类药物,如入睡困难者应选用超短效类药物(如扎来普隆)作为催眠用;夜间易醒、多梦者可用短效或中效类药物,以加深睡眠;早醒者则使用中至长效类药物,可起到延长睡眠的作用。

二、嗜睡障碍

嗜睡障碍(hypersomnolence disorders)是以日间过度思睡及睡眠发作为主要特征的睡眠障碍。本节主要介绍发作性睡病和特发性睡眠过多。

(一) 临床表现

1. 发作性睡病　指难以控制的思睡、发作性猝倒、睡眠瘫痪、入睡幻觉及夜间睡眠紊乱为主要临床特征。本病最基本的症状是白天有不可抗拒的、短暂的睡眠发作,发作时常在1~2分钟内进入睡眠状态,时间一般持续数分钟至十余分钟。睡眠发作前常有不可抗拒的困倦感,部分患者可无发作先兆即从相对清醒状态突然陷入睡眠。每天均可发作数次,发作后自然醒转或被他人唤醒,清醒后常有持续数小时的精神振奋。发作性睡病在单调的环境下容易发作,但典型病例者可在任何活动中入睡,如进食、说话、行走中等。因此,睡眠发作的后果有时候很严重,如发生在开车、操作机器时可能会造成人员伤亡。

大多数患者常伴有一种或几种附加症状,如发作性猝倒、入睡幻觉或睡眠瘫痪。如全部包括,则称为发作性睡病四联症。本病的发病机制不清,可能与睡眠递质功能异常有关。发作性睡病的发病率不高,约为1‰,有遗传倾向。本病起病于儿童或青春期,较易发生于15~35岁的年龄段,80%在30岁前起病,发病率在两性间无差异。病初主要表现为睡眠过多,逐渐发展为猝倒,到中年后病情稳定,有终生带病的可能。

2. 特发性睡眠过多　以日间过度思睡但不伴猝倒为基本特征。患者白昼睡眠时间延长,醒转时要想达到完全的觉醒状态非常困难,醒转后常有短暂意识模糊,呼吸及心率增快,常可伴有抑郁情绪。部分患者可有白天睡眠发作,发作前多有难以控制的困倦感,常影响工作、学习和生活,患者常为此感到苦恼,脑电波检查为正常的睡眠脑波。本病病因较多,包括心理社会因素、精神障碍及躯体器质性疾病等。部分患者有家族遗传倾向。

(二) 诊断要点

ICD-10中非器质性嗜睡障碍的诊断要点包括:

1. 白天睡眠过多或睡眠发作,无法以睡眠时间不足来解释;和/或清醒时达到完全觉醒状态的过渡时间延长。

2. 睡眠紊乱几乎每天发生,且超过1个月。

3. 无发作性睡病的附加症状(如猝倒、睡眠瘫痪、入睡前幻觉、醒前幻觉等)或睡眠呼吸暂停。

4. 日间嗜睡症状不是由于药物、酒精、躯体疾病所致,也不是精神障碍的一部分。

(三) 治疗

发作性睡病尚无特效疗法,一般治疗包括保持有规律、充足的夜间睡眠;白天有计划安排工作期间短时小睡;在职业选择方面应避免驾驶、高空或水下等作业;及时有效地干预心理症状等。药物治疗针对日间思睡可选择性地给予中枢神经兴奋剂如哌甲酯、苯丙胺、匹莫林等,药物应从小剂量开始,症状改善后及时停药。还可用其他抑制REM睡眠的药物,如抗抑郁药。对家属和患者的健康宣教是治疗中的另一个重要内容,让患者及家属了解疾病的性质,做好终生带病生活的思想准备,尽量减少使疾病加重的因素,如睡眠不足、饮酒等,以及建立生活的规律性,白天定时小睡等,都可使患者减少发作的次数。另外应尽量避免参加可能发生危险的活动,防止意外事故的发生。

特发性睡眠过多的病因不明,主要是对症治疗,首先消除发病的诱导因素。注意睡眠卫生、保持健康生活方式、限制卧床时间可能有帮助。一般治疗包括保持有规律、充足的夜间睡眠;白天有计划安排工作期间短时小睡;在职业选择方面应避免驾驶、高空或水下等作业;及时有效地干预心理症状等。

三、睡眠觉醒节律障碍

睡眠觉醒节律障碍(sleep-wake rhythm disorders)指由于内源性睡眠时钟的结构或功能调节紊乱,或与外部环境如光照明暗时相不一致,或与个体所需求的学习、工作及社会活动时间不匹配而引起的睡眠 - 觉醒紊乱。

(一)临床表现

1. 睡眠 - 觉醒时相延迟障碍　为最常见的临床类型,常见于青少年及年轻人。表现为相对于常规或社会接受的作息时间,患者入睡和觉醒时间呈习惯性延迟,通常延迟≥2 小时。典型患者凌晨 2~6 点入睡,无约束条件下睡眠持续时间正常,觉醒时间在日间 10~13 点。当需要准备上学或上班时,患者很难在社会接受的起床时间醒来。

2. 睡眠 - 觉醒时相提前障碍　表现为相对于常规或社会接受的作息时间,患者睡眠时段提前,通常提前≥2 小时。典型患者晚上 6~8 点入睡,凌晨 2~5 点觉醒。由于长期早睡早起,患者诉早醒或失眠和晚间过度困倦。若患者按照前移的时间表作息,可提高睡眠时间和睡眠质量。其常见于老年人。

(二)诊断要点

ICD-10 中非器质性睡眠 - 觉醒节律障碍的诊断要点包括:

1. 患者的睡眠 - 觉醒形式与特定社会中的正常情况及同一文化环境中为大多数人所认可的睡眠 - 觉醒节律不一致。

2. 在主睡眠时段失眠,该情况几乎每天发生并持续 1 个月以上,或在短时间内反复出现。

3. 患者对睡眠量、质及睡眠时序深感苦恼,或影响其社会或职业功能。

(三)治疗

联合采用睡眠卫生教育及行为指导,重置睡眠时钟包括调整睡眠时间、定时光照、服用褪黑素、定时运动等方法重置昼夜节律,按需服用催眠剂与促觉醒药物。

四、异态睡眠

异态睡眠(parasomnia disorders)是指在睡眠过程或觉醒过程中发生的非自主性躯体行为或体验,包括睡眠相关的各种异常、复杂运动、行为、情绪、感知觉、梦境和自主神经系统活动认知过程的异常。异态睡眠可出现在 NREM(如睡行症、睡惊症)、REM(如梦魇障碍)或睡醒转换期间,其中以梦魇障碍的发生率最多,有近一半的人曾有过梦魇经历。

(一)临床表现

1. 梦魇障碍(nightmare disorder)　是指在 REM 睡眠期间反复为噩梦所惊醒,梦境内容通常涉及对生存、安全的恐怖事件,如被怪物追赶、攻击,或是伤及自尊的事件。显著特征是患者醒后对梦境中的恐怖内容能清晰回忆,伴有心跳加快和出汗,但患者能很快恢复定向力,处于清醒状态,部分患者难以再次入睡,有的在一晚上会反复出现几次。有近一半的成年人曾有过梦魇经历,其中女性多于男性,在儿童中一般初发于 3~6 岁时,无性别差异,随年龄增长逐渐减少。梦魇发作频繁者,夜间睡眠受扰,日间功能受损,日久可引起头昏、注意力不集中、易激惹等日间功能受损,甚至导致焦虑、抑郁。

2. 睡惊症(sleep terror disorder)　指在夜间睡眠后较短时间内出现的极度恐惧和惊恐发作,伴有强烈的言语、运动形式和自主神经系统的高度兴奋状态。患者表现为在睡眠中突然惊叫、哭喊、骚动或坐起,双目圆睁,表情恐惧,大汗淋漓,呼吸急促,心率增快(可达 150~170 次 /min),有的还伴有重复机械动作,有定向障碍,对别人的问话、劝慰无反应,历时数分钟而醒来或继续安睡。患者此时若醒来,仅能对发作过程有片段回忆,次晨完全遗忘,且无梦境体验。睡惊症通常发生在睡眠的前 2/3 段,持续 1~10 分钟。发病原因可能与遗传有关,发热、过度疲劳或睡眠不足也会增加该病的发作。本病多发生于儿童,以 5~7 岁为最多,至青年期消失,偶有成年病例发生。本症难以同一些器质性疾病所导致的相似症状所鉴别,如中枢神经系统的感染、肿瘤等。另外,癫痫的自动症如果出现在夜间也难以与睡惊症鉴别。脑电图检查对这些疾病的鉴别有帮助。

3. 睡行症(sleep walking disorder) 又称梦游症,是睡眠和觉醒现象同时存在的一种意识模糊状态。起始于睡眠的前 1/3 阶段,主要表现为患者在睡眠中突然起身下床徘徊数分钟至半小时,或走出家门、进食、穿衣等。睡行时患者表情茫然、双目向前凝视,难以唤醒。有时可自言自语,但口齿欠清,常答非所问,无法交谈。一般历时数分钟,少数持续 0.5~1 小时,继而自行上床或随地躺下入睡,次日醒后对所有经过不能回忆,若在睡行期内强行加以唤醒,患者可有短暂的意识模糊。睡行症多发生于生长发育期的儿童,以 11~12 岁年龄段为最多,大多于青少年时期自行停止。

(二)治疗

对异态睡眠的治疗包括减少发作次数和防止发作时意外事故的发生两个方面。首先向家属及患者解释该病的特点及发生原因,消除或减轻发病的诱发因素如减少心理压力。保持日常生活规律,避免过度疲劳和高度紧张,养成良好的睡眠习惯,以及使用某些药物如苯二氮䓬类、中枢兴奋剂、小剂量的三环抗抑郁药等对减少异常睡眠的发作有一定疗效。睡行症发作时不要试图唤醒,注意保证其睡眠环境的安全性,如睡前关好门窗、收好各种危险物品、清除障碍物等,以防睡行发作时外出走失或引起伤害自己及他人的事件。偶尔少数几次睡行症发作者无须治疗,发作频繁且造成痛苦时应给予药物治疗,可用中、长效制剂苯二氮䓬类药物(氯硝西泮或地西泮等)加深睡眠,也可使用抗抑郁药如阿米替林、丙米嗪、氯米帕明、氟西汀、曲唑酮等。

五、睡眠 - 觉醒障碍的护理程序

(一)护理评估

对睡眠障碍患者的评估应是多方面的,包括生理、心理和药物史等,有的患者还需要接受睡眠多导监护仪的测试以及其他睡眠生理功能的检查。对睡眠的评估不能简单地问患者"昨晚睡得怎么样?"而是必须明确患者是否存在入睡困难、早醒、再次入睡的难易度以及次日的精神状况等。还可以选择性地使用评估工具对患者的睡眠状况进行主观层面的评估,采用睡眠日志评估与分析睡眠质量及睡眠 - 觉醒节律,采用匹兹堡睡眠质量指数(Pittsburgh sleep quality index,PSQI)、失眠严重程度指数(insomnia severity index,ISI)和 Epworth 嗜睡量表(Epworth sleepiness scale,ESS)分别评估睡眠质量、失眠的严重程度和嗜睡程度。另外,睡眠信念与态度量表(dysfunctional beliefs and attitudes about sleep,DBAS)可用于评估与失眠患者对睡眠的错误信念或行为的严重程度,分数高的患者失眠慢性化风险较高,更需要接受认知行为等心理治疗。

(二)常见护理诊断 / 问题

1. 睡眠型态紊乱 与社会心理因素刺激、焦虑、睡眠环境改变、药物影响等有关。

2. 疲乏 与失眠、异常睡眠引起的不适状态有关。

3. 焦虑 与睡眠型态紊乱有关。

4. 恐惧 与异态睡眠引起的幻觉、梦魇有关。

5. 应对无效 与长期处于失眠或异常睡眠有关。

(三)护理目标

1. 患者能恢复正常睡眠型态,每晚睡眠可达 4 小时及以上。

2. 患者日间能保持清醒状态,感觉精力充沛。

3. 患者焦虑情绪显著改善。

4. 患者恐惧情绪显著改善。

5. 患者能建立适宜的应对方式及高质量的睡眠模式。

（四）护理措施

1. 对失眠患者的护理　对失眠患者的护理重在心理护理,通过各种心理护理措施,帮助患者认识失眠,纠正不良睡眠习惯,重建规律、有质量的睡眠模式。

（1）消除诱因

1）建立信任的护患关系:对于由于心理因素,不愉快情绪导致的失眠,心理护理的重点在于建立良好的护患关系,加强护患间的理解和沟通,了解患者深层次的心理问题。

2）支持性心理护理:失眠患者常因陷入失眠→担心→焦虑→失眠这样的恶性循环,导致失眠久治不愈。运用支持性心理护理,帮助患者认识心理刺激、不良情绪对睡眠的影响,使患者学会自行调节情绪,正确面对心理因素,消除失眠诱因。

（2）失眠认知行为治疗（cognitive-behavioral therapy for insomnia,CBT-I）:包含睡眠卫生教育、刺激控制训练、睡眠限制疗法、放松疗法和认知疗法。其中,放松疗法主要是教会患者采用睡前诱导放松的方法,包括腹式呼吸、肌肉松弛法等,使其学会有意识地控制自身的心理生理活动,降低唤醒水平。认知疗法主要是帮助患者达到以下几点:对睡眠保持符合实际的期望;不把白天发生的不愉快都归咎于失眠;不试图强迫自己入睡;不给睡眠施加压力;一夜睡不好后不要悲观;学会承受睡眠缺失的后果。引导患者认识睡眠,以正确的态度对待失眠、消除对失眠的顾虑、解除心理负担、纠正恶性循环状态。

1）睡眠卫生宣教:目的是帮助患者了解睡眠的基本知识,如睡眠的生理规律、睡眠质量的高低不在于睡眠时间的长短、失眠的原因和根源。同时教会患者处理失眠的各种措施,包括生活规律,三餐、睡眠、工作的时间尽量固定;睡前两小时避免易兴奋的活动,如看刺激紧张的电视节目、长久谈话、进食等,避用浓茶、咖啡、巧克力、可乐等兴奋剂;白天多在户外活动,接受太阳光照;用熟悉的物品或习惯帮助入睡,如听音乐、用固定的被褥等;营造最佳的睡眠环境例如避免光线过亮或直射脸部、维持适当的温度和湿度、保持空气流通、避免噪声干扰;选择合适的寝具;镇静催眠药物的正确应用。

2）刺激控制训练:属于行为疗法的一种,主要是帮助失眠者减少与睡眠无关的行为和建立规律性睡眠 - 觉醒模式的手段。具体方法为要求患者做到以下几点:把床当作睡眠的专用场所;感到想睡觉才上床,而不是一累就上床;不在床上从事与睡眠无关的活动,如看书等;睡不着或无法再入睡（无睡眠 20 分钟后）时立刻起床到另一房间,直到睡意袭来再回到床上;无论夜间睡眠质量如何,都必须按时起床;避免白天睡觉。这些方法看似容易,但患者由于各种客观或主观因素往往不能完全做到,因此需要护士有规律的随访、督促和指导。

3）睡眠限制疗法:也是行为疗法的一种。失眠患者常常是在床上待很长时间,希望能弥补一些失去的睡眠,但结果往往是适得其反。因此睡眠限制疗法的主要目的是教导失眠者减少在床上的非睡眠时间,限制待在床上的时间,拥有有效的入睡时间。具体方法为如果患者每晚在床上时间是 9 小时,但实际睡眠时间为 5.5 小时,即通过推迟上床或提前起床来减少患者在床上的时间至 5.5 小时,然后将患者上床睡眠的时间每周增加 15 分钟,每晨固定时间起床,以保证在床上的时间至少有 85%~90% 用于睡眠。这种方法可使轻度患者不断改善,获得较好睡眠,但这种方法的代价是睡眠时间的相对减少,另外也需要对患者进行随访。

（3）其他疗法:根据患者失眠的情况,可适当选用暗示疗法、光照治疗、身心干预（气功、瑜伽、太极拳等）、操作及躯体治疗（按摩、针灸、穴位按压、反射疗法）等。暗示疗法适合于暗示性较强的失眠症患者,通常选用某些营养药物作为安慰剂,配合暗示性语言,诱导患者进入睡眠。光照治疗指给予一定强度的光（700~1 200Lux）和适当时间的光照,以改变患者睡眠 - 觉醒节律。以上方法的目的是引导患者养成良好的睡眠卫生习惯,逐步纠正睡 - 醒程序,使之符合通常的昼夜节律,从而获得满意的睡眠质量。

Note:

2. 其他睡眠障碍的护理 对嗜睡障碍、异态睡眠等睡眠障碍患者的护理主要在于保证患者发作时的安全、如何消除或减轻发病的诱发因素以减少发作次数,以及消除患者和家属的恐惧心理。

(1)保证患者安全:对家属和患者进行健康宣教,帮助其增加对该病的认识,增强他们的安全意识,有效防范意外的发生。对于睡行症患者,要保证夜间睡眠环境的安全,如给门窗加锁,防止患者睡行时外出、走失;清除环境中的障碍物,防止患者绊倒、摔伤;收好各种危险物品,防止患者伤害自己和他人。嗜睡、发作性睡眠患者要避免从事可能因睡眠障碍而导致意外的各种工作或活动,如高空作业、开车、进行带危险性的操作等。

(2)消除心理恐惧:多数患者和家属对异态睡眠、发作性睡病等都带有恐惧心理,甚至带有迷信的看法,影响他们生活的往往不是疾病本身,而是他们因为对疾病不了解所产生的惧怕、恐慌心理。因此对此类患者及其家属,要进行详尽的健康宣教,帮助他们认识该病的实质、特点及发生原因,以纠正其对该病的错误认识,消除恐惧、害怕心理。同时又要客观面对该病,做好终生带病生活的思想准备。

(3)减少发作次数:帮助患者及家属认识和探索疾病的诱发因素,尽量减少可能诱使疾病发作的因素如睡眠不足、饮酒等;重建和维持规律的生活方式,避免过度疲劳和高度紧张,白天定时小睡等,有助于减少发作次数。发作频繁者,可在医生指导下服用相应药物,也可达到减少发作的目的。

(五)护理评价

1. 患者的正常睡眠型态是否恢复,有效睡眠时间是否充足,醒后有无疲倦感。

2. 患者日间是否能保持清醒、精力充沛。

3. 患者的焦虑情绪是否改善。

4. 患者因异态睡眠所致的恐惧情绪是否改善。

5. 患者是否学会避免失眠相关恶性循环的应对策略。

(张曙映)

思 考 题

1. 神经性厌食症与神经性贪食症的临床表现有何异同?

2. 进食障碍患者的生理护理要点有哪些?

3. 嗜睡障碍和异态睡眠有什么临床表现?

4. 失眠认知行为治疗(CBT-I)主要组成部分是什么?

第十三章

神经发育障碍患者的护理

13章 数字内容

学 习 目 标

知识目标:

1. 掌握智力发育障碍、孤独症谱系障碍、注意缺陷多动障碍和抽动障碍的临床表现。

2. 熟悉智力发育障碍、孤独症谱系障碍、注意缺陷多动障碍和抽动障碍的治疗原则。

3. 了解智力发育障碍、孤独症谱系障碍、注意缺陷多动障碍和抽动障碍的病因。

能力目标:

能够识别不同神经发育障碍患者的临床特点,并应用护理程序为患者提供有针对性的护理。

素质目标:

能够理解患者因神经发育障碍而出现的症状和异常行为,具有爱心、耐心、责任心等职业态度,并在护理工作中能够恪守慎独。

患者,男,5岁,因孤僻、言语少,行为怪异3年余就诊。患者周岁时会叫爸爸、妈妈,会说几个单词。然而,1岁后言语能力发展极为缓慢,让人担心的是叫他的名字没有反应。老人们"贵人言语迟"的说法,给焦急的父母带来些安慰。随着年龄增长,患者的言语不但没有发展,行为也越来越古怪,不像别的小孩那样会伸出手做被抱的准备姿势,不喜欢父母或其他小孩接近,喜欢反复扭动手指或拨动玩具汽车的轮子,对圆的瓶盖、电视广告、天气预报特别有兴趣。在幼儿园,小朋友做游戏时他躲在墙角玩一块绒布。最近,常独自玩木棍,睡觉也要抱着木棍。

　　请思考:
　　1. 你认为此案例中患者的主要症状有哪些?
　　2. 在护理实践中,如何护理此案例中的患者?

　　神经发育障碍(neurodevelopmental disorder)是一组在发育阶段(18岁以前)起病的疾病,疾病影响大脑的发育,一般出现在发育早期,常在学龄前,可能损害个体的社会功能。神经发育障碍包括智力发育障碍、孤独症谱系障碍、注意缺陷多动障碍、抽动障碍、交流障碍、特定学习障碍。本章简要介绍几种临床常见的神经发育障碍的临床特点和护理。

第一节　智力发育障碍

一、智力发育障碍的临床特点

(一) 概述

　　智力发育障碍(intellectual developmental disorder)是指个体在神经系统发育成熟(18岁)以前,因先天或后天的各种不利因素导致智力发育停滞或受阻,以智力和社会适应能力发育迟缓,不能达到相应年龄水平为主要临床表现的一类精神障碍。

(二) 病因及发病机制

　　智力发育障碍的病因广泛而复杂,多数还无法明确,从围产期开始到18岁以前影响中枢神经系统发育的因素都可能成为致病原因。目前已明确的病因主要有以下几个方面:

　　1. 遗传及先天性因素　包括染色体异常(如唐氏综合征、性染色体畸变等)、基因异常(如苯丙酮尿症、半乳糖血症等)和先天性颅脑畸形(如家族性小脑畸形、先天性脑积水等)。

　　2. 围产期有害因素　母孕期感染、药物、毒物影响等;产时的各种并发症如先兆流产、妊娠高血压、前置胎盘等;母亲妊娠年龄偏大、营养不良、长期心理应激等;新生儿疾病如未成熟儿、低体重儿、核黄疸、新生儿肝炎、败血症、胎儿颅脑早闭等。

　　3. 出生后不良因素　出生后,因脑膜炎、脑炎等中枢神经系统感染、颅脑损伤、严重的躯体疾病、营养不良等均可使患者的大脑功能受到损害,导致智力低下和社会适应不良;另外各种因文化落后地区、父母文化水平低等导致儿童不能接受文化教育或接受文化教育的机会被剥夺,也是引起智力发育障碍的原因,但此类智力发育受损的程度一般不严重,适应能力一般不影响或影响程度小,且很少有其他方面的损害或无能,一旦有接受文化教育的机会,患者的智力水平可有提高,但提高的程度与患者的年龄及受损程度等相关。

(三) 临床表现

　　智力低下和社会适应能力缺陷为本病的主要表现。智力发育障碍患者的智商(intelligence quotient,IQ)在70以下或低于同人群均值2个标准差。社会适应能力包括个人生活能力和履行社会职责能力两个方面。社会适应能力缺陷者表现为认知、语言、情感、意志、社会化等方面能力显著落后

Note:

于同龄儿童。患者可伴有一些精神症状如注意缺陷、情绪易激动、冲动行为、刻板行为或强迫行为,有的患者同时也会存在相应躯体疾病的症状和体征。ICD-11 和 DSM-5 根据智力低下程度和社会适应能力缺陷程度将智力发育障碍分为以下四个等级:

1. **轻度** 智商在 50~69 之间,成年以后智力水平相当于 9~12 岁正常儿童,约占智力发育障碍总病例的85%。患者在幼儿期即可表现出智能发育较同龄儿童迟缓现象,如语言发育迟缓、词汇不丰富、理解能力和分析能力差、抽象思维不发达等。就读小学以后学习困难,学习成绩经常不及格,如经努力可勉强完成小学学业。患者能进行日常的语言交流,但对语言的理解和使用能力差。通过职业训练成年后能从事简单非技术性工作,获得简单生存技能和生活能力,但社会适应能力水平低,难以应对环境复杂的变化。

2. **中度** 智商在 35~49 之间,成年以后智力水平相当于 6~9 岁正常儿童,约占智力发育障碍总病例的 10%。患者从幼年开始智力和运动发育都明显比正常儿童迟缓,语言发育差,表现为发声含糊不清,能掌握日常生活用语,但词汇贫乏,难以完整表达意思。能计算个位数的加、减法,但不能适应普通小学就读。在指导和帮助下可学会简单生活自理,完成简单体力劳动,但质量低、效率差。

3. **重度** 智商在 20~34 之间,成年以后智力水平相当于 3~6 岁正常儿童,占智力发育障碍总病例的 3%~4%。患者在出生后即可出现明显的发育延迟,经过训练最终能学会简单语句,但不能进行有效语言交流、不会计数、不能学习劳动、生活需人照料、无社会行为能力。常伴随显著的运动功能损害、身体畸形,并可出现癫痫、脑瘫等神经系统疾病。经过反复训练可在监管下从事极为简单的体力劳动。

4. **极重度** 智商在 20 以下,成年以后到智力水平相当于 3 岁以下正常儿童,占智力发育障碍总病例的 1%~2%。患者没有语言能力,既不会讲话也听不懂别人的话,仅以尖叫、哭闹等来表示需求,感知觉明显减退,对危险不会躲避,不认识亲人及周围环境,日常生活全部需他人料理。常合并严重的脑部损害,伴有躯体畸形。

(四) 治疗与预后

本病的治疗原则是早期发现、早期诊断、查明原因、尽早干预,以教育和康复训练为主,辅以心理治疗,仅少数患者需要对伴随的精神症状进行药物对症治疗。

智力发育障碍的病因复杂,疾病对患者心理活动的各过程和社会功能影响颇大,预后往往欠佳。因此,必须积极进行预防。监测遗传性疾病、做好围产期保健、避免围产期并发症、防止和尽早治疗中枢神经系统疾病是预防的重要措施。

学 科 前 沿

活动观察训练(action observation training, AOT)

AOT 是一种先进行动作观察再进行动作模仿的疗法,通过激活大脑镜像神经元,提高大脑运动皮质的兴奋性,增加皮质的可塑性,改善运动功能。让患者主动观察人(微笑、伸舌、点头和面部表情变化等)或物体(玩具、个性化和特殊的仪器设备),并进行反复主动的模仿训练,有效促进运动功能及认知发展。对正常儿童、特需儿童和遗传疾病(Williams 综合征、Prader-Willi 综合征和唐氏综合征等)儿童均有效,并且可改善健康成年人的大脑灰质结构,从而促进大脑的可塑性和功能。

二、智力发育障碍的护理程序

(一) 护理评估

1. **健康史** 患者既往的健康状况,是否较常人容易罹患某些躯体疾病。

2. 生理功能 与同龄孩子比较,各项躯体发育指标如身高、体重是否达标;有无躯体畸形;有无饮食障碍;有无营养失调及睡眠障碍等。

3. 心理功能

(1) 感知觉:有无感觉过敏和减退、错觉、幻觉及感知觉综合障碍等。

(2) 思维:有无思维联想、连贯性、逻辑和思维内容等方面的障碍。

(3) 情感:有无焦虑、抑郁、恐惧、情绪不稳、易激惹、情感淡漠和迟钝等异常情绪。

(4) 意志和行为:有无意志减退和增强、怪异行为、多动行为,有无刻板、仪式化或强迫行为,有无暴力行为和自伤自杀行为,有无对立违拗或品行问题等。

4. 社会功能

(1) 生活自理能力:患者能否独立进食、洗漱、换衣、如厕,能否独立外出等。

(2) 环境的适应能力:①学习能力:有无现存或潜在的学习困难。②语言交流能力:有无言语障碍,能否进行有效言语交流,是否能用语言较好的表达自己的感受与意愿。③自我控制与自我保护能力:有无现存或潜在的自我控制力、自我防卫能力下降而出现伤害别人或被别人伤害的危险。④社交活动:有无人际交往障碍,是否合群,是否主动与人交往和参与游戏活动等。

5. 其他 有无不当家庭养育方式、家属对疾病有无不正确的认知和偏见,有无现存的或潜在的家庭矛盾和危机,有无家庭无法实施既定的治疗方案的可能性等。

(二) 常见护理诊断 / 问题

1. 营养失调 与智力水平低下所致贪食、食欲减退及消化不良等有关。

2. 有受伤害的危险 与认知功能障碍有关。

3. 卫生 / 穿着 / 进食 / 如厕自理缺陷 与智力水平低下有关。

4. 社会交往障碍 与智力低下、丧失语言能力及缺乏社会行为能力等有关。

5. 语言沟通障碍 与智能发育障碍有关。

6. 父母角色冲突 与智力水平低下、需要照顾增多有关。

(三) 护理目标

1. 患者能维持正常营养状态,体重维持在正常范围。

2. 患者不发生受伤现象。

3. 患者的个人生活自理能力逐步改善。

4. 患者的社交能力、学习能力逐步改善。

5. 患者语言能力逐步改善。

6. 患者父母的角色冲突减轻或消除。

(四) 护理措施

1. 生活护理 由于患者智力低下缺乏自我照顾、自我保护的意识和能力,因此生活需要照顾。护理人员要保证患者正常的生活需求,如睡眠、饮食及活动环境等。由于患者疾病的原因,且患者的发病年龄较小,不可能将自身的不适及生活需求主动提出,这就要求护理人员要密切观察患者的进食情况、睡眠情况、大小便次数、性质及量是否正常,并针对所出现的问题进行护理干预。另外,要保证患者有一个良好的个人卫生状况,做好晨晚间护理。定期给患者洗澡、更衣、理发、修剪指(趾)甲,保持患者的清洁卫生。

2. 安全护理 患者居住的环境应简单实用,随时检查有危险隐患的物品和设施,如锐器、火柴、药品等。房间窗户应有相应的安全措施,禁止患者从事攀爬、打闹等危险活动。

3. 教育训练 教育训练对智力发育障碍的患者来说具有很大的实际意义。这项工作不仅涉及家庭和医疗部门,还涉及教育及社会福利部门,是一项社会性的工作。应设立专门机构和学校,在专业人员指导下对患者进行专门训练和教育。患者处在生长发育期,他们的智力及其他精神活动还在逐渐发展。因此,对智力发育障碍患者尽早进行教育、训练是非常重要的。

（1）生活自理能力训练：轻度智力发育障碍的孩子生活尚能自理，中、重度以上患者生活自理困难，理解能力差，常需别人监护。医护人员及父母对患者要有耐心，应坚持不懈地教育和训练，使他们逐渐适应周围环境，安排好自己的日常生活。训练培养患者平时生活中的一些必要的技能，如洗脸，洗澡，如厕，穿衣服、鞋袜，整理床褥，吃饭，收拾餐具，扫地等。

（2）语言功能训练：语言障碍和缺陷常常成为智力发育障碍患者思维和智力发展的桎梏，要重视对语言障碍和缺陷进行矫正，使他们能较好地掌握语言这一工具进行社会交往和交流。训练时学校教育和家庭教育要密切配合，协同进行。通过生活活动进行语言缺陷的矫正训练，要有耐心，不能操之过急。

（3）劳动技能训练：通过劳动技术的教育和训练使患者能自食其力，以减轻社会和家庭的负担。劳动技术教育必须适合患者的智力水平和动作发展水平，注重现实性和适应性，重视安全教育以及个别差异性。可从自我生活服务劳动培养开始如洗脸、穿衣、吃饭、扫地等，逐渐进入社会生活服务劳动技术的培养。在实际的劳动中进行日常工具的性能和使用方法的教育，进而到职业技术教育，并根据患者的心理上、生理上和疾病上的差异，掌握每个人的特点进行选择职业的指导。

（4）品德教育：由于患者认识水平低，对事物的分析能力差，常常不能预见自己的行为后果，往往会做出一些不自觉或不符合社会要求的行为和活动，甚至是犯罪行为。做好患者的品德教育要遵循普通学校品德教育的基本原则。尊重患者与严格要求相结合，集体教育与个别教育相结合，同时还要注意患者的生理、心理特点，充分了解每位患者的缺陷，对不同情况不同处理，爱护和保护患者的自尊心，把缺陷行为和不道德行为严格区别开来，对患者尽量少批评、少惩罚，多给予表扬和鼓励。

4. **药物治疗的护理**　因患者对症状及药物不良反应引起不适的表达能力较差，因此在药物治疗的过程中，更应严格观察病情演变及用药情况，及时处理不良反应。

5. **健康教育**　重点是针对家长与老师，使他们正确认识疾病特征和可能的预后，教会家长教育训练的方法。从患者的实际发展水平出发，对患者的发展前景寄予恰当的希望。告诉他们应鼓励患者多与外界接触、多说话、多练习，及时表扬和强化，提高患者的学习兴趣和信心，切忌操之过急和歧视打骂。此外，宣传有关此病的一些预防知识，如产前诊断、围产期保健措施等也很重要。

（五）护理评价

1. 患者的营养状况是否改善。

2. 患者是否有受伤的情况发生。

3. 患者的个人生活自理能力是否改善。

4. 患者的社交能力、学习能力是否改善。

5. 患者语言能力是否改善。

6. 患者父母的角色冲突是否减轻或消除。

第二节　孤独症谱系障碍

一、孤独症谱系障碍的临床特点

（一）概述

孤独症谱系障碍（autism spectrum disorder，ASD）是一类起病于婴幼儿期的神经发育障碍性疾病，主要表现为不同程度的社会交往障碍、交流障碍、兴趣狭窄和行为方式刻板。2010 年及 2012 年美国疾病控制和预防中心的监测数据显示孤独症谱系障碍患病率为 1/68。在我国，孤独症谱系障碍的流行病学调查尚不充分，2013 年一篇系统综述报道我国孤独症谱系障碍患病率为 2.45‰。此病以男性多见，既往研究报道在孤独症儿童中，男女患者比例为（1.33：1）~（16：1）。

（二）病因及发病机制

孤独症谱系障碍的病因非常复杂，既往研究提示该类疾病与脑神经发育相关，目前已明确的病因主要有以下几个方面：

1. **遗传因素**　无论家系调查、细胞遗传学研究，还是分子生物学研究，均显示孤独症谱系障碍与遗传因素关系非常密切，遗传度高达 80%~90%。但是，遗传因素如何导致疾病，易感基因的功能及其表达异常对脑发育有何具体影响，与疾病的症状间存在何种联系，还有待于进一步研究探讨。

2. **脑结构和功能异常**　研究显示，部分孤独症谱系障碍患者存在小脑发育不良、脑干缩小、杏仁核缩小、胼胝体缩小、海马缩小、侧扣带回缩小、整个大脑体积增大、侧脑室扩大、尾状核体积增加等。

3. **神经生化因素**　在各种神经递质中，5-HT 与孤独症谱系障碍的关系研究较多，但研究结果不尽相同。有研究显示约 1/3 的孤独症患者血 5-HT 水平增高，而且这种现象也存在于患者的亲属中；另有研究报道孤独症患儿母亲的血浆 5-HT 水平明显低于正常儿童母亲。

4. **免疫学因素**　研究显示，部分孤独症患儿存在免疫系统的异常，患者的脑脊液中免疫细胞、炎性细胞因子、自身抗体有不同程度的升高。因此，有学者提出免疫炎性假说，即由于中枢神经的炎症，导致脑神经发育障碍，引发孤独症谱系障碍。

5. **母孕期不利因素**　母孕龄高、母亲怀孕时父亲年龄大、母孕期有先兆流产、病毒感染、吸烟、服用某些药物、羊水的胎粪污染、出生窒息等均是孤独症谱系障碍的危险因素。综上所述，孤独症谱系障碍是一个遗传因素为主，遗传因素和环境因素相互作用而导致的结果。

（三）临床表现

1. **社会交往障碍**　患者在社会交往方面存在质的缺陷，缺乏社会交往的兴趣，缺乏社会交往的技巧和方法，情感交流和互动少，难以理解他人的情绪和想法，不能根据社交情景和各种线索调整自己的社交行为。不同年龄、疾病程度的患者，表现会有所不同。婴儿期患者回避目光接触，对呼唤、逗弄缺少反应，没有期待被抱起的姿势，或抱起时身体僵硬、不愿与人贴近，对母亲等人的声音缺乏兴趣，对主要抚养者常常不产生依恋，对陌生人常常缺乏应有的恐惧。幼儿期患者除上述表现外，还缺乏与其他儿童交往或共同玩耍的兴趣，主动回避其他儿童，或可能有一定交往兴趣，但是以不适当的方式如搂抱、推搡与他人交往；患者常常不会与他人分享自己的快乐，遇到不愉快事情或受到伤害时也不会向他人寻求安慰，对他人的身体不适或不愉快也不会关心和安慰，不会玩各种想象性和角色扮演性游戏。

学龄期后，随着年龄增长及病情的改善，患者的上述症状会有所改善，但是仍然缺乏主动与他人交往的兴趣和行为，或愿意与人交往，但交往方式仍然存在问题，对他人心理及情绪常常缺乏正确理解和反应，不能根据场合调整自己的行为，因而难以被他人接受，也难以建立友谊。成年后，部分患者对异性可能产生兴趣，但因为缺乏交往技巧，对他人的兴趣、情感等缺乏适当的反应，对幽默等也缺乏相应的理解，难以建立恋爱关系和结婚。

2. **交流障碍**　患者同时存在言语和非言语交流障碍，其中，言语交流障碍更加突出，往往是引起父母关注并带患儿就诊的最主要原因。

（1）非言语交流障碍：患者虽然会拉着大人手走向他想要的物品或用手指需要的物品来表达需求，但是其他用于交流的表情、动作、姿势却很少。他们除了哭、笑等情感表达外，常常缺乏其他细腻的情感及其表达。他们常常不会用其他手势动作表示自己的想法，也不会用点头、摇头表达含义。

（2）言语交流障碍：患者在言语发展和交流方面存在明显缺陷，具体表现在：①言语理解能力受损。病情严重的患者言语理解能力非常有限，即使智力发育正常的患者，对幽默、成语等理解也常常存在缺陷。②言语发育迟缓。患者的言语发育迟缓或不发育，也有部分患者 1~2 岁前曾有表达性言语，但起病后，言语逐渐减少，甚至完全消失。有研究显示，50% 的孤独症患者终生缄默不语。③言语形式及内容异常。有的患者存在即刻的模仿言语，重复他人方才说过的言语或问话；也可能存在延迟的模仿言语，重复既往听到的其感兴趣的话语或广告词等；可能会存在刻板重复的言语，如重复问同一个问题等。④言语语调、语速异常。患者说话可能语调平淡,缺乏抑扬顿挫,如有的患者都以问话的语调说话,语速很快或很慢,节律、重音等也可能存在异常。⑤言语运用能力受损。患者常常不会使用已学过的词汇来表达自己的愿望,不会描述事情,有些患者使用特定的自创短语表达特定的意思。少数患者言语发育相对较好,能表达简单的愿望和要求,但也常常不会提出话题、维持话题,或仅靠刻板重复的短语进行交谈,反复询问或述说同一话题。

3. **兴趣狭窄、行为刻板**　患者对正常儿童所喜爱的活动、游戏、玩具都不感兴趣,却对非玩具的物品有特殊兴趣和迷恋,尤其是圆的或可以旋转的物品,并常在较长时间里专注于某种或几种游戏或活动,如着迷于旋转锅盖。患者固执地要求保持日常活动程序不变,如每天要吃同样的饭菜,出门要走相同的路线,在固定的时间和地点解大小便,若这些行为活动程序被改变,患者则会产生焦虑、易激惹等。一些患者还有刻板行为,如重复拍手,不停地转圈、跺脚、舔墙壁等。

4. **其他症状表现**　部分患者存在听觉过敏、触觉过敏或痛觉减退现象。有些患者情绪不稳定,烦躁哭闹,或出现自笑、多动、冲动、攻击、自伤行为。患者的认知发展可能不平衡,部分患者出现一些超出同龄儿童的能力,如文字记忆能力、计算能力等。

5. **共患病**　患者常常共患其他精神障碍或躯体疾病。在其他精神障碍类疾病中,智力发育障碍是常见的共患病之一,此外还有焦虑障碍、注意缺陷多动障碍、抽动障碍、心境障碍等。共患的躯体疾病包括胃肠功能紊乱、癫痫、神经皮肤综合征、脑瘫、感觉系统损害等。

(四) 治疗与预后

孤独症谱系障碍是一个严重影响患者社会功能的慢性疾病,早诊断、早干预对改善患者预后具有非常重要的意义。患者不仅存在发育方面的广泛落后,也存在情绪行为的异常,并可能存在共患病,因此,应根据患者的具体情况,运用多种治疗方法进行综合系统干预。

1. **教育与行为途径的干预训练**　是改善患者的症状,提高其生活质量的最有效方法。训练的目标是促进患者语言发育、提高社会交往能力、掌握基本生活技能和学习技能。目前国际和国内推荐的主要康复训练和教育方法有应用行为分析法、结构化教学法和人际关系发展干预法。

2. **药物治疗**　尽管目前没有药物能够有效地改善孤独症谱系障碍患者的社会交往障碍和交流障碍,但是研究表明,精神药物能够有效改善患者存在的情绪行为异常,如情绪不稳、易激惹、刻板重复行为、自伤及攻击行为等。因此当患者伴发一些情绪和行为症状时,如行为治疗无效,应及时予以精神药物治疗,以改善患者的情绪行为症状,同时也为教育训练创造更好的条件。

3. **家庭指导和支持**　孤独症谱系障碍是一个长期慢性、对患者社会功能产生严重影响的疾病,因此,加强家庭支持,让家长能够有能力在家庭中促进患儿的成长非常重要。为此,需加强以下工作:①家长的心理支持和指导。使家长能够面对现实,保持情绪的稳定,以积极的心态生活。②疾病知识的教育。使家长了解疾病,从而更好地理解患儿的症状,并对患者所需的治疗、康复等需求有充分的认识,对患者的预后有一个相对现实的期望,并能够正确地寻求各种资源对患者进行治疗和训练。③教育训练的指导。让家长掌握照管、教育训练患者及行为矫正的基本方法,从而能够与医护人员较好地配合,使患者在家庭中得到教育训练和行为治疗。

但总体来讲,孤独谱系障碍的预后不良,研究显示影响疾病预后的因素有诊断和干预时间、早期言语交流能力、病情严重程度及智力水平、有无伴发疾病。

学 科 前 沿

动态视频材料对孤独症患者面部表情识别的影响

孤独症患者的表情识别能力较弱,高功能孤独症患者的面部表情识别正确率显著低于正常儿童,他们在目光接触、共同注视等方面都有明显的发展障碍,这也是其社会交往存在缺陷的原因之一。研究发现高功能孤独症儿童对面部表情的识别受材料呈现方式的影响,对动态视频下的面部表情识别正确率显著高于静态图片下,存在"动态加工优势效应",尤其是在对厌恶和恐惧两种表情的识别上。动态表情作为人类的一种非言语性信号,可将情绪传递到社会交往中,准确识别这些信号对成功的人际交往至关重要,动态视频材料为孤独症儿童社会交往能力的有效干预方式提供了参考。

二、孤独症谱系障碍的护理程序

(一)护理评估

1. 健康史 患者既往的健康状况,是否患有某些躯体疾病。

2. 生理功能 与同龄孩子比较,各项躯体发育指标如身高、体重是否达标;有无躯体畸形;运动功能是否受限,运动的协调性如何。

3. 心理功能

(1)认知活动:有无感知觉的异常,是否对痛觉反应迟钝;患者是否有言语发育迟缓的各种表现,在言语的形式和运用上有无障碍;智力水平如何。

(2)情感活动:有无焦虑、抑郁、恐惧、情绪不稳、易激惹或情感淡漠等异常情绪。

(3)意志行为活动:①观察患者是否对某些非玩具的物品感兴趣,是否对某些物品特别依恋;患者是否有某一方面的特殊爱好、兴趣和能力,如沉溺于看某个电视节目,或对数字、地名等有不寻常的记忆力;有无刻板的生活习惯等。②患者是否有某些奇怪的行为;是否显得多动;有无冲动攻击、固执违拗、重复刻板等行为。

4. 社会功能

(1)社会交往、学习方面:患者是否依恋父母,对亲人爱抚是否有相应的情感反应;当父母离开或返回时有无相应的分离情绪和反应;是否能分辨亲疏;是否与小朋友交往、玩耍;接受新知识的兴趣和能力如何。

(2)言语交流和非言语交流方面:①言语交流:患者在婴儿期是否会咿呀学语;发育过程中是否一直不说话,或很少说话,是否在2~3岁以前可以讲话,但以后却逐渐减少;能否主动与人交谈,提出或维持话题;能否正确使用代词;讲话时的语音、语调、语速等方面有无异常;有无重复、刻板和模仿言语等。②非言语交流:患者是否常常以苦恼、尖叫或其他姿势表达他们的不适或需要;有无体态语言等。

(3)生活自理能力:患者能否会自己进食、穿衣、如厕、使用公共设施等。

(二)常见护理诊断/问题

1. 营养失调:低于机体需要量 与自理缺陷、行为刻板有关。

2. 社会交往障碍 与社交功能缺陷有关。

3. 语言沟通障碍 与言语发育障碍有关。

4. 有自伤的危险 与认知功能障碍有关。

5. 有暴力行为的危险 与情绪不稳有关。

6. 卫生/穿着/进食/如厕自理缺陷 与智力低下、认知功能障碍有关。

7. 家庭运作过程失常 与疾病知识缺乏有关。

(三)护理目标

1. 患者的饮食摄入均衡,营养状态正常。

2. 患者的社交能力,学习能力逐步改善。

3. 患者的语言能力逐步改善。

4. 患者未发生自伤的行为。

5. 患者未发生伤害别人的行为。

6. 患者的个人生活自理能力逐步改善。

7. 家长掌握与患者沟通的技巧,家长的角色冲突减轻或消除。

（四）护理措施

1. 生活护理　首先要保证患者正常的生活需求,如睡眠、饮食及活动环境等。患者由于存在认知功能障碍与语言发育障碍,不能主动说出自身不适或生活需求,因此,护理工作中应密切观察其饮食、睡眠、二便等情况,根据患者的需求提供针对性的护理干预。此外,做好晨晚间护理,定期给患者洗澡、更衣、理发、修剪指(趾)甲,保持患者的清洁卫生,保证患者有一个良好的个人卫生状况。

2. 安全护理　由于患者的认知功能障碍及情绪不稳,患者可以出现暴力行为、自伤行为。针对这种不安全的行为,护理人员要密切观察患者的活动内容及情绪变化,找出不安全的隐患,做到心中有数。必要时专人护理,控制活动的区域,避免其接触危险物品。减少对患者的不良刺激,若患者的情绪处于激动、兴奋时,要将其安置在安静的环境中,给予适当的引导,转移其注意力。鼓励患者多参加有组织的活动,如出现不可避免的暴力行为和自伤行为的情况,要及时给予保护,避免伤害自身及他人。应及时了解引起兴奋冲动的原因,以便将来避免同样事情的发生。另外,在护理过程中,护理人员一定要保持耐心、态度和蔼,避免激惹患者,减少对患者的不良刺激。

3. 教育训练

（1）生活自理能力训练:根据患者的智力以及现有的生活技能状况,制订出一个具体明确的训练计划。将每一种需要训练的生活技能分解成若干个小单元的动作内容,由简单到复杂。并将每个训练计划分解成具体训练的步骤,如穿衣一项分为披衣、穿袖、系纽扣、翻衣领、整理等几个步骤进行。每天训练应达到的标准要根据患者接受和掌握的程度而定。每次实施后要对患者接受训练的情况进行记录。另外在训练过程中,要进行强化,即对每一个小小的进步都要及时地给予言语、行动、表情及物质上的奖励。鼓励患者持续不断地完成每一项训练内容,直到患者掌握并固定下来,切不可半途而废。

（2）语言能力训练:语言沟通障碍作为孤独症谱系障碍患者的特征症状之一,将影响患者的社会适应能力,因此要尽力去训练。由于患者所处的家庭及社会环境的不同,患者的个体差异较大,训练时应个体化。在言语训练中,根据患者言语能力的水平,制订计划,从认物、命名到表述,从简单的音节到完整的句子,锻炼患者用语言表达自己的需要,当达到一定程度时,让其参加语言交流的游戏。此外,还应经常带领患者接触社会、自然环境,如动物园、公园等,使其在感知事物时进行言语功能的强化。

（3）人际交往能力训练:社会交往训练可改善患者对社会的适应能力,帮助患者自立,训练可从以下几方面入手:

1）训练注意:用一些患者感兴趣的教材,要求他注意并正视说话人的脸,主动注视其目光,并逐渐延长注视时间,反复多次,并及时给予强化使患者在"一对一"情况下,对对方的存在、言语、目光等有所注意。

2）模仿动作:让患者模仿动作,如广播操等,使其意识到他人的存在。

3）姿势性语言的学习和表情动作的理解:帮助患者学习姿势性语言如点头、摇头等,给患者做出示范,要求其模仿,然后反复训练,直到能理解为止。此后可利用实际动作或镜子训练患者理解身体动作及表情,并对患者的正确回答及时予以强化,逐渐减少提示,直到能正确辨别和理解为止。

4）提高语言交往能力:可利用情景或患者提出要求时进行,反复训练使患者在想满足某种要求时,能用语言表达自己的愿望。可让患者进行传话训练,传话开始宜短,之后逐渐延长,如此训练将使患者能主动与他人建立关系,改善交往。

5）利用游戏改善交往:首先要与患者建立亲密关系,要观察和关心他的兴趣、爱好,做他感兴趣的事给他看。以后逐步扩大患者交往范围,待患者能参加集体游戏时,游戏内容要逐渐注入购物、乘车等日常活动,让患者扮演不同角色,掌握各种角色的行为方式,学习各种社会规范,使他们逐渐学会如何与人进行交往,完成日常活动,为成年后的自立打好基础。

(4) 行为矫正训练:可以用阳性、阴性强化法、系统脱敏、作业疗法等方法。训练时一定要有耐心,不能急于求成,步骤要由简单到复杂,方法要形象、具体、直观、生动。同时,对患者的进步要及时给予表扬。应针对不同行为,采用不同的矫正方法。具体措施有:

1) 发脾气和尖叫行为的矫正:应尽快找出原因,或带患者离开原环境,或采取忽视的态度,待患者自己平息后,要立即给予关心和爱抚,对他自己停止发脾气或尖叫加以表扬和称赞。

2) 刻板、强迫或不良习惯的矫正:不要一味迁就,在患者的日常生活中有意识地做一些小的变动,使其在不知不觉中,慢慢习惯常规生活的变化。培养患者正常合理的兴趣,积极从事一些建设性的活动,如画画、写字、做家务等有助于改善其刻板和强迫行为。

3) 孤独行为矫正:父母应熟悉患者的喜好和需要,尽量融入他们的生活,让患者能逐步接受大人的帮助,逐步接受外周的世界,同时配合言语能力和社会交往能力的训练,帮助患者走出孤独。

4) 自伤、自残行为矫正:应立即给予制止,如马上抓住患者的手,或给患者戴上手套或帽子,也可要求患者学习"把手放在桌上"等行为,以减少自伤行为。此外,还应给患者创造活动条件,让患者的生活丰富充实,减少自伤行为的发生。

4. 药物治疗的护理 患者服药时要耐心劝导,服药后要检查口腔,确保药物服下。要使患者按时服药,保证剂量的准确性,以免发生严重的不良后果。服药后应注意观察患者的反应,若出现严重的不良反应,要立即汇报医生,进行相应的处理,同时安抚劝慰,避免患者过分紧张。

5. 健康教育 目的是帮助家长认识到疾病的性质,讲解疾病的可能原因,减少家属对疾病的恐惧心理和对孩子生病的自责与内疚感。告诉患者家长,不要相互埋怨和指责,应正视现实,冷静和理智地接纳疾病,树立信心,积极与专业人员配合,一起训练和教育孩子。另外,对患者的训练需要长期不懈地进行,家长是最重要的训练员,因此护理人员要将训练方法、注意事项教给家长,使家长能够独立操作。

(五) 护理评价

1. 患者的营养状况是否得到改善。

2. 患者的社交能力、学习能力是否有改善。

3. 患者的语言能力是否有改善。

4. 患者是否出现对自身的伤害。

5. 患者是否发生对他人的伤害。

6. 患者的个人生活自理能力是否有改善。

7. 家长是否掌握与患者沟通的技巧,家长的角色冲突是否减轻或消除。

第三节 注意缺陷多动障碍

一、注意缺陷多动障碍的临床特点

(一) 概述

注意缺陷多动障碍(attention deficit and hyperactive disorder,ADHD),又称多动综合征,主要表现为与年龄不相称的注意力分散,注意广度缩小,不分场合的过度活动,情绪冲动并伴有认知障碍和学习困难,其智力正常或接近正常。国内调查发现患病率为 1.5%~10%,国外报道学龄儿童中患病率为3%~5%,男性多于女性,性别比为(4∶1)~(9∶1)。

(二) 病因及发病机制

本病的病因和发病机制尚不清,但众多的证据显示,ADHD 是一种神经发育障碍,目前认为是多种因素共同作用所致的一种复杂性疾病,可能与遗传、神经递质功能异常、神经解剖和神经生理异常、孕产期不利因素、铅暴露以及心理社会因素等有关。

（三）临床表现

1. **注意力集中困难**　患者的注意很容易受环境的影响而分散,因而注意力集中的时间短暂。在玩积木或其他游戏时,往往也显得不专心。在听课、做作业或其他活动时注意力难以持久,容易因外界刺激而分心,或不断从一种活动转向另一种活动。患者在活动中不注意规矩和细节,交谈时心不在焉,做事丢三落四,经常遗失随身物品,忘记日常的活动安排。

2. **活动过多**　患者表现为明显的活动增多,过分地不安静,来回奔跑或小动作不断,在教室里不能静坐,常在座位上扭动,或站起,严重时离开座位走动,或擅自离开教室。行为不考虑后果,出现危险或破坏性行为,事后不会吸取教训。话多,讲话不注意场合,在别人讲话时插嘴或打断别人的谈话。

3. **情绪不稳、冲动任性**　患者容易过度兴奋,也容易受挫而出现情绪低沉或出现反抗和攻击性行为。渴望需要即时满足,否则就哭闹、发脾气。患者由于缺乏克制能力,常对一些不愉快刺激,做出过分反应,以致在冲动之下伤人或破坏东西。

4. **学习困难**　患者的智力水平大都正常或接近正常,然而由于以上症状,给学习带来一定的困难,低于患者的智力水平所应达到的学业成绩。

5. **共患病**　常见的共患病有品行障碍、焦虑抑郁障碍、抽动症等,注意缺陷多动障碍儿童进入青春期以后,各种心理障碍增加,青春期后期,这一情况更严重。

（四）治疗与预后

根据患者及其家庭的特点制订综合性治疗方案。药物治疗能够短期缓解部分症状,对于疾病给患者及其家庭带来的一系列不良影响则更多地依靠教育训练、心理与行为治疗方法。

1. **心理治疗**　主要有行为治疗和认知行为治疗两种方式。行为治疗利用操作性条件反射的原理,使患者学会适当的社交技能,用新的有效的行为来替代不适当的行为模式。认知行为治疗主要解决患者的冲动性问题,让患者学习如何去解决问题,预先估计自己的行为所带来的后果,克制自己的冲动行为,识别自己的行为是否恰当,选择适当的行为方式。

2. **特殊教育**　患者应当被列入特殊教育的对象,避免歧视、体罚或其他粗暴的教育方法,恰当运用表扬和鼓励的方式提高患者的自信心和自觉性,通过语言或中断活动等方式否定患者的不良行为,课程安排时应考虑到给予患者充分的活动时间。

3. **药物治疗**　常用药物为中枢神经兴奋剂如哌甲酯或苯异妥因,也可小剂量使用抗抑郁药、α受体拮抗剂等。药物能改善注意缺陷,降低活动水平,在一定程度上提高学习成绩,改善患者与同学和家庭成员的关系。

4. **对家属的教育和训练**　主要对家长的心理教育和教养技巧训练。可采取单个家庭或多个家庭参与的小组形式。内容主要有给父母提供良好的支持性环境,让他们学会解决家庭问题的技巧,学会与孩子共同制订明确的奖惩协定,有效地避免与孩子之间的矛盾和冲突,掌握正确使用阳性强化方式鼓励孩子的良好行为,使用惩罚方式消除孩子的不良行为的方法。

部分患者迁延至青春期,到成人期仍有残留症状。成人 ADHD 患者除了仍存在 ADHD 症状外,同时更容易共患各种精神疾病,如情绪障碍、焦虑障碍、物质滥用、反社会型人格障碍等。

二、注意缺陷多动障碍的护理程序

（一）护理评估

1. **健康史**　患者既往的健康状况,有无较正常儿童易于罹患某些疾病。

2. **生理功能**　与同龄孩子比较,躯体发育指标如身高、体重有无异常;有无躯体畸形和功能障碍;有无饮食障碍(贪食或食欲减退);有无营养失调及睡眠障碍(入睡困难、早醒、睡眠节律紊乱等);有无受伤的危险;有无容易感染等生理功能下降。

Note:

3. 心理功能

(1) 认知功能:①注意力:患者是否在上课时注意力涣散;做作业时是否边做边玩、不断变换作业内容或时间明显延长;注意力是否容易受外界干扰;轻度患者对自己感兴趣的活动注意尚能集中,严重注意缺陷时对任何活动都不能集中注意。②有无记忆力和智能障碍。

(2) 情绪状态:有无焦虑、抑郁、恐惧、情绪不稳、易激惹或情感淡漠等异常情绪;有无低自尊、自卑心理等。

(3) 意志行为活动:与同龄儿童相比活动量是否明显增多;在应该安静的场合能否安静下来;是否有过分不安宁或小动作多,喜欢招惹别人;从事感兴趣的游戏活动时能否安静下来,能持续多久。控制力是否很差,是否容易受外界刺激而兴奋,行为是否冲动,有无做事不顾后果,喜欢冒险等行为;有无撒谎、偷窃、逃学等品行方面的问题;患者的伙伴关系是否良好。

4. 社会功能

(1) 生活自理能力:有无穿衣、吃饭、洗澡、大小便不能自理等。

(2) 环境适应能力:①学习能力:有无现存或潜在的学习困难,学习成绩如何。②语言能力:有无言语沟通障碍。③自我控制与自我保护能力:有无现存或潜在的自我控制力、自我防卫能力下降。④社交活动:有无人际交往障碍,是否合群。

5. 其他 有无家庭养育方式不当、父母不称职;家长对疾病有不正确的认知和偏见;有无现存的或潜在的家庭矛盾和危机;有无家庭无法实施既定的治疗方案的可能性存在等。

(二) 常见护理诊断 / 问题

1. 营养失调:低于机体需要量 与活动过度有关。

2. 有受伤的危险 与情绪不稳、活动障碍有关。

3. 有暴力行为的危险 与情绪不稳定有关。

4. 卫生 / 穿着 / 进食 / 如厕自理缺陷 与活动过度、注意缺陷有关。

5. 社会交往障碍 与注意缺陷、多动有关。

(三) 护理目标

1. 患者的饮食摄入均衡,营养状态正常。

2. 患者不发生躯体损伤。

3. 患者未出现对他人及自身的伤害。

4. 患者的个人生活自理能力逐步改善。

5. 患者的社交能力改善。

(四) 护理措施

1. 生活护理 观察患者的进食、睡眠、大小便的自理情况,根据存在的问题进行护理干预。给予高热量、高维生素的食物,保证每日水的入量,同时培养患者按时进食的习惯。对于年龄较小或生活自理能力较差的患者,需做好患者的日常生活护理,如注意冷暖、保证良好的卫生状况、定期洗澡、修剪指(趾)甲等。合理安排作息时间,保证充足的睡眠,培养良好的生活习惯及规律。

2. 安全护理 主要是利用各种护理手段来稳定患者的情绪,保证患者的安全。要专人护理,控制患者的活动区域,避免接触危险物品。密切观察情绪的变化,有出现意外的征兆时及时给予控制。如患者情绪激动时,避免激惹,耐心说服,及时给予引导,使患者的愤怒与不满以正当的方式疏泄,必要时给予保护,保证患者的安全。避免患者从事竞争性较强或冒险的游戏,并向其讲解活动中存在的危险性。

3. 教育训练

(1) 生活自理能力的训练:护理人员除了协助和督促患者做好晨晚间护理外,还应在生活自理能力方面给予指导和训练,如使患者严格遵守作息时间,保持个人卫生,培养饭前、便后洗手,晨晚间洗漱的良好习惯等。

Note:

（2）注意力的训练：通过游戏比赛等形式对注意力进行训练，使集中注意力的时间逐渐延长，注意障碍逐渐改善。例如，训练患者按照提供的图案装配某件玩具，按部就班，每做一个动作，就大声讲出来，提高自己的注意力，学会自我控制。父母也可以依据孩子的情况制订计划，并随着症状的改善做相应的调整。比如，孩子不到 6 岁，注意力最多能维持 5 分钟，父母不妨给他拟定一个"10 分钟计划"，告诉孩子：无论玩玩具、画画还是看书，都必须坚持 10 分钟。如果孩子能坚持 10 分钟，父母就给他拟定一个"15 分钟计划"。设定的计划比孩子能保持的"最高水平"长几分钟，使他稍稍努力就能达到。目标不要设的太高，会让孩子看不到希望，对训练不利。为了避免孩子不停地看表，可借助定时器。

4. 药物治疗的护理　对需要用药物治疗的患者，指导遵医嘱按时服药，密切观察服药情况，以及服药后的表现，提高患者的依从性。

5. 健康教育　使家长和老师明确患者所患疾病的性质，不要歧视、粗暴对待、打骂患者。但要严格管理，建立简单的规矩，培养良好的习惯，如一心不能二用，吃饭时不能做其他事情，写作业时不能玩耍等。培养其做事要有始有终的良好习惯。在训练中要有耐心，不断给予强化鼓励。要加强家庭、学校的联系，共同教育。

（五）护理评价

1. 患者的饮食摄入是否均衡，营养状况是否得到改善。

2. 患者有无躯体受伤。

3. 患者有无出现对他人及自身的伤害。

4. 患者的生活自理能力是否改善。

5. 患者的社交能力是否改善。

第四节　抽 动 障 碍

一、抽动障碍的临床特点

（一）概述

抽动障碍（tic disorder）是一种起病于儿童和青少年时期，以不自主地突发、快速、重复、非节律性、刻板的单一或多部位肌肉运动和 / 或发声抽动为特点的一种复杂的、慢性神经精神障碍。它包括短暂性抽动障碍、慢性运动或发声抽动障碍、发声与多种运动联合抽动障碍（也称抽动秽语综合征或图雷特综合征）。疾病导致患者缺乏自尊，家庭生活、社会形象、学习和工作受损及适应困难。所有形式的抽动都可因应激、焦虑、疲劳、兴奋、发热而加重，都可因放松、全身心投入某件事而减轻，睡眠时消失。我国研究显示，学龄儿童短暂性抽动障碍患病率为 0.34%~7.70%，慢性运动或发声抽动障碍的患病率为 0.27%~4.72%。男孩高于女孩，发病高峰在 6~10 岁，各年龄组患病率以 9~10 岁组为最高。

抽动障碍的病因尚未完全明确，其中，以发声与多种运动联合抽动障碍的病因研究最多，该障碍病因复杂，可能与遗传因素、神经生理、神经生化及环境等因素有关，但是哪一因素都不能完全解释疾病的特殊表现和严重程度，可能是遗传与环境或非遗传因素共同发挥作用所致。

（二）临床表现

1. 短暂性抽动障碍　又称一过性抽动障碍、习惯性痉挛、暂时性抽动，是儿童期一种最常见的抽动障碍类型。以单纯性或一过性肌肉抽动为特征，临床表现为突然的、重复的、刻板的一种或多种运动性抽动和 / 或发声性抽动。大多数表现为简单性运动抽动，少数表现为单纯的发声性抽动。最为常见的运动性抽动为面部、头颈及手臂的抽动。短暂性抽动障碍的抽动症状可以表现为时轻时重，通常在紧张、过度兴奋、疲劳等情况下加重。儿童时期的短暂性抽动障碍病程短，最多不超过一年，一般不会造成严重后果。

2. 慢性运动或发声抽动障碍　主要表现为一种或多种运动抽动或发声抽动，但运动抽动和发声抽动并不同时存在。最为常见的抽动为运动性抽动,尤其是面部、头颈部和肢体的抽动。其中以简单或复杂运动抽动最为常见,部位多涉及头、颈、上肢。发声抽动明显少于运动抽动,以清嗓、吸鼻等相对多见。该障碍通常起病于儿童早期,与其他抽动障碍一样,在其病程中,抽动症状也是时好时坏消长变化的,其症状严重程度波动范围较大,同样在紧张、过度兴奋、疲劳等情况下加重。病程长、抽动形式相对单一、持续、刻板为特点。

慢性运动或发声抽动障碍症状相对不变,可持续数年甚至终生。有学者对患有慢性抽动的成人患者进行评估,追踪其病史可以发现很多患者儿童时期就开始出现抽动症状,不过这些症状在青春期后期会有所缓解,而成人后表现的可能只是慢性运动性或发声性抽动的残留症状。

3. **发声与多种运动联合抽动障碍** 是抽动障碍中最有代表性、临床表现最复杂、最严重、诊断和治疗最困难的一种类型。始发症状通常在 5~8 岁出现,起初,其症状和短暂运动性抽动障碍相似,抽动较轻且持续时间较短,主要包括面部、头部和上肢的抽动。随着时间的推移,抽动症状持续存在且症状类型越来越多,分布范围越来越广,通常从身体的上部发展到躯干及腿部(从头到脚)。发病初期,其运动性抽动多为简单性抽动(如眨眼、皱鼻、甩手、摇头等),随着时间的推移,出现大量的复杂性运动性抽动,如挤眉弄眼、拍打、触摸、旋转、跳跃、弹击等。通常在运动性抽动出现一两年后出现发声性抽动,但是也有一些患者首发症状即是简单发声性抽动,如吸鼻、清嗓,随后出现复杂的发声性抽动,如突然发出不合格的音节、单词、短语以及重复言语、模仿言语等。患者抽动形式的变化是多种多样的,抽动症状在数周或数月可以时好时坏消长变化,甚至可能消失,或是被其他形式的抽动取代。抽动发作的频率波动范围也很大,有的表现为一周孤立地发作几次,而严重的可以表现为连续的几小时抽动。

(三) 治疗与预后

治疗以及时的综合治疗为原则,包括心理治疗、药物治疗、饮食调整和环境治疗。心理治疗虽然不能缓解患者的抽动症状,但是在缓解患者压力,缓解因抽动引起的家庭和内心冲突方面发挥重要的作用,也是防止疾病的复发和减少并发症的主要手段。常用心理转移和认知行为治疗。患者有躯体不适、社会及学校适应功能受影响时,应考虑使用药物治疗。除心理治疗和药物治疗外,还应注意安排好日常作息时间,避免过度紧张疲劳,适当参加一定的体育和文娱活动。短暂性抽动障碍预后良好,患者症状在短期内逐渐减轻或消失;慢性运动或发声抽动障碍的预后也相对较好,虽症状迁延,但对患者社会功能影响较小;发声与多种运动联合抽动障碍预后较差,对患者社会功能影响较大,需要较长时间服药治疗才能控制症状,大部分患者到少年后期症状逐渐好转,但也有部分患者症状持续到成年,甚至终生。

二、抽动障碍的护理程序

(一) 护理评估

1. **健康史** 患者既往的健康状况,有无较正常儿童易于罹患某些疾病。

2. **生理功能** 与同龄孩子比较,躯体发育指标如身高、体重有无异常;有无躯体畸形和功能障碍;有无饮食障碍;有无营养失调及睡眠障碍;有无受伤的危险(跌倒、摔伤);有无容易感染等生理功能下降。

3. **心理功能**

(1) 认知功能:有无注意力、记忆和智能方面的障碍。

(2) 情绪状态:有无焦虑、抑郁、恐惧、情绪不稳、易激惹或淡漠迟钝等异常情绪;有无自卑心理。

(3) 行为活动:有无无法自控的挤眉弄眼、异常发声、肌肉抽动等无法自控的行为。

4. **社会功能**

(1) 生活自理能力:有无穿衣、吃饭、洗澡、大小便不能自理等。

(2) 环境的适应能力:①学习能力:有无现存或潜在的学习困难。②语言能力:有无言语沟通困难。③自我控制与自我保护能力：有无现存或潜在的自我控制力、自我防卫能力下降。④社交活动：有无人际交往障碍，是否合群。

5. 其他　有无家庭养育方式不当、家长对疾病有无错误的认知；父母与患者是否有情感的认同、有无沟通和感情的交流；有无现存或潜在的家庭矛盾和危机；家庭能否实施既定的治疗方案。

（二）常见护理诊断 / 问题

1. 长期自我贬低　与抽动症状导致患者的低自尊有关。

2. 有受伤的危险　与运动性抽动症状有关。

3. 家庭运作过程失常　与疾病知识缺乏有关。

（三）护理目标

1. 患者能够正确评价自己。

2. 患者未发生受伤的现象。

3. 患者和家属能够了解疾病治疗和康复相关知识。

（四）护理措施

1. 生活护理　保证患者正常的生活需求，如睡眠、饮食及活动环境等。其次，要保证患者有一个良好的个人卫生状况，做好晨晚间护理。定期给患者洗澡、更衣、理发、修剪指（趾）甲，保持患者的清洁卫生。另外，食物添加剂等可促使这类儿童行为问题如活动过度和学习困难的发生，含咖啡因的饮料可加重抽动症状，因此，患者的食物应避免使用食物添加剂、色素、咖啡因等。

2. 心理护理　以耐心、关爱、同情、包容的态度与患者建立良好的护患关系，取得患者的信任和合作。患者的抽动症状往往易受紧张、焦虑、情绪低落、生气、惊吓、过度兴奋、精神创伤等因素的影响而加重，通过护理人员对患者及时的心理干预，以支持和帮助患者消除心理困扰，减少情绪上的波动，缓解抽动症状，促进心理健康和社会适应性。

3. 对症护理　密切关注心理变化，给予精神安慰与正面指导，结合行为疗法，当患儿发生抽动行为时采取分散注意力的方式弱化行为，与患儿家长沟通，建立良好的家庭环境，遵医嘱按剂量给药。

4. 健康教育　讲解疾病的性质，使家长和患者对疾病有更多的了解和理解，正确认识本病，知晓患者出现的症状是疾病本身的病态表现，而非调皮或有意所为，帮助患者消除因得了本病而产生的紧张和自卑心理；指导家长对患者正确教育及耐心帮助，不要批评、指责患者的异常动作，也不要过分关注与注意提醒患者出现的抽动症状，平时多关心照顾，合理安排生活，努力造就患者良好的性格，保持稳定的情绪，降低心理防御水平，有利于缓解抽动症状。

（五）护理评价

1. 患者是否能够正确认识疾病，能否正确评价自己。

2. 患者是否发生受伤的现象。

3. 患者和家属是否能够了解疾病治疗和康复相关知识。

（李红丽）

思 考 题

---

1. 智力发育障碍的临床表现是什么？

2. 如何对孤独症谱系障碍患者进行教育训练？

3. 注意缺陷多动障碍的主要临床表现有哪些？

4. 抽动障碍的主要临床表现有哪些？

第十四章

人格障碍患者的护理

14章 数字内容

学 习 目 标

知识目标:

1. 掌握人格障碍的概念及护理要点。

2. 熟悉常见人格障碍的特征及主要临床表现。

3. 了解人格障碍的分类、病因及发病机制。

能力目标:

1. 具有处理人格障碍患者冲动伤害行为的能力。

2. 具有为人格障碍患者及家属提供合适的心理护理和健康教育的能力。

素质目标:

1. 以尊重、接纳的态度对待人格障碍患者,理解人格障碍患者很难做出改变去适应他人。

2. 理解人格障碍可能会给患者自身、他人带来的不适、痛苦和安全风险,具有较强的安全防范
   意识和积极干预能力。

陈女士,20岁,大二学生。从小到大情绪变化大,比如刚刚才说母亲是最好的母亲,对母亲百般顺从,一会儿又认为母亲偏袒弟弟,对母亲大发脾气;与同学亲近,但又怕被捉弄,同学不理自己又感到被抛弃,一直没有知心的朋友。从初三开始,情绪变得冲动,有摔东西的行为,也多次用刀划伤自己的腕部。空虚无聊,花钱随意,网购大量用不着的物品。2个月前因疫情在家中隔离,因小事总和母亲吵架,听不进母亲的解释。1天前,陈某嫌弟弟上网课声音太大,把弟弟骂了一通,还将家里的网线拔了,母亲劝说时,陈某认为母亲只爱弟弟,扬言自杀,将自己关在房间不肯出来。

请思考:

1. 患者的人格表现有何异常?

2. 怎样为患者提供护理?

第一节　人格障碍的临床特点

一、概述

人格(personality)即个性,由人格倾向性和人格心理特征两个方面构成,通过一个人固定的行为模式和日常待人处事的习惯方式体现,其形成受先天生理因素和后天环境因素的影响。个体的人格具有独特性,一旦形成,往往持久稳定,难以改变。

人格障碍(personality disorder)是较为常见的一类精神障碍,患者内心体验和行为明显偏离个体文化背景,持久地用适应不良的方式对待周围的人和事物,结果是个人遭受痛苦和/或使他人遭受痛苦,给个人和/或社会带来不良影响。轻度人格障碍对个体的社会、家庭或工作影响较小,但随着应激次数的增加,其症状可能会加重,可严重影响患者的情绪、心理、社会和职业功能。严重的人格障碍往往引起个体工作表现不良,丧失劳动能力,也会因为情感伤害丧失幸福感,有可能引起一系列的家庭和社会问题,如家庭暴力、虐待、自杀和犯罪等。

在全球范围内,人格障碍流行病学研究的报道并不多,目前国外报道人格障碍患病率为2.8%~13.0%。性别差异在流行病学中起一定作用,如反社会和强迫型人格障碍以男性患者更为常见,而边缘型、依赖型和表演型人格障碍以女性患者较为常见。人格障碍与精神疾病的发生有一定联系,如精神分裂症患者在病前常有分裂型人格表现,约70%强迫症患者在病前有强迫型人格障碍。

知 识 链 接

人格障碍与人格改变的区别

一般而言,人格障碍没有明显的神经系统形态学病理变化,通常从儿童、青少年或成年早期出现,并可持续到成年甚至终生。成年后,因为社会学习过程、社会化过程以及其他成熟过程使得部分人格障碍患者的人格异常有所缓和。

人格改变虽然也是一种持续性的人格障碍,但它是获得性的。患者既往人格正常,通常出现在成年期,在严重的或持久的应激、极度的环境剥夺、严重的精神障碍、脑部疾病或损伤之后发生。如能早期诊断,人格改变可以逆转。

二、病因及发病机制

造成人格障碍的病因及发病机制尚未完全阐明,一般认为是在生物学因素的基础上,遭受心理社会环境不良因素影响而形成。

（一）生物学因素

1. **遗传因素** 研究表明人格障碍有一定的遗传基础。家系研究发现人格障碍存在明显的家族聚集性,即其一级亲属的患病率明显高于对照组;双生子研究和遗传度研究发现,同卵双生子人格障碍的同病率高达 67%,异卵双生子的同病率为 31%,双生子总体人格障碍的遗传度为 0.60;寄养子研究发现有遗传基础的寄养子成年后与正常对照组相比,仍有较高的人格障碍发病率。

2. **神经生化因素** 现有的研究表明,人格障碍情绪的不稳定性可能与边缘系统的 γ- 氨基丁酸能、谷氨酸能、胆碱能环路的过度反应有关。边缘型人格障碍及反社会型人格障碍的冲动攻击性阈值降低可能与杏仁核过度反应以及大脑前额叶皮质抑制冲动能力的降低有关。而分裂样人格障碍患者的认知缺陷可能与前额叶皮质的多巴胺和去甲肾上腺素活性降低有关。

3. **病理生理因素** 50% 人格障碍者的脑电图发现有慢波,与儿童脑电图相似,中年以后情况有所改善,因此有学者认为人格障碍是大脑发育成熟延迟,从而使得在冲动控制和社会意识方面成熟延迟。大脑发育不成熟可能与母孕期及出生后发生的感染、中毒、营养不良等原因有关。

（二）心理社会因素

童年生活经历对个体人格的形成具有非常重要的作用,经历重大的精神刺激或生活挫折,如父母离异、缺乏父爱或母爱、家庭不和谐等,导致不能发展亲密、信任和温暖的关系,会对人格发育造成不利的影响。人格障碍存在家族聚集性现象,除与遗传有关外,可能与家族成员暴露于共同的环境因素有关,也可能与家庭教养传递有关,如父母的吸毒、酗酒、淫乱、犯罪及本身有精神障碍表现等对儿童会起到不良的示范作用。

三、常见分类与临床表现

（一）人格障碍的分类

DSM-5 和 ICD-10 对人格障碍的分类略有不同（表 14-1）。对社会和家庭影响较大的人格障碍有偏执型人格障碍、反社会型人格障碍(社交紊乱型人格障碍)和边缘型人格障碍。ICD-11 认为人格障碍的严重程度取决于个体在人际关系中的问题程度或履行预期社会和职业角色的能力和意愿,根据严重程度将人格障碍划分为轻度人格障碍、中度人格障碍、重度人格障碍。轻度人格障碍是指人格问题仅影响人格功能的部分方面,能够保持一些人际关系、并能胜任工作要求,一般不会对自身或其他人造成重大伤害,因而在一些场合问题表现并不明显。中度人格障碍是指人格问题会影响到人格功能的多个方面,因而影响到社会角色、职场和私人关系中的表现,经常并持续性地与他人产生冲突。往往伴有对自身或他人的伤害,但未达到长期损害或是危及生命的程度。重度人格障碍是指广泛而严重的人格问题,影响到近乎全部人格功能。几乎没有朋友,工作能力丧失或是严重受损,无法履行

表 14-1 DSM-5 和 ICD-10 人格障碍分类表

DSM-5	ICD-10	DSM-5	ICD-10
偏执型	偏执型	自恋型	—
分裂样	分裂样	表演型	表演型
分裂型	—	强迫型	强迫型
反社会型	社交紊乱型	回避型	焦虑型
—	情绪不稳 - 冲动型	依赖型	依赖型
边缘型	情绪不稳 - 边缘型	其他或未特定	其他或未特定

社会职能,通常伴有对自我或他人的严重伤害。

知 识 链 接

人格障碍诊断模式的变革

DSM 的发展过程较好地代表了对人格障碍临床诊断的认知和发展轨迹。DSM-Ⅰ正式提出人格障碍的诊断;DSM-Ⅱ的出版补充了人格障碍的起病时间;DSM-Ⅲ开创性地提出了多轴诊断策略、类别诊断标准;此后出版的 DSM-Ⅳ及其修订版,均沿用了 DSM-Ⅲ 的多轴诊断策略、类别诊断标准。类别诊断标准主要的弊端在于没有对严重程度进行评估,同时存在异质性和高共病问题,而 2013 年出版的 DSM-5 较好地解决了这些弊端,它在沿用人格障碍分类诊断标准的同时提出了人格障碍替代模式,该模式是诊断和评估病态人格的混合模式,既能够评估人格障碍的严重程度,又能够更全面地描述个体的病理性特质。DSM-5 表明了人格障碍诊断和评估新的发展方向,为 ICD-11 的人格障碍或相关人格特征诊断奠定了良好的理论基础。

(二) 人格障碍常见分类与临床表现

为了研究和临床实践的方便,通常把人格障碍分为若干类型。DSM-5 将人格障碍分为三组:A 组有偏执型、分裂样和分裂型人格障碍,此组人格障碍以行为古怪、异常为共同特征;B 组有反社会型、边缘型、表演型、自恋型人格障碍,此组人格障碍以戏剧化、情绪化为共同特征;C 组有回避型、依赖型和强迫型人格障碍,以焦虑或恐惧行为为共同特征。相对 ICD-10 和 ICD-11 而言,DSM-5 的分类命名更符合交流表达的习惯,也很有代表性,因此选用其常见分类来进行介绍。需特别说明的是,实际上,典型的仅患某一类人格障碍的患者并不多见,而以不典型的或混合两类以上的人格障碍患者更多见。

1. 偏执型人格障碍　偏执型人格障碍(paranoid personality disorder)以猜疑和偏执为特点。主要表现:

(1) 敏感多疑:常常不顾事实地认为别人很有可能对自己不利,在与人交往的细节中去寻找别人的恶意,例如别人打招呼微笑是装出来的友善;讲话眨了下眼表示不诚实。怀疑他人、朋友或配偶对自己的不忠,难于与他人维持稳定的关系。

(2) 人际关系紧张:由于长期提防戒备,不能放松,表现死板、孤单和自以为是,内心充满委屈和怨恨,有强烈的报复心。部分个体可能因此而出现攻击他人行为;部分人可能为求自保,主动回避担心的场景,出现社会退缩。

2. 分裂型人格障碍　分裂型人格障碍(schizotypal personality disorder)以古怪离奇和冷漠离群为特征。主要表现:

(1) 古怪离奇:表现为认知或感知方面的歪曲,常不修边幅、服饰奇特、行为古怪,不符合当地风俗文化习惯,无意义地幻想,有离奇的信念和感知体验。例如有患者认为"火星上有块地方是自己的""有透视眼",常感觉身后有人,或一年四季都要戴个烂帽子等。

(2) 冷漠离群:表现冷漠,难以从活动中体验到愉悦,缺乏幽默感,偏爱独自行动,回避一切社交场合,如果被迫加入,会严重不协调。表现呆板、不灵活,或对正常的社交信号做出错误反应,如对批评或表扬无动于衷。很少能与人保持亲近的关系,往往没有好友或知己,没有性兴趣。

3. 反社会型人格障碍　反社会型人格障碍(antisocial personality disorder)最明显的特征是具有长期侵犯他人权力或违反普遍接受的社会规范行为。男性多于女性。主要表现:

(1) 易冲动:对挫折的耐受性极低,易冲动,容易发生破坏、袭击和强奸等行为,因而造成失业、婚姻问题和犯罪等。对危险情境的焦虑水平较常人低,习惯于冒险和追求刺激,不习惯于稳定的生活。

(2) 冷酷无情:患者以自我为中心,对他人的痛苦无动于衷,漠视自己的行为给他人带来的不便,做了坏事没有内疚感。

Note:

（3）难于维持人际关系：患者很少有兴趣建立和维持长期友善的关系，但有时为了达到目的，在需要的时候也会表现礼节和克制，但一旦达到目的，又会恢复其傲慢无礼的特点。

4. 边缘型人格障碍　边缘性人格障碍（borderline personality disorder）的主要临床特征在于人际关系、自我形象、情绪和行为的不稳定。主要表现：

（1）人际关系的不稳定：在人际关系上，常常在极端亲密和极端对立之间剧烈变动，很难维持稳定的人际关系。

（2）自我形象紊乱：患者对于自己的认识、看法和评价混乱，甚至职业、性别取向模糊，自尊下降，常有持续的空虚感。

（3）极不稳定的情绪：他们常常对真实或想象的被抛弃十分敏感，在情绪控制和挫折的承受力方面较差。在上一刻还表现兴高采烈，而下一刻则又可以变得气愤难平。

（4）冲动性的行为：为了缓解焦虑，他们经常会做一些冲动性的行为，且不计后果，例如酗酒吸毒、挥霍钱财、性滥交和自伤等。75% 以上的边缘性人格障碍患者曾出现自伤或自杀意向。

5. 表演型人格障碍　表演型人格障碍（histrionic personality disorder）以情绪过度化和动作夸张来引人注意为特征。主要表现：

（1）容易受暗示影响：患者很容易受自我和 / 或他人暗示影响，或把想象当现实。

（2）寻求关注：情绪和行为富于表演性，既不真实，也不深刻，特别喜欢别人的关注和夸奖。为避免拒绝，经常采用各种方式去操纵支配他人，例如：哭泣、发脾气、说谎欺骗、献殷勤或自杀姿态等。

（3）人际关系不牢固：以自我为中心，人际关系肤浅，夸大友谊以及和别人之间的关系，相信每个人都喜欢他。由于不现实地看待他人，很难与他人发展和维持满意的关系。

6. 强迫型人格障碍　强迫型人格障碍（obsessive-compulsive personality disorder）以追求完美和控制为特征。约 70% 的强迫症患者病前有强迫型人格障碍。主要表现：

（1）追求完美：患者对任何事物都要求过高，对细节一丝不苟，强调组织性、纪律性和整洁性等。

（2）过度焦虑：伴随完美主义而来的是因做事不完美而产生的过度焦虑。在努力避免错误的过程中，可能会犹豫不决，从而不能正常地工作或与人交往。

（3）死板固执：患者极度想控制环境，迫使自己和别人严格遵守规范和要求，在日常生活中缺乏灵活性，他们看起来严厉、固执甚至专横。当事情不符合患者的要求时，患者会表现强烈的愤怒情绪，给自己和别人带来很多压力。

7. 回避型人格障碍　回避型人格障碍（avoidant personality disorder）以极度的社交焦虑、社交回避和对他人观点敏感为特征。主要表现：

（1）敏感焦虑：患者常常认为自己能力不济，有自卑感，在日常生活中容易瞻前顾后，无所适从。过于注重事情的消极方面，不能客观看待周围情境及相互作用，对人际互动中批评或拒绝过度敏感，经常处于对人际的焦虑与恐惧中，有时会不断回忆那些批评场景。

（2）社交抑制：在社交场合总是选择沉默或少发言，常常逃避参加社交活动，更乐于选择那些不需要太多交际活动的工作。虽然也会渴望亲密关系，但由于过分担心使得不容易与他人建立长久的人际关系。

8. 依赖型人格障碍　依赖型人格障碍（dependent personality disorder）以行为上对他人的过度依赖为特征。主要表现：

（1）过分依赖和顺从：由于感到自己很无助和无能，习惯于让他人为其做决定，哪怕是穿衣戴帽之类的小事也不习惯自己做决定，因而过分依赖他人。同时害怕与依赖对象分离，常常担心因为自己的不是使得对方抛弃自己，为了维持关系，往往尽自己最大努力去获得认可，因而过度顺从甚至甘愿受虐。

（2）寻求支配和关心：患者很在意依赖对象的评价或批评，常常轻视自己的能力，因自我怀疑而痛苦，强烈需要安慰和支持。他们也可出现心身方面不适的主诉，如疲劳、紧张、焦虑或抑郁等症状。

四、诊断要点

人格障碍主要依据病史进行诊断,此外,临床访谈、诊断量表、自评问卷等也是有效的辅助诊断手段。目前国际上常用的人格障碍诊断量表有 SCID-Ⅱ和人格诊断问卷(personality diagnostic questionnaire,PDQ),自评问卷有 DSM-5 人格量表(personality inventory for DSM-5,PID-5)。诊断要点如下:

1. **病程**　开始于童年、青少年或成年早期,没有明确的起病时间,不具备疾病发生发展的一般过程。

2. **病因**　不是由于广泛性大脑损伤或病变以及其他精神科障碍所直接引起的,一般没有明显的神经系统形态学病理变化。

3. **行为模式**　人格显著、持久地偏离了所在的文化环境应有的范围,从而形成与众不同的行为模式。这一异常的行为模式不局限于精神疾患的发作期,并且与个人及社会的多种场合不相适应。

4. **临床表现**　主要表现为情感和行为的异常,个性上有情绪不稳、自制力差、与人合作能力和自我超越能力差等特征,但其意识状态、智力均无明显缺陷,一般没有幻觉和妄想,可与精神病性障碍鉴别。

5. **社会功能**　一般能应付日常和生活,能理解自己行为的后果,也能在一定程度上理解社会对其行为的评价,会感到痛苦,或导致其人际交往、职业和其他重要功能受损。但不会为自己适应不良性行为焦虑,一般没有求治的愿望。

6. **治疗效果**　各种治疗手段效果欠佳,再教育效果亦有限。

五、治疗与预后

人格障碍治疗的目的是促进患者人格重建,使其重新适应社会生活。事实上,人格障碍治疗是一项具有挑战性的工作,需要在全面了解患者病情、成长经历、家庭环境、教养方式、社会文化背景等因素的基础上,制订个性化的治疗策略。主要治疗方法有药物治疗、心理治疗以及合理的教育和训练。尽管目前尚无文献依据支持这些治疗模式有确切的疗效,但是药物治疗可以改善某些症状,如焦虑、失眠等;心理治疗可以改善情绪或行为问题;合理的教育和训练对部分患者建立人际关系和人际互动有一定效果。如果条件允许,多种方法联合使用对患者更为有益。

由于治疗效果有限,人格障碍的预后欠佳,预防则显得尤为重要。如强调儿童早期教育,为孩子创造和谐稳定的家庭氛围,尽可能提供良好的生活、学习和人际环境;远离精神创伤,当出现情绪或行为问题时,应及时关心和矫正,必要时寻找专业帮助。

第二节　人格障碍的护理程序

一、护理评估

1. **健康史**　患者是否存在导致大脑发育成熟延迟的因素,如胚胎及婴幼儿时期营养不良、脑损伤、脑部感染、中毒等;在儿童早期发育阶段,是否缺少父母关爱或遭受重大精神创伤;青少年期学习情况,有无品行障碍等表现。父母双方及亲属有无人格障碍或其他精神障碍,如有的话,进一步了解其表现及接受治疗情况。

2. **身体状况**　尽管人格障碍很少有身体方面的症状,但人格障碍也会与其他疾病同时出现,评估时注意患者的意识状态、生命体征、进食、睡眠、排泄、生活自理能力情况等。

3. **心理 - 社会状况**

(1) 认知评估:患者对自己的人格和行为问题的认识能力;有无被害或夸大观念;是否以自我为中

心,经常提出不合理的要求,而对别人的话语是否过于敏感或抵触等。

(2) 情绪评估:通过观察患者的眼神、表情、语音、语调、手势和步态等情况,结合与患者交谈时的应答情况评估患者情绪状态是否存在冷漠、低落、焦虑、愤怒和敌视等;情感活动与思维内容以及现实环境是否协调;是否存在心理压力或心理需要。

(3) 意志行为评估:重点评估患者有无危险性行为,如暴力伤人、自伤自杀、捣乱破坏等;另外应评估患者有无过分做作、夸张、操纵、刻板、怪异等方面的行为。

(4) 社会功能评估:评估患者日常生活自理能力,工作与学习能否正常坚持,人际关系是否融洽和稳定。

二、常见护理诊断／问题

1. **应对无效**　与心理调节能力不足,难以适应社会生活有关。
2. **有伤人的危险**　与控制冲动能力低、对挫折忍受力低等有关。
3. **有自我伤害的危险**　与自我认识扭曲、冲动控制力低有关。
4. **社会交往障碍**　与不能正确地自我评价和缺乏人际沟通技巧有关。
5. **自我认同紊乱**　与缺乏自信有关。

三、护理目标

1. 患者能意识到自身需要和社会要求,采用建设性的行为方式应对压力,避免采用强迫、操纵、冲动、依赖等不良行为。

2. 患者能用语言表达愤怒和受挫感,采用社会能接受的方式宣泄情绪,控制冲动的自主意识增强。

3. 患者能用谈话、书写、绘画、运动等方式表达内心感受,消除或减少自我伤害的想法。如果出现伤害性想法时,能及时向他人寻求帮助。

4. 患者能正确认识自己的性格缺陷和行为模式,以社会可接受的方式与他人沟通,能参与社会活动,增加与他人互动,提高交际和沟通能力。

5. 患者能逐渐接受他人的接近和帮助,客观评价自我,肯定地表达意见,增强自信及自尊。

四、护理措施

(一) 安全护理

1. **一般性护理**　接触人格障碍患者要有敏锐的安全意识,细心观察患者的情绪及行为变化,发现异常,及时视情况给予针对性干预;注意维持治疗环境的安静和安全,保持充足的活动空间,减少刺激,清除危险物品,注意保护患者和相关他人;注意观察患者在人际互动中的表现及感受,根据患者的需要,满足合理的需求。

2. **暴力行为的护理**　暴力行为通常发生在人格障碍患者感到个人需要未能如愿或未得到尊重时,可表现为对人对物出现言语和行为的攻击。护士应协助暴力高风险患者找到诱发暴力行为的因素,鼓励患者用语言表达感受,而非选择攻击性的行为。加强对患者的观察和监护,当出现暴力行为征兆时,护士应保持冷静,注意使用缓和技巧,避免激化患者情绪;同时评估周围环境和人员情况,通知其他工作人员到场,以便能及时控制暴力行为;注意清除危险物品,疏散其他患者或将患者转移到安静有人看护的环境。当出现暴力行为时,工作人员必须采取一致和坚决的态度,合力制止暴力行为,遵医嘱给予镇静药物、保护性约束等措施,并向患者说明目前采用措施的必要性。

3. **冲动自伤行为的护理**　护士应评估患者既往自伤的情况,包括发生的情境、方式、频率、严重程度和患者在自伤前中后的想法。在患者自伤发作的间歇期,与患者共同探讨如何合理疏导愤怒情绪,与患者协商制订不自伤协议,明确双方的责任。如护士应坚定地告诉患者不要伤害自己和他人;

当患者自觉焦虑增高时,及时告知工作人员,要采用言语等建设性的方式表达情绪,避免采用自伤或其他消极破坏性的方式表达不满的情绪;当患者能够执行协议时,工作人员要给予表扬和鼓励,按照约定满足其合理的需要,如给予外出、喜欢的食物或家属探视等。一旦患者有自伤行为发生,护士应积极救治患者的伤情,在伤情无碍的情况下了解导致患者自伤的想法和感受。在处理过程中护士应控制自己的情绪,避免批评指责患者,同时又不过分关注患者的伤口情况。为维持安全性,可提供一对一的密切观察。

(二) 支持生理功能的护理

对人格障碍患者存在的躯体问题,根据患者的个人情况和导致问题的原因针对性观察,进行营养支持、排泄管理、促进躯体舒适和生活自理等措施。另外,人格障碍患者可能因为否认有病或因为药物的不良反应而自行停用药物,导致症状难以控制,还有很多人格障碍患者习惯滥用物质来缓解压力,可能出现使用医嘱药物和滥用物质的叠加作用而发生意外,因此护士应留意患者服用药物和滥用物质的情况,注意监测其意识、生命体征和活动情况的变化等。

(三) 支持心理社会功能的护理

人格障碍患者在人际互动中,常常难于控制自己的情绪,反应欠缺理性,与人难以建立信任的关系,因此建立治疗性护患关系应该有足够的耐心和认真的计划,通过护士的无条件接纳和真诚对待,让患者在治疗性护患关系中体验到健康的人际互动。随着患者对护士信任感的增加,护士可根据患者在沟通表达和人际互动能力的表现,针对性教授一些沟通和人际交往技巧,指导患者以一种自己和他人都满意的方式参与各种活动。如患者参加活动感到有压力时,护士可启发患者反思自己的负性情绪和不理性过快反应带来的不良后果,帮助患者学会停一停,想想有没有更合理的方式来表达,或者有什么人可以求助。当患者做法可取时,护士应给予及时的肯定。

(四) 常见人格障碍的特殊护理要求

1. 偏执型人格障碍

(1) 建立治疗性关系:在建立治疗性关系时应提供支持性、非评判性的环境,使患者能够自然地表达自己的情感。认识到患者有保持躯体和情感距离的需要,避免患者接触对其自主性有威胁的情境。为其提供简单、可靠、专业的护理措施。

(2) 多疑的护理:患者常用攻击或找借口掩饰自己多疑的感受,护士应时刻留意自己的情绪,切忌反驳或嘲笑其做法,也要慎用幽默,因为患者可能对幽默性语言产生误会,而是认真聆听并同理表达其感受,显示对患者的尊重。对患者也不要过分的热情,除非与临床治疗密切相关,否则不要深入询问患者的个人生活和病史情况。

2. 分裂型人格障碍

(1) 建立治疗性关系:由于患者喜欢独处,希望躯体和情感与人保持距离,因此护士要保持冷静,不要急于与患者建立信赖的治疗关系,尽量放慢节奏,保持距离,给患者充分的时间来表达自己的感受,避免直接质问患者不恰当的思维和行为。在参加活动时,注意保护患者免受他人的批评和嘲笑。

(2) 培养适当的社交技巧:帮助患者学会识别自己的思维、情感和行为模式,婉转告诉患者哪些想法、情感和行为可能会令人难以接受,期待他们有所改变。合理地安排治疗活动,最初可以安排社交技巧的个体训练,当患者有足够的社交技巧后,才可以安排团体性活动,注意帮助患者克服对于亲密交往的恐惧感和孤立感。对患者适当的行为,给予肯定和强化。

3. 反社会型人格障碍

(1) 建立治疗性关系:由于患者可能利用与护士的关系来达到其个人的目的,当患者表现很顺从时,也不能麻痹大意。同时患者有较多侵犯他人权利的行为,容易让护士感到压力或生气,但护士要避免在自己感到生气时采用限制,会让患者误以为是处罚或报复,而是当患者有不适当行为时就及时设定限制,同时告诉患者限制针对的是他的行为,而不是他这个人,清楚地说出护士对患者的期望,以及他没有达到期望的后果。避免与患者强烈的争辩和对抗。

(2) 操纵行为的护理:护士应提前预见患者的操纵行为,有效设定限制,帮助患者识别操纵行为,让患者知道其他人是独立的个体,不是自己的延伸。患者通常会拒绝配合控制自己的行为,要与他制订行为契约,让患者对其行为负责,让他知道还有其他行为可以选择。同时将契约内容告知其他医务人员,保持与患者沟通的一致性。

(3) 愤怒的护理:在接触患者时发现患者表现激越不安,有愤怒的言语时,需要注意暴力风险评估和防范,同时帮助患者正确地表达情感和控制冲动行为。

知 识 链 接

有效设定限制的注意事项

有效设定限制既要能传递医务人员的关心,又要让其产生安全感和自控感,从而发展对行为的责任感。有效设定限制需注意:

1. 必须明确行为限制范围,如患者不得伤害他人或损坏财物。

2. 一旦发觉患者在侵犯他人权利就要设定限制,不能容忍他的行为几天后才进行说教。

3. 不能在生气或有压力时才设定限制,否则让患者误以为是处罚或报复。

4. 让患者说出对限制的感受,理解他的感受。要让患者知道医务人员不接受的只是他的不当行为,而不是不接受他这个人。

5. 确保患者确切地知道医务人员期望他有什么样的行为。对于不接受的行为,可以给出其他替代行为。

6. 确保医务人员使用同样的限制范围,尽可能让家庭成员也执行同样的限制范围。

4. 边缘型人格障碍

(1) 建立治疗性关系:患者不稳定的人际关系和强烈的愤怒阻碍了治疗性关系的建立。与患者交往中要传递共情和支持,保持始终如一的态度,同时小组成员也要用同样的态度,坚持让患者自己处理他能处理的事情,让其为自己的行为负责。

(2) 操纵行为的护理:护士应注意识别患者操纵别人的行为,避免进行强化,但如果患者做一些过激行为,如自残和自杀,仍需要重视,避免意外发生。患者对持续提供密切观察的人员容易产生偏爱,而对其他接触较少的人员容易产生偏见和怨气;当关注减少时,患者可能出现自伤行为重新寻求关注。这就需要护士把握观察接触的度,可以定时与患者约定互动时间,并说明有时或有些人接触少并不代表不关注。对患者在社会交往中的适当行为,给予肯定和表扬。同时帮助患者发展解决问题的技巧,鼓励学习放松技巧应对情绪的波动。

(3) 注意用药安全:患者的用药必须严格监管,防止患者藏药,注意患者冲动性地超量服用药物的可能。

5. 表演型人格障碍

(1) 心理护理:护士应理解患者过分地表现自己是希望抵消内心消极的感觉。护士对其夸张的言行保持中立的态度,避免在情感上被患者影响。与患者共同讨论制订护理计划,由患者选择护理项目,通过增加患者的自我控制感来减轻焦虑。帮助患者监控危机情境和感受,当有消极情绪的时候,学会用一些减少压力的技巧进行应对,例如深呼吸和运动。由于个别患者特别脆弱,还要评估是否有自杀或自残的行为。

(2) 社交行为的护理:护士应帮助患者客观地看待自己的人际交往以及潜在的不良情绪,促进患者表达情感需要及进行自我行为分析,并对行为负责任。可采用角色示范法,教给患者适当的社交技巧,强化适当的行为,适当地表达自己。

6. 强迫型人格障碍

(1) 心理护理：护士要知道患者习惯用自大和与人争论来掩饰内心的羞耻、自卑和恐惧感，耐心倾听患者认为重要的内容和细节，察觉患者的焦虑情绪，鼓励患者用语言来表达和发泄愤怒和不满的情绪，患者也可用日记的方式记录他的情感。帮助患者找出引发焦虑的场景并指导适当地应对。尽可能让患者选择治疗护理计划和活动计划，不断为患者提供做决定的机会。

(2) 纠正行为：纠正行为不能操之过急，护士允许自己在短时间内接受患者的强迫观念和强迫行为，因为立即阻断患者的强迫行为会引发患者强烈的焦虑反应，同时鼓励患者参与文体娱乐活动和个体心理治疗，减轻精神压力，体会生活的丰富和乐趣。护士也可以与患者协商达成短期协议，确定每次强迫观念和强迫行为的持续时间，根据进展情况，逐渐缩短用在这些仪式活动上的时间。

7. 回避型人格障碍
在最初接触患者时，要给予患者明确的指导而不是要求患者自己做决定，然后逐渐鼓励患者做一些容易的决定，但要留意患者的依赖症状，鼓励患者自己照顾自己。鼓励患者表达其感受，分析自己的行为，对自己的行为负责。为帮助患者管理压力和应对生活事件，需要教给患者放松和应激管理的技巧。

8. 依赖型人格障碍
护士既要直接给予适当的照顾，满足其合理要求来获取患者的信任，同时又要鼓励患者进行自主决策，避免对护士依赖程度增加。如果患者有躯体不适，既不要忽视，也不要刻意强化，应本着实事求是的处理方法。患者过度地顺从治疗建议并不代表他病情的改善，需要患者真实果断地表达思想和情感。监督患者确保没有滥用药物来缓解焦虑，避免患者对这些药物产生心理依赖。

(五) 健康教育

1. 患者健康教育　患者应了解疾病相关知识，认识到病态行为方式对个人身心健康、家庭生活和社会交往等方面带来的消极影响。认真学习建立新的价值观念、合理的沟通表达和行为习惯，培养良好的兴趣爱好。遇到问题不能解决或精神困惑时，及时寻求家人或专业人员的帮助。

2. 家属健康教育　很多人格障碍的家庭会出现混乱的情况，使得家人感到巨大的压力，这对患者的预后极为不利，因而需要对人格障碍的家人提供支持和给予必要的健康教育，从而让家人更好地帮助患者。护士从一开始要做好家属的思想工作，了解他们对本病的了解情况，宣传人格障碍的性质和预后，使得他们对患者有一个实事求是的态度和比较一致的言行，同时通过各种方式让家属意识到家庭的每个成员在患者重建健康人格方面都担负着一定的责任，进一步强化家庭功能，创造舒适的家庭环境，与患者保持正常的人际关系，由始至终地以积极态度去帮助患者。同时家人要让患者知道，家庭不接受的是患者不适当的行为而不是患者本人。有条件的情况下，根据患者的具体情况指导和教会家属与患者进行特定情景里的角色扮演，从而纠正不良的沟通表达和行为模式，在练习过程中家属要有耐心，避免批评责难，对有进步的地方要及时给予肯定赞赏，从而增强患者改变的信心。

家庭成员要正确对待患者的行为，根据患者人格特点，采用适当的沟通技巧，既要限制患者的不良行为，又不能激惹患者，同时要留意患者发生冲动行为的征兆，及时采取措施预防发生意外，保护患者和他人安全。

五、护理评价

1. 患者能否表述与情感状态相关的感受，以及确定其应对的方式以及行为导致的结果，合理利用个人能力和社会支持应对压力。

2. 患者能否用语言表达愤怒和受挫感，采用社会接受的方式宣泄情绪，控制冲动的自主意识增强，是否出现冲动伤人行为。

3. 患者能否用谈话、书写、绘画、运动等方式表达内心感受，自我伤害的想法是否减少。出现伤害性想法时，能否及时向他人寻求帮助。

4. 患者能否正确认识自己的性格缺陷和行为模式，以社会可接受的态度与他人沟通，与其他人互动良好。

5. 患者自信心与自我认同感是否增强。

（肖爱祥）

思 考 题

1. 人格障碍患者的共同特征有哪些？
2. 常见人格障碍有哪些表现？
3. 对有操纵行为的人格障碍患者如何护理？

URSING

第十五章

躯体治疗观察与护理

15章 数字内容

学 习 目 标

知识目标：

1. 掌握精神药物的分类、作用及常见不良反应；精神药物治疗的护理措施；改良电抽搐治疗的适应证与禁忌证，治疗前、后的护理措施。

2. 熟悉第一代抗精神病药与第二代抗精神病药及其异同点；各类精神药物临床应用的一般原则。

能力目标：

1. 能应用药物治疗相关知识对精神障碍患者进行用药护理。

2. 能应用改良电抽搐治疗相关知识，对精神障碍患者进行改良电抽搐治疗前、后的护理。

素质目标：

具有为精神障碍患者提供躯体治疗护理的专业能力和人文素养，以及尊重患者、爱护患者、保护患者隐私的职业精神。

陈先生,25 岁,诊断"精神分裂症",病程 5 年,曾入院治疗两次。一年前因担心体重增加,背着家人偷偷停药,近三个月认为有人跟踪、监视自己,大街上的人看自己的眼神不对,都在议论自己,知道自己心里想的事。听到有声音说"有人要杀了你",患者不敢出门,紧闭门窗,拉窗帘,躲在家中。父母陪同入院治疗。患者及其父母均认为患者需要治疗,但对患者体重较为担心。患者身高 173cm,体重 110kg。

　　请思考:

　　1. 该患者目前主要的护理诊断 / 问题有哪些?

　　2. 针对患者的护理诊断 / 问题,护士应采取哪些护理措施?

第一节　精神障碍的药物治疗与护理

　　精神障碍的药物治疗是以化学合成药物为主,对紊乱的大脑神经病理学过程进行修复,达到控制精神病性症状,改善和矫正病理性思维、心境和行为等障碍,预防复发,促进社会适应能力并提高患者生活质量的目的。精神药物(psychotropic drugs)大致可分为:①抗精神病药;②抗抑郁药;③心境稳定剂;④抗焦虑药。此外,还有精神振奋药和脑代谢药。

一、抗精神病药

　　抗精神病药(antipsychotic drugs)主要用于治疗精神分裂症、躁狂发作和其他具有精神病性症状的精神障碍。

　　(一) 分类

　　1. 第一代抗精神病药　又称典型、传统、经典抗精神病药等。其主要作用于中枢多巴胺 D_2 受体,为 D_2 受体阻断剂。通过对中脑边缘系统过高的多巴胺传递产生抑制作用而治疗精神病性症状,特别是幻觉、妄想等,但同时抑制黑质 - 纹状体通路多巴胺传递而导致锥体外系反应,抑制下丘脑漏斗结节部位多巴胺传递导致催乳素水平增高。还可能通过抑制额叶皮质多巴胺功能而产生或加重精神分裂症患者的阴性症状。第一代抗精神病药可分为低效价和高效价两类。低效价类以氯丙嗪为代表;高效价类以奋乃静和氟哌啶醇为代表。

　　2. 第二代抗精神病药　又称非传统、非典型、新型抗精神病药。与第一代抗精神病药相比,第二代抗精神病药治疗阴性症状的疗效较好,较少产生锥体外系症状,还可以改善精神分裂症患者的认知障碍与抑郁症状。药理作用分类:5- 羟色胺和多巴胺受体拮抗剂、多受体作用药、选择性多巴胺 D_2/D_3 受体拮抗剂、多巴胺受体部分激动剂。

　　(二) 临床应用

　　抗精神病药的治疗作用主要包括:①抗精神病作用,即抗幻觉、妄想(治疗阳性症状);②激活作用(治疗阴性症状和认知缺陷);③非特异性镇静作用(控制激越、兴奋、躁动或攻击行为);④巩固疗效、预防疾病复发。

　　1. 适应证　主要用于治疗和预防精神分裂症的复发,控制躁狂发作,还可以用于其他伴有精神病性症状的各类精神障碍。

　　2. 禁忌证　严重的心血管疾病、急性肝炎、严重肾病、严重感染、血液病、昏迷、抗精神病药过敏等。老年人、孕妇、儿童慎用。

　　3. 药物选择及使用　药物的选择主要取决于不良反应的差别。第一代抗精神病药以锥体外系反应多见。第二代抗精神病药中部分药物导致体重增加更为突出。兴奋躁动的患者宜选用镇静作用强的抗精神病药物或采用注射制剂治疗。长效制剂有利于解决患者的服药不依从问题,从而减少复发。

对于药物治疗依从性好的患者,以口服给药方式为主。通常采用逐渐加量法。剂量应结合每个患者的具体情况实行个体化治疗。对于治疗依从性差的患者,可以选择速溶片、口服液或注射针剂。

抗精神病药的长期维持治疗可以显著减少精神分裂症的复发。对于首发的、缓慢起病的患者,维持治疗时间至少 5 年;急性发作、缓解迅速彻底的患者,维持治疗时间可以相应较短。而反复发作、经常波动或缓解不全的精神分裂症患者则建议终生服药。

（三）常用抗精神病药

1. 第一代抗精神病药

（1）氯丙嗪:是临床应用最早的抗精神病药。它可快速有效地控制患者的兴奋和急性精神病性症状,但是可引起全身多个系统的不良反应,以锥体外系反应最为突出。

（2）奋乃静:作用与氯丙嗪相似,镇静作用较氯丙嗪为弱,而对心血管系统、肝脏及造血系统的不良反应较氯丙嗪轻。其适用于老年或伴有躯体疾病的患者。主要副作用为锥体外系症状。

（3）氟哌啶醇:抗精神病作用强,疗效好,显效快;主要用于治疗精神分裂症。它对于改善阳性症状疗效显著,常用于治疗不协调性精神运动兴奋、幻觉、妄想、思维联想障碍、敌对情绪、攻击行为。主要不良反应为锥体外系症状。长效制剂锥体外系不良反应较口服用药轻。

（4）五氟利多:半衰期长达 65~70 小时,故可每周给药一次。它的抗精神病作用强,作用时间长。主要不良反应为锥体外系症状。

（5）舒必利:有兴奋、激活作用,对木僵、缄默等精神运动抑制症状有明显疗效。适用于阴性症状为主的慢性精神分裂症及精神分裂症紧张型。小剂量有助于改善患者的焦虑、抑郁情绪。主要副作用为引起高催乳素血症等内分泌变化,如体重增加、泌乳、闭经、性功能减退、锥体外系反应少见。

2. 第二代抗精神病药

（1）氯氮平:口服吸收快,药理作用广泛,具有多受体阻断作用;具有明显的抗精神病作用,而很少引起锥体外系反应。它对精神分裂症的阳性症状、阴性症状均有较好的疗效。其适用于急、慢性精神分裂症,主要用于治疗难治性精神分裂症。最严重的不良反应是易引起白细胞减少。

（2）利培酮:有口服片剂、水剂及长效注射剂。它对精神分裂症疗效较好,除对妄想等阳性症状有效外,亦能改善阴性症状。主要不良反应为激越、失眠以及高催乳素血症等,较大剂量可出现锥体外系反应。

（3）奥氮平:化学结构和药理作用与氯氮平类似,但对血象无明显影响。对精神分裂症疗效较好。主要副作用为体重增加、嗜睡、便秘等,锥体外系反应少见。临床使用中应进行体重、血糖和血脂监测。

（4）喹硫平:与奥氮平类似,也是由氯氮平化学结构改变而来。它对精神分裂症阳性症状的治疗作用相对较弱,对情感症状也有一定疗效,几乎不引起锥体外系反应。主要副作用是嗜睡、直立性低血压等。

（5）齐拉西酮:对精神分裂症疗效肯定,可能对精神分裂症阴性症状和情感症状的疗效略有优势。它几乎不引起体重增加,锥体外系反应少见。临床应用中应注意监测心电图 QT 间期,需与食物同服以提高生物利用度。

（6）阿立哌唑:目前唯一用于临床的多巴胺 D_2 受体的部分激动剂。治疗精神分裂症的疗效与氟哌啶醇相当,其激活作用有利于改善阴性症状和精神运动性迟滞,但用药初期易导致激越、焦虑副作用。几乎不影响体重,极少发生锥体外系症状。

（7）氨磺必利:舒必利的衍生物,不良反应与其类似。低剂量可改善精神分裂症的阴性症状,高剂量对幻觉妄想等效果明显,但催乳素水平升高和心电图 QT 间期延长较多见。

（8）哌罗匹隆:可缓解精神分裂症的阳性和阴性症状,改善认知功能。不良反应有锥体外系反应和失眠、困倦等神经精神症状。

（9）鲁拉西酮：对精神分裂症的阳性症状、阴性症状及认知症状有改善，且对情感症状效果较好。心脏 QT 间期延长相对少见。

（10）布南色林：治疗精神分裂症的阳性及阴性症状，同时也产生显著的锥体外系不良反应。

（四）不良反应及处理措施

鉴于抗精神病药物作用于不同的靶点，具有许多药理作用，所以不良反应较多（表 15-1）。处理和预防药物的不良反应与治疗原发病同等重要。

表 15-1 常用抗精神病药物的主要不良反应

药名	锥体外系反应	催乳素升高	体重增加	血糖异常	血脂异常	QTc延长	镇静作用	低血压	抗胆碱作用
第一代抗精神病药物									
氯丙嗪（低效价）	+	++	++	+	+	++	++	+++	+++
奋乃静（中效价）	++	++	+	+	+	0	+	++	++
氟哌啶醇（高效价）	+++	+++	0	0	0	0	0	+	0
第二代抗精神病药									
利培酮	+	+++	++	++	++	+	+	++	+
帕利哌酮	+	+++	++	+	++	+	+	++	+
齐拉西酮	+	++	+	0	0	++	+	+	+
氯氮平	0	0	+++	+++	+++	+	+++	+++	+++
奥氮平	+	+	+++	+++	+++	+	++	+	++
喹硫平	+	+	++	+++	++	++	++	++	+
氨磺必利	+	+++	+	+	+	++	+	0	0
阿立哌唑	+	0	0	0	0	0	+	+	+

注：0= 可忽略或不存在，+= 罕见，++= 较罕见，+++= 常见。

1. 锥体外系反应（extrapyramidal side effects，EPS） 是典型抗精神病药物治疗最常见的不良反应之一，主要临床表现有四种：

（1）急性肌张力障碍（acute dystonia）：是最常见的锥体外系反应早期症状，表现为个别肌群突发的持续痉挛和异常的姿势，症状持续时间从数秒至数小时，多反复出现。其常在首次用药后或治疗 1 周内发生，男性比女性常见，儿童常见。面部肌肉痉挛，可表现为挤眉弄眼，似做鬼脸，眼球向上凝视，说话困难和吞咽困难；颈部肌肉受累，可出现痉挛性斜颈。表现为多种姿势，头向一侧扭转，颈部前倾或后仰；四肢与躯干扭转性痉挛，表现为全身扭转，脊柱前凸、后凸、侧弯，骨盆倾斜，角弓反张，呈现奇异姿势及步态，导致行走困难。当急性肌张力障碍出现时，常伴有焦虑、烦躁、恐惧等情绪，亦可伴有瞳孔散大、出汗等自主神经症状。处理措施：立即安抚患者，通知医生并遵医嘱给予肌内注射东莨菪碱0.3mg 或异丙嗪 25mg 可即时缓解。有时需遵医嘱减少药物剂量，加用抗胆碱能药如盐酸苯海索，或换用锥体外系反应低的药物。

（2）静坐不能（akathisia）：多发生在服药后 1~2 周，发生率约为 20%。轻者主观感受心神不宁，腿有不安宁感觉，不能静坐，感到不安。症状明显时出现坐起躺下、来回走动、焦虑、易激惹、烦躁不安、恐惧。少数严重者出现激越、冲动性自杀企图。需注意与精神症状加剧状态鉴别。处理措施：安抚患者，通知医生并遵医嘱给予苯二氮䓬类药和 β 受体阻滞剂如普萘洛尔等。有时需遵医嘱减少抗精神病药剂量，或选用锥体外系反应低的药物。

（3）帕金森综合征（parkinsonism）：最为常见。女性比男性更常见，老年患者常见。表现为静止性震颤，以上肢远端多见，如手部的节律性震颤呈"搓丸样"动作；其次还表现为肌张力增高，出现肌

Note：

肉僵直,呈现"面具样脸",走路呈"慌张步态",严重者可出现吞咽困难、构音困难、全身性肌强直,类似木僵;有的表现为运动不能,自发活动少,姿势少变,行走时上肢的摆动减少;自主神经功能紊乱,流涎、多汗及皮脂溢出。处理措施:遵医嘱给予抗胆碱能药物盐酸苯海索,抗精神病药物的使用应缓慢加药或使用最低有效剂量。

(4) 迟发性运动障碍(tardive dyskinesia,TD):临床表现为长期应用抗精神病药物后,出现异常不自主运动的综合征。主要表现为有节律或不规则、不自主的异常运动,以口、唇、舌、面部不自主运动最为突出,称为"口-舌-颊三联症"。有时伴有肢体或躯干的舞蹈样运动,表现为吸吮、舐舌、鼓腮、躯干或四肢舞蹈或指划样动作。其严重程度波动不定,睡眠时消失、情绪激动时加重。迟发性运动障碍最早的体征常是舌或口唇周围的轻微震颤或蠕动。由于剂量调整不如口服药及时,长效制剂发生迟发性运动障碍可能性较大,第一代药物比第二代药物更为明显。处理措施:关键在于预防,使用最低有效剂量或换用锥体外系反应低的药物。异丙嗪和银杏叶提取物可能具有一定改善作用。抗胆碱能药物会促进和加重 TD,应避免使用。早期发现、早期处理有可能逆转迟发性运动障碍。

2. 代谢内分泌的不良反应 抗精神病药引起的体重增加及糖脂代谢异常等代谢综合征的症状,严重影响患者服药的依从性,增加了患心血管疾病和糖尿病的风险,是药物治疗中需要重视的问题。第二代抗精神药比第一代抗精神病药更易引起代谢综合征。处理措施:预防为主,合理选择抗精神病药物;定期监测体重、血糖和血脂,观察动态变化;体重增加较多者,调整饮食结构及生活方式;必要时遵医嘱减药或换药。

抗精神病药可引起催乳素升高、月经紊乱、性激素水平异常及性功能异常。小剂量阿立哌唑有降低催乳素的作用。

3. 心血管系统不良反应

(1) 直立性低血压:多发生在抗精神病药治疗初期,肌内注射、注射给药更易发生。使用氯丙嗪、氯氮平、奥氮平者容易出现。增加抗精神病药物剂量过快、体质较弱、老年患者及基础血压偏低者较易发生。

临床表现:患者突然改变体位,如起床过快、蹲位直立时,出现头晕、眼花、心率加快、面色苍白、血压下降,可引起晕厥、摔伤、休克。

处理措施:①轻者应立即将患者放平,取平卧或头低脚高位,松解领扣和裤带,稍事休息,即可恢复,密切观察生命体征,随时监测血压的变化,做好记录。②对年老体弱的患者,护士要密切观察服药过程中血压的情况,发现异常应及时联系医生,严重或反复出现低血压者,应通知医生并遵医嘱减药或换药。③严重反应者,应立即通知医生采取急救措施,遵医嘱使用升压药,去甲肾上腺素 1~2mg,加入 5% 葡萄糖溶液 200~500ml,静脉滴注。禁用肾上腺素,因为肾上腺素可使 β 受体兴奋,血管扩张,使血液流向外周及脾脏,从而加重低血压反应。④患者意识恢复后,护士要及时做好心理疏导和安抚工作,尽最大努力消除患者的负性体验,同时还要嘱咐患者变换体位时(起床、如厕),动作要缓慢,如感觉头晕时,应尽快平卧休息,以防意外发生。

(2) 心电图改变和猝死:抗精神病药物可减慢心脏复极,从而引起心动过缓、QT 间期延长甚至房室传导阻滞,这就大大增加了室性心律失常和猝死的风险。因此,对于有 Q-T 间期延长、显著心动过缓、电解质紊乱的患者建议使用心血管风险低的药物,治疗中进行电解质和心电监护,降低风险。

4. 过度镇静 典型抗精神病药(如氯丙嗪、奋乃静)以及非典型抗精神病药物(如氯氮平、奥氮平、喹硫平)均可引起过度镇静。多为首次使用镇静作用较强的药物,或剂量过大、服药次数过多而引起,老年患者更易出现。临床表现:思维、行为迟滞,乏力、嗜睡,注意力不易唤起,无欲、主动性降低,对周围环境缺乏关注,睡眠过多,活动减少。严重者影响患者的生活质量和工作效率。轻者可不予处理,随着治疗时间的延长,患者能够逐渐适应或耐受,重者则遵医嘱予以减药。嘱患者勿驾车及操作机器。

5. 胃肠道不良反应 多出现在服用抗精神病药的初期,多数患者在治疗过程中可自行消失,反应严重者,经减药或停药即可恢复。临床表现为口干、恶心、呕吐、食欲缺乏、上腹饱满、便秘和麻痹性肠梗阻。鼓励便秘患者多饮水,多进食蔬菜水果,增加活动以促进肠蠕动,养成定时排便的习惯,必要时遵医嘱使用甘油灌肠剂或缓泻剂协助排便。

6. 尿潴留 具有抗胆碱能作用的药物能抑制膀胱逼尿肌的收缩,抑制尿道括约肌松弛,引起尿潴留,常发生在治疗的初期。对老年人及前列腺肥大者应予注意。若联合应用具有抗胆碱能作用的药物则更易发生。处理措施:①鼓励患者尽力自行排尿,或采取物理的方法诱导排尿。②遵医嘱给予新斯的明 10~20mg 口服,3 次 /d。若无效时,可遵医嘱行导尿术。③做好心理疏导,耐心安慰患者,消除紧张情绪,对曾经发生过此类症状的患者,更应加强宣教工作。④护士要密切观察患者的排尿情况,及时发现不适,记录处理情况。

7. 白细胞减少症 周围血白细胞计数低于 $4 \times 10^9/L$,称为白细胞减少症。抗精神病药氯氮平、氯丙嗪等均可引起白细胞减少症,其中氯氮平发生率最高。其多数发生在治疗前两个月内。

临床表现:白细胞减少症仅有乏力、倦怠、头昏、发热等全身症状,轻重不等的继发感染症状,如咽炎、支气管炎、肺炎、泌尿系感染等。一般预后良好,继续服药可自行恢复。绝大多数患者在 5~30 天恢复正常。

处理措施:①轻度减少:白细胞计数 $(3~3.5) \times 10^9/L$,可遵医嘱继续药物治疗,每周 2 次血象血常规,注意预防感染,并适当给予升高白细胞的药物。②中度减少:白细胞计数 $(2~3) \times 10^9/L$,应遵医嘱立即停药,每天监测血常规,白细胞计数正常后可再用药物,并注意观察,预防感染,给予升高白细胞的药物。③重度减少:白细胞计数 $<2 \times 10^9/L$,应遵医嘱立即停药,每天监测血常规,直至白细胞及分类恢复正常水平 2 周。应用抗感染药物,慎用 / 禁用此类抗精神病药物,尽快给予升高白细胞的药物。

预防:氯氮平是引起白细胞减少症最常见的药物。在开始试用阶段,应遵医嘱每周为患者检查一次血常规,如发现体温升高、咽痛、乏力,应遵医嘱随时监测白细胞计数变化。

8. 恶性综合征(malignant syndrome) 引起的主要药物以抗精神病药最为常见。抗精神病药物中几乎所有的药物均可引起恶性综合征,尤其是高效价低剂量的抗精神病药物,其中以氟哌啶醇居多,但新型抗精神病药物也有相关报道。通常认为:口服、肌内注射、静脉给药均可引起,但肌内注射及静脉注射时更易于发生。恶性综合征往往出现在更换抗精神病药物的种类或加量过程中以及合并用药时(如锂盐合并氟哌啶醇)。兴奋、拒食、营养状况欠佳、既往有脑器质性疾病的患者在使用抗精神病药物、抗抑郁药物时更易发生,男女无差异,各年龄均可发生。恶性综合征的发生率虽然仅为 1% 左右,但死亡率高达 20% 以上。

临床表现:①高热;②严重的锥体外系症状(肌肉强直、运动不能等);③意识障碍;④自主神经功能紊乱(多汗、流涎、心动过速、血压不稳);⑤急性肾衰;⑥循环衰竭。实验室检查可发现白细胞计数增高,氨基转移酶升高、肌酸磷酸激酶(CPK)和肌红蛋白升高。

处理措施:①遵医嘱立即停用抗精神病药物;②遵医嘱给予支持治疗,调节水、电解质及酸碱平衡,给氧,保持呼吸道通畅,必要时人工辅助呼吸,物理降温,保持适当体位,防止发生压力性损伤,预防感染,保证充足营养。目前对恶性综合征尚无有效治疗方法,早期发现、及时处理是治疗原则。当患者出现高热、意识障碍、严重锥体外系症状时,需要警惕恶性综合征的出现。

二、抗抑郁药

抗抑郁药(antidepressant drugs)是一类主要用于治疗各种抑郁障碍的药物,通常不会提高正常人情绪。除了能治疗各类抑郁障碍外,也常用于治疗广泛性焦虑障碍、惊恐障碍、恐惧障碍、强迫症、进食障碍及慢性疼痛等。

抗抑郁药根据化学结构及作用机制的不同分为以下几类:①选择性 5- 羟色胺再摄取抑制剂(SSRIs);②5- 羟色胺和去甲肾上腺素再摄取抑制剂(SNRIs);③去甲肾上腺素和多巴胺再摄取抑制剂(NDRIs);④选择性去甲肾上腺素再摄取抑制剂(NRIs);⑤5- 羟色胺阻滞和再摄取抑制剂(SARIs);⑥α_2 肾上腺素受体阻滞剂或去甲肾上腺素能及特异性 5- 羟色胺能抗抑郁药(NaSSA);⑦褪黑素能抗抑郁

Note:

药;⑧三环类抗抑郁药(TCAs);⑨单胺氧化酶抑制剂(MAOIs)。TCAs和MAOIs属传统抗抑郁药物,其他均归类为新型抗抑郁药。

传统抗抑郁药物TCAs和MAOIs由于毒副作用使其应用受到一定限制;新型抗抑郁药物与传统药物相比疗效相当,毒副作用小,使用安全。常用的抗抑郁药物见表15-2。

表15-2 常用抗抑郁药物的分类和剂量范围

分类和药名	起始剂量/(mg·d⁻¹)	剂量范围/(mg·d⁻¹)
选择性5-羟色胺再摄取抑制剂(SSRIs)		
氟西汀	20	20~60
帕罗西汀	20	20~60
舍曲林	50	50~200
氟伏沙明	50~100	100~300
西酞普兰	20	20~60
艾司西酞普兰	10	10~20
5-羟色胺和去甲肾上腺素再摄取抑制剂(SNRIs)		
文拉法辛	37.5~75	75~375
度洛西汀	60	60~120
米那普仑	50	50~100
去甲肾上腺素和多巴胺再摄取抑制剂(NDRIs)		
安非他酮	150	300~450
选择性去甲肾上腺素再摄取抑制剂(NRIs)		
瑞波西汀	4	8~12
5-羟色胺阻滞和再摄取抑制剂(SARIs)		
曲唑酮	150	150~300
伏硫西汀	5~10	5~20
α₂肾上腺素受体阻滞剂		
米安色林	30	30~90
米氮平	15	15~45
褪黑素受体激动剂		
阿戈美拉汀	25	25~50
三环类抗抑郁药(TCAs)		
丙米嗪	25~50	100~300
氯米帕明	25~50	100~300
阿米替林	25~50	100~300
多塞平	25~50	100~300
马普替林	75	100~225
单胺氧化酶抑制剂(MAOIs)		
吗氯贝胺	150	300~600

(一)新型抗抑郁药

1. 选择性5-羟色胺再摄取抑制剂(SSRIs) 这类药主要是选择性抑制突触前膜上5-羟色胺

(5-HT)转运体,阻滞 5-HT 的回收,对去甲肾上腺素(NE)影响很小,几乎不影响多巴胺(DA)的回收。

适应证包括抑郁障碍、强迫症、焦虑与恐惧相关障碍和神经性贪食症等。抗抑郁作用与 TCAs 相当,但对严重抑郁的疗效可能不如 TCAs;半衰期长,多数只需每日给药 1 次,疗效在停药较长时间后才逐渐消失;心血管和抗胆碱不良反应轻微,过量服用时较安全。不良反应主要包括恶心、腹泻、失眠和性功能障碍,多数不良反应持续时间短、一过性、可产生耐受;与其他抗抑郁药合并使用常常增强疗效,但应避免与 MAOIs 等合用,导致 5-HT 能系统过度兴奋,出现 5-HT 综合征。

(1)氟西汀:适用于各种抑郁障碍、强迫症和神经性贪食症等患者。半衰期最长,其活性代谢产物的半衰期可达 7~15 天。随剂量增加不良反应也有所增加。对肝脏 CYP2D6 酶抑制作用较强,与其他有关药物合用时有所禁忌。

(2)帕罗西汀:对伴焦虑的抑郁障碍以及惊恐障碍较适合。撤药应缓慢进行。对 CYP2D6 等酶的抑制作用也较强。

(3)舍曲林:适用于各种抑郁障碍和强迫症患者。用药早期易产生焦虑或激越、惊恐。它很少与其他药物发生配伍禁忌。

(4)氟伏沙明:适用于各种抑郁障碍和强迫症患者。有一定的睡眠改善作用,性功能障碍发生较少。应注意药物配伍禁忌。

(5)西酞普兰和艾司西酞普兰:适用于各种抑郁障碍或伴惊恐的抑郁障碍。几乎没有药物配伍禁忌,安全性较强。

2. 5-羟色胺和去甲肾上腺素再摄取抑制剂(SNRIs)

(1)文拉法辛:抑制 5-HT 和 NE 摄取的亲和力存在剂量-效应关系。低剂量时本质上是 SSRIs,进一步增加剂量时才会发挥 NE 能效应。可用于治疗抑郁障碍、广泛性焦虑障碍、社交焦虑障碍和惊恐障碍。恶心是最常见的不良反应,其他还有性功能障碍、头痛、失眠、困倦、口干、头晕、便秘、乏力、出汗和紧张不安等。高剂量时与血压持续升高的风险有关。撤药反应常见,停药时应缓慢减量。

(2)度洛西汀:适用于抑郁障碍、广泛性焦虑障碍、纤维肌痛、糖尿病性周围神经痛。主要不良反应包括恶心、口干、疲乏、头晕、困倦和性功能障碍等,可见撤药反应。慢性酒精中毒和肝功能不全者慎用,未经治疗的闭角型青光眼患者避免使用。

(3)米那普仑:主要用于治疗抑郁障碍,同时也用于纤维肌痛的治疗,常见不良反应为头晕、多汗、面部潮红、排尿困难等。

3. 其他新型抗抑郁药

(1)安非他酮:主要适应证是抑郁障碍和戒烟。常见不良反应有失眠、恶心、口干、多汗、耳鸣和皮疹等。

(2)米氮平:除抗抑郁作用外,还有较强的镇静和抗焦虑作用。主要不良反应有过度镇静、食欲增加、体重增加和口干等。

(3)曲唑酮:适用于伴有焦虑、激越、睡眠以及性功能障碍的抑郁障碍患者。主要不良反应为困倦、直立性低血压等。

(4)阿戈美拉汀:除抗抑郁作用外,还有改善睡眠和调整生物节律作用。常见不良反应有头疼、头晕、困倦、嗜睡或失眠、胃肠道反应等。

(5)瑞波西汀:适用于成人抑郁障碍,尤其是 SSRIs 治疗无效者可选用。主要不良反应有入睡困难、口干、便秘、多汗、头痛、直立性低血压、视物模糊、厌食、恶心、排尿困难等。

(二)传统抗抑郁药

三环类抗抑郁药(TCAs)对抑郁障碍疗效确切,由于耐受性和安全性问题,目前多为二线用药。

(1)临床应用

1)适应证:抑郁障碍;焦虑障碍;惊恐障碍;氯米帕明还常用于治疗强迫症。

2)禁忌证:严重心、肝、肾病者,患有癫痫、急性闭角型青光眼者,TCAs 过敏者。12 岁以下儿童、孕妇、老年人、前列腺肥大者慎用。

3）药物选择及使用:丙米嗪是最早发现的具有抗抑郁作用的化合物,除抗抑郁外,还可用于治疗儿童遗尿症。多塞平常用于失眠障碍的治疗。氯米帕明常用于强迫症的治疗。阿米替林是治疗慢性疼痛综合征和预防偏头痛的常用药物。马普替林以往常用于老年抑郁患者。

与抗精神病药一样,应从小剂量开始,在1~2周内逐渐增加至最高有效剂量。当患者抑郁症状缓解后,应以有效治疗剂量继续巩固治疗4~6个月。维持治疗阶段,可视病情及不良反应的情况逐渐减少剂量。最终,缓慢逐步减、停药物。反复发作、病情不稳定者应长期维持用药。

（2）不良反应处理和注意事项

1）中枢神经系统不良反应:TCAs可引起谵妄和癫痫发作且与血药浓度密切相关。有条件的情况下,应常规监测血药浓度,尤其高风险的患者如老年患者、伴发痴呆的患者或有癫痫发作史的患者。肌内或静脉注射毒扁豆碱可以治疗或缓解患者谵妄症状。TCAs可导致细微快速震颤,减少剂量可改善症状。

2）抗胆碱能不良反应:包括口干、便秘、视物模糊、尿潴留、肠麻痹等。一般随着治疗的延长患者可以耐受,症状会逐渐减轻。处理措施:遵医嘱减少抗抑郁药物的剂量,必要时加拟胆碱能药对抗不良反应。

3）心血管不良反应:可引起直立性低血压、心动过速、心脏传导阻滞等。在老年人和有直立性低血压史的患者中直立性低血压更多见。所有TCAs均可引起心动过速。TCAs还可诱发心律失常、引起传导阻滞,因而禁用于具有心脏传导阻滞的患者。临床应用中应监测心电图。

4）其他不良反应:轻微转氨酶升高,应予以监测;急剧升高者,应停药。性功能障碍会随抑郁症状的好转和药量的减少而改善。体重增加可能与组胺受体阻断有关。外周性水肿患者,应限制盐的摄入。轻度皮疹经对症治疗可以继续用药;对于较严重的皮疹,应当逐渐减、停药物。偶有粒细胞缺乏发生,一旦出现应立即停药,且以后禁用。

5）过量中毒:超量服用或误服可发生严重的毒性反应,危及生命。死亡最常源于心脏毒性,癫痫发作和中枢神经系统的抑制也可以导致死亡。临床表现为昏迷、癫痫发作、心律失常三联征,还可有高热、低血压、肠麻痹、瞳孔扩大、呼吸抑制、心搏骤停。处理措施:遵医嘱使用毒扁豆碱缓解抗胆碱能作用。及时洗胃、输液,积极处理心律不齐,控制癫痫发作。由于三环类药物的抗胆碱能作用使胃内容物排空延迟,即使过量服药后数小时,仍应采取洗胃措施。

三、心境稳定剂

心境稳定剂（mood stabilizers）,既往称为抗躁狂药物,除抗躁狂作用外,对双相情感障碍尚有稳定病情和预防复发的作用,故又称为情感稳定剂。它主要包括锂盐（碳酸锂）和抗癫痫药卡马西平、丙戊酸钠、拉莫三嗪、加巴喷丁等。

（一）碳酸锂

碳酸锂以锂离子形式发挥作用,其抗躁狂发作的机制是抑制神经末梢 Ca^{2+} 依赖性的去甲肾上腺素和多巴胺释放,促进神经细胞对突触间隙中去甲肾上腺素的再摄取,增加其转化和灭活,从而使去甲肾上腺素浓度降低,还可促进 5-HT 合成和释放,而有助于情绪稳定。

1. **适应证**　碳酸锂的主要适应证是急性躁狂发作,但因起效慢需要在治疗早期合并镇静作用较强的抗精神病药（如氯氮平）或苯二氮䓬类药物。由于碳酸锂具备强化抗抑郁药的作用,因此在治疗难治性抑郁障碍时,联合使用碳酸锂和抗抑郁药可以加强药效,同时还可以预防复发。除此之外,碳酸锂还可用于治疗精神分裂症的情感症状、冲动攻击行为。

2. **禁忌证**　急慢性肾炎、肾功能不全、严重心血管疾病、重症肌无力、妊娠前 3 个月以及缺钠或低盐饮食者禁用。

3. **应用原则**　小剂量开始,逐渐增加剂量,饭后口服。由于锂盐的中毒剂量与治疗剂量十分接近,故在使用中要密切监测药物的不良反应,有条件的可监测血锂浓度,以调整药量。急性期治疗最佳血锂浓度为 0.6~1.2mmol/L,维持治疗为 0.4~0.8mmol/L。超过 1.4mmol/L 易产生中毒反应。

4. 不良反应及处理措施　锂在肾脏与钠竞争重吸收,缺钠或肾脏疾病易导致体内锂的蓄积中毒。不良反应与血锂浓度相关。一般发生在服药后 1~2 周,有的出现较晚。常饮淡盐水可以减少锂盐蓄积和不良反应。早期不良反应表现为无力、疲乏、嗜睡、手指震颤、厌食、上腹不适、恶心、呕吐、稀便、腹泻、多尿、口干等。后期不良反应是持续多尿、烦渴、体重增加、甲状腺肿大、黏液性水肿、手指细震颤。粗大震颤提示血药浓度已接近中毒水平。女性患者可引起甲状腺功能减退。锂中毒先兆表现为呕吐、腹泻、粗大震颤、抽动、呆滞、困倦、眩晕、构音不清和意识障碍等。中毒症状包括共济失调、肢体运动协调障碍、肌肉抽动、言语不清和意识模糊,重者昏迷、死亡。

处理措施:①用药前,护士要全面评估检查患者的躯体、肝、肾功能情况,完善各项常规检查,熟知血、尿检测指标值的情况,做到心中有数;②用药过程中,护士应鼓励患者多饮水,多吃咸一些的食物,以增加钠的摄入(锂离子与钠离子在近曲小管竞争重吸收,增加钠摄入可促进锂排出);③护士应密切观察患者的进食、日常活动及其用药后反应,及时识别早期先兆表现,发现异常情况及时记录并报告医生;④密切监测血锂浓度的变化,一般不宜超过 1.4mmol/L,发现异常及时提示医生停、减药物;⑤做好对患者的卫生宣教工作,如碳酸锂中毒反应的早期表现及预防方法,督促患者主动配合服药;⑥对上述不良反应能耐受者可不做特殊处理,不能耐受者应遵医嘱减药或换药;⑦一旦出现毒性反应需立即停用锂盐,大量给予生理盐水或高渗钠盐加速锂的排泄,或进行人工血液透析,一般无后遗症。

重要提示:如果使用锂盐的患者出现反复呕吐和腹泻,手细颤变为粗颤、无力,且困倦或烦躁不安、轻度意识障碍时,应第一时间考虑锂盐中毒,并立即采取停药措施,通报主管医生急查血锂浓度。锂盐的不良反应与中毒之间并无截然分界线,严重的不良反应可能就是锂中毒的前兆。

（二）丙戊酸盐

主要药物有丙戊酸钠和丙戊酸镁,用于治疗双相情感障碍的躁狂发作,特别是快速循环发作及混合性发作效果较好,对双相情感障碍有预防复发的作用。疗效与碳酸锂相仿,对碳酸锂疗效不佳或不能耐受的患者是较为理想的替换药物。

丙戊酸盐空腹时吸收良好。不良反应发生率较低,常见的有恶心、呕吐、厌食、腹泻等,少数可出现嗜睡、震颤、共济失调、脱发等。偶见过敏性皮疹、异常出血或瘀斑、白细胞减少和中毒性肝损害。

（三）卡马西平

卡马西平用于急性躁狂发作的治疗,适用于锂盐治疗无效的、快速循环发作或混合性发作患者,效果较好。不良反应有视物模糊、眩晕、头痛、嗜睡、共济失调、口干、恶心、呕吐、腹痛和皮疹等。

（四）拉莫三嗪

拉莫三嗪可以治疗双相快速循环型及双相抑郁发作,以及预防双相抑郁的复发,也可作为难治性抑郁的增效剂。治疗期间可出现眩晕、头痛、复视、恶心和共济失调。药疹在 5%~10% 的拉莫三嗪治疗患者中出现,包括剥脱性皮炎和中毒性表皮坏死。

四、抗焦虑药

抗焦虑药(anxiolytic drugs)是一类主要用于减轻焦虑、紧张、恐惧,稳定情绪兼有镇静、催眠、抗惊厥作用的药物。苯二氮䓬类是目前使用最广泛的抗焦虑药。

（一）苯二氮䓬类

苯二氮䓬类药物的药理作用:①抗焦虑作用;②镇静催眠作用;③抗惊厥作用;④骨骼肌松弛作用(表 15-3)。

（1）适应证:常用于治疗焦虑与恐惧相关障碍,各种急性失眠以及各种躯体疾病伴随出现的焦虑、紧张、失眠、自主神经紊乱等症状,也可用于各类伴有焦虑、紧张、恐惧、失眠的精神障碍以及激越性抑

Note:

表 15-3 常用的苯二氮䓬类药物

药名	半衰期 /h	适应证	常用剂量 /(mg·d⁻¹)
地西泮	30~60	抗焦虑、催眠、抗癫痫、酒替代	5~15
氯氮䓬	30~60	抗焦虑、催眠、抗癫痫、酒替代	5~30
氟西泮	50~100	催眠	15~30
硝西泮	18~34	催眠、抗癫痫	5~10
氯硝西泮	20~40	抗癫痫、抗躁狂、催眠	2~8
阿普唑仑	6~20	抗焦虑、抗抑郁、催眠	0.8~2.4
艾司唑仑	10~24	抗焦虑、催眠、抗癫痫	2~6
劳拉西泮	10~20	抗焦虑、抗躁狂、催眠	1~6
奥沙西泮	6~24	抗焦虑、催眠	30~90
咪达唑仑	2~5	快速催眠、诱导麻醉	15~30

郁、轻性抑郁的辅助治疗,还可用于癫痫治疗和酒精依赖戒断症状的替代治疗。

(2) 禁忌证:老年人、肝 / 肾功能衰竭者慎用,阻塞性呼吸疾病者、严重意识障碍者禁用。妊娠前 3 个月及哺乳期妇女避免使用。

(3) 应用原则:小剂量开始,3~4 天加到治疗量。急性期患者开始剂量可稍大。应根据患者的病情特点选择不同特性的药物,不提倡两种以上的药物同时使用。长期应用不能预防疾病的复发,且易导致依赖性,因此不宜长期用药。撤药应逐渐缓慢进行。对于病情迁延或难治性患者,应考虑采用抗抑郁药或丁螺环酮、坦度螺酮等长期治疗。

(4) 不良反应及处理措施:常见的不良反应有嗜睡、头晕 / 眩晕、无力,剂量较大时可出现共济失调、吐词不清,严重时出现脱抑制表现,如失眠、出汗、心动过速、恐惧、紧张焦虑、攻击、激动等,甚至出现呼吸抑制、昏迷。长期使用者可引起记忆障碍,表现为长期记忆障碍和顺行性遗忘。苯二氮䓬类药物由于容易产生耐受性,长期应用可产生依赖性,在突然停药时可产生不同程度的戒断症状(如焦虑、失眠、心动过速、血压升高、惊恐发作等)。苯二氮䓬类药物对胎儿、婴儿有明显影响,以地西泮最明显。

处理措施:遵医嘱使用苯二氮䓬类药物,避免长期使用,如出现戒断症状及时就诊。

(二) 非苯二氮䓬类

5-HT$_{1A}$ 受体部分激动剂,代表药物丁螺环酮和坦度螺酮。抗焦虑作用明确,通常剂量下没有明显的镇静、催眠、肌肉松弛作用,也无依赖性问题。它主要适用于各种精神障碍所致的焦虑状态以及躯体疾病伴发的焦虑状态,还可用于抑郁障碍的增效治疗。不良反应较少,耐受性好,起效一般慢,作用弱于苯二氮䓬类药物。

五、精神药物治疗的护理

(一) 护理评估

1. **病史评估** ①病程;②是否接受过系统治疗;③既往患病的症状表现、严重程度、持续的时间;④现病史。

2. **药物依从性评估** ①对药物治疗的态度,积极的还是消极的;②有无拒绝服药、治疗等现象的发生;③是否存在隐藏药物的想法或行为;④对药物不良反应有无担心或恐惧;⑤有无影响治疗依从性的精神症状,如被害妄想、命令性幻听、木僵等;⑥对药物治疗的信念和关注点;⑦对坚持服药的信心如何;⑧是否按时复诊。

3. **躯体状况评估** ①既往史及诊治情况;②目前的身体状况如何;③进食、营养状况如何;④睡眠状况;⑤排泄状况;⑥基础代谢状况;⑦肢体活动的状况。

4. **药物不良反应评估**　①既往用药不良反应；②对不良反应的耐受性、情绪变化、是否缓解；③本次用药发生不良反应的可能性；④拮抗药物对于缓解不良反应的效果；⑤自我处理药物不良反应的经验；⑥哪些不良反应是患者无法接受的。

知 识 链 接

不良反应量表(TESS)

项目	严重程度	处理	项目	严重程度	处理
行为毒性：			18. 便秘	☐	☐
1. 中毒性意识模糊	☐	☐	19. 唾液增多	☐	☐
2. 兴奋或激越	☐	☐	20. 出汗	☐	☐
3. 情感抑郁	☐	☐	21. 恶心呕吐	☐	☐
4. 活动增加	☐	☐	22. 腹泻	☐	☐
5. 活动减退	☐	☐	心血管系统：		
6. 失眠	☐	☐	23. 血压降低	☐	☐
7. 嗜睡	☐	☐	24. 头昏和昏厥	☐	☐
化验异常：			25. 心动过速	☐	☐
8. 血常规异常	☐	☐	26. 高血压	☐	☐
9. 肝功能异常	☐	☐	27. EKG 异常	☐	☐
10. 尿液异常	☐	☐	其他：		
神经系统：			28. 皮肤症状	☐	☐
11. 肌强直	☐	☐	29. 体重增加	☐	☐
12. 震颤	☐	☐	30. 体重减轻	☐	☐
13. 扭转性运动	☐	☐	31. 食欲减退或厌食	☐	☐
14. 静坐不能	☐	☐	32. 头疼	☐	☐
15. 口干	☐	☐	33. 迟发性运动障碍	☐	☐
16. 鼻塞	☐	☐	34. 其他	☐	☐
17. 视物模糊	☐	☐			

总评定(治疗前不必记录)：
A. 与本项研究的其他患者相比,他的治疗所致的副反应的严重程度：
　　0= 无　1= 轻　2= 中　3= 重　4= 不肯定　　　　　　　　☐
B. 与本项研究的其他患者相比,患者诉说因副反应所引起的痛苦为：
　　0= 无　1= 轻　2= 中　3= 重　4= 不肯定　　　　　　　　☐

注：严重程度：0= 无,1= 可疑或极轻,2= 轻度,3= 中度,4= 重度。
处理：0= 无,1= 加强观察,2= 给予拮抗药,3= 减少剂量,4= 减少剂量并给予拮抗药,5= 暂停治疗,6= 中止治疗。

5. **药物知识评估**　①对疾病和服用药物的关系是否了解；②对所服药物作用的了解程度；③对药物维持治疗重要性的认识；④是否做好服药的准备；⑤对坚持服药重要性的认识。

6. **社会支持评估**　①患者的家属掌握精神药物知识的情况；②家庭支持力度；③家庭成员是否有时间和精力照顾患者的治疗和生活；④患者有无经济能力完成服药疗程。

（二）常见护理诊断 / 问题

1. **不依从行为**　与缺乏自知力、拒绝服药或不能耐受不良反应等因素有关。

2. **卫生 / 进食 / 如厕自理缺陷**　与药物不良反应、运动障碍、活动迟缓等因素有关。

3. **便秘**　与药物不良反应、活动减少等因素有关。

4. **睡眠型态改变:失眠 / 嗜睡**　与药物不良反应、过度镇静等因素有关。

5. **有感染的危险**　与药物不良反应所致的白细胞减少、过敏性皮炎等因素有关。

6. **有受外伤的危险**　与药物不良反应所致的步态不稳、共济失调、直立性低血压等因素有关。

7. **焦虑**　与知识缺乏、药物不良反应等因素有关。

8. **知识缺乏:缺乏疾病、药物和预防保健相关的知识。**

9. **有对自己、他人施行暴力行为的危险**　与药物不良反应所致的激越、焦虑、难于耐受不良反应等因素有关。

（三）护理措施

1. **服药依从性干预**　依从性干预是指围绕提高精神障碍患者的药物治疗依从性而采取的综合形式的干预,即针对精神障碍患者,以动机访谈为基础的认知行为干预。这种干预基于健康信念模式,强调患者的参与和责任,能帮助患者客观地分析服药的利弊,纠正患者在服药过程中的错误认知,增强患者的服药信心（表 15-4）。

表 15-4　依从性干预实施表

阶段	内容
介入期	建立良好的治疗性沟通关系,讨论的焦点——"用药"
评估期	总结患者的治疗观,得到患者对服药重要性与服药信心的评分,评估患者存在哪些药物不良反应,患者既往处理药物不良反应的方式,以及患者对服药抱有哪些信念和习惯
干预期	挑出服药过程中遇到的实际问题;回顾过去的治疗经历;检查过去负面的治疗经历;探讨服药与不服药的矛盾情绪;找出治疗的目标症状;进行合理的逻辑推论;讨论与药物相关的信念及关注点;引发联想——"如果……情况将有所不同";解决与药物相关的问题;展望未来
评价期	患者对服药的信念是否转变,患者对服药重要性的认识及信心

2. **给药护理措施**

（1）发药时,确认患者将药物服下,提防患者弃药、藏药、吐药。

（2）口服给药时,长效缓释片不可研碎服用,以免降低药效。

（3）肌内注射时,须选择肌肉较厚的部位,注射时进针应深,并要两侧交替,注射后勿揉擦。使用长效针剂者可选择"Z"字形注射法,减少药液外溢。

（4）静脉注射给药,速度必须缓慢,密切观察药物不良反应。

（5）治疗期间应密切观察病情,注意药物不良反应,倾听患者的主诉,发现问题及时与医生沟通。

（6）当患者处于兴奋冲动、意识障碍或者不合作时,不可强行喂药,可通知医生改变给药方式,以肌内注射为宜,也可选择口崩片或水溶剂。

经 验 分 享

藏药行为的识别与预防

1. 识别藏药的常见原因及临床表现

（1）常见原因:无自知力,出现严重的 / 难以接受的药物不良反应(如急性肌张力障碍、发胖、月经失调、性功能下降、过度镇静等),自杀企图,精神病性症状(如被害妄想、命令性幻听等),对药物治疗存在误区或不信任(如"是药三分毒""长期服用精神科药物会损伤元气")等。

（2）临床表现:服药后立即去厕所或待护理人员离开后去厕所,使用浓茶或带颜色的饮料送服药物,服药后回避护理人员的检查,神情警惕,血药浓度降低或测不到,将药物压在舌下,趁乱将药物藏在手中等。

2. 预防措施

(1) 护士向患者宣教,使用温开水/凉白开送服药物,服药前排空大小便。

(2) 要求患者当面服药,对有藏药可能性的患者进行口腔检查。

(3) 如怀疑患者有吐药的可能性,可以在患者服药后将其安置在病室观察30分钟。

(4) 建议家属为患者配置透明的软塑料水杯。

(5) 每日进行床单位的安全检查,检查患者有无藏药。

(6) 对于持续拒药、藏药且血药浓度持续偏低的患者可联系医生,由口服给药改为注射给药。

3. 密切观察并及时处理药物不良反应 精神药物的作用较为广泛,多数精神药物引起的不良反应在服药后1~4周出现,不良反应的严重程度与药量的多少、增减药物的速度、个体对药物的敏感性等因素有着密切的关系。因此,护理人员要密切观察患者用药后的反应,尤其是对初次用药第一周的患者以及正处于加药过程中患者的病情观察。发现不良反应,应及时报告医生并采取相应的护理措施,对症护理。患者在不良反应的作用下,易产生沮丧、悲观等负性情绪体验,此时护士要密切观察患者的言谈举止,严防意外事件的发生。同时给予患者积极的心理护理、消除不安和恐慌。

4. 维持基本生理需要,关注躯体状况 由于精神药物在人体内的浓度受体重的影响,因此保证患者的营养摄入是药物治疗顺利进行的基础。患者因饮食习惯改变或药物不良反应而出现食欲下降、恶心、呕吐时,可指导患者少食多餐;对吞咽困难者,可缓慢进餐或遵医嘱给予软食、流食,必要时行胃肠外营养。每日观察患者大小便情况,对生活自理差无主诉的患者,要定时检查患者腹部情况。12小时未排尿的患者可采取诱导方法刺激排尿,必要时遵医嘱导尿;对于便秘患者,鼓励患者多饮水、多进食蔬菜水果、多活动,如3天无大便的患者,可遵医嘱应用缓泻剂或甘油灌肠剂,防止出现肠梗阻。

5. 对患者和家属进行宣教

(1) 对患者的健康宣教:建议采用个体化的方式进行有针对性的宣教。内容包括:①患者所用精神药物的作用、特点以及使用方式;②与患者一起探讨出现的药物不良反应,讨论可行的缓解措施;③结合患者以往的治疗经历讲解疾病的转归、复发以及巩固治疗的重要性,提升患者坚定长期用药的信心;④嘱患者坚持随访,按时门诊复查,在医护人员指导下用药,切不可擅自停减药物。

(2) 对家属的健康宣教:采用集体宣教或一对一宣教的方式。内容包括:①疾病的发病机制、病情表现及治疗用药过程;②药物的不良反应及应对措施;③巩固与维持治疗的重要性;④定期带患者门诊随访,不可自行停药或减药;⑤复发的征兆。

第二节 改良电抽搐治疗与护理

电抽搐治疗(electroconvulsive treatment,ECT)又称电休克治疗,是使用小量电流诱发全面性惊厥发作的一种治疗方法。改良电抽搐治疗(modified electroconvulsive treatment,MECT)是通电前给予麻醉剂和肌肉松弛剂,使电抽搐治疗过程中患者的痉挛明显减轻或消失,避免骨折、关节脱位等并发症的发生,更为安全,也易被患者和家属接受。

一、适应证

1. 严重抑郁,有强烈自伤、自杀或明显自责自罪者。

2. 极度兴奋躁动、冲动、伤人者。

3. 拒食、违拗和紧张性木僵者。

4. 精神药物治疗无效或对药物治疗不能耐受者。

二、禁忌证

改良电抽搐治疗无绝对禁忌证。相对禁忌证包括不稳定、严重心血管疾病;动脉瘤或大血管畸形,血压急剧升高会导致破裂风险;颅内压增高,如脑肿瘤、颅内占位性病变;新近脑梗死;严重的呼吸系统疾病;存在严重麻醉风险的其他躯体疾病。

三、改良电抽搐治疗的护理

1. 治疗前护理

(1) 治疗环境及设施的准备:治疗环境应宽敞、明亮、整洁、安静,准备好各种用物及急救药品和器械。治疗区域分为等待区、治疗区和观察区三部分。等待区:有专人陪伴患者在此等候治疗。这个区域是工作人员对门诊患者治疗前、后评估的重要区域,也是签署知情同意,进行知识宣教的重要场所。因此,除了必要的医疗体检设备如血压计、体温计、体重计之外,还应有保管各种治疗相关文件的文件柜,诊疗桌椅等基本设施。治疗区:执行治疗的重要场所,需备有治疗床、改良电抽搐治疗机、氧气、人工呼吸机或简易呼吸器、多功能监护仪(含心电图、血压、呼吸等方面的监护功能)、抢救车及常规抢救药品等基本设施,以确保治疗顺利、安全进行。观察区:即将进行治疗的患者在此进行治疗前准备,治疗结束后的患者的病情观察及出室评估均在此区域进行。此处应设有心电监护设备、氧气等。

(2) 治疗前患者的准备:①详细的体格检查及必要的理化检查,如血常规、血生化、血电解质、心电图、脑电图、胸部和脊柱 X 线片等。②获取知情同意书。③治疗前 8 小时,遵医嘱停用抗癫痫药和抗焦虑药,或治疗期间避免使用这些药物。治疗期间应用的抗精神病药或抗抑郁药或锂盐,应采用较低剂量。④治疗前禁食、禁水 4 小时以上。⑤保持头发清洁,指甲无指甲油。⑥每次治疗前测体温、脉搏、血压,如有异常及时向医生汇报。首次治疗前应测量空腹体重。⑦排空大小便、取出活动义齿、解开领口及腰带,取下发卡、眼镜。

2. 治疗中护理

治疗时给予患者心理安慰,减轻患者对治疗的恐惧,请患者仰卧于治疗床上,四肢自然伸直。或嘱患者闭眼做深呼吸,以缓解紧张情绪。为患者开放静脉通道,监测血氧饱和度、心电图、脑电图等。遵医嘱准确、安全、顺序给药,协助医师做好诱导麻醉。待患者睫毛反射迟钝或消失、自主呼吸停止时,应持续给予机械通气,直至全身肌肉松弛后,置入牙垫,开始进行 MECT 治疗。痉挛发作时,患者的面部及四肢肢端会出现细微的抽动,此时注意密切观察患者心率、血压及血氧饱和度的变化,使用面罩加压给氧或者麻醉剂辅助通气,保证血氧饱和度保持在 95% 以上。在痉挛发作后,取出患者的牙垫,应迅速清理气道,保持呼吸道通畅,继续给氧直至患者自主呼吸恢复、呼吸频率均匀、睫毛反射恢复、血氧饱和度平稳。待患者自主呼吸恢复,生命体征平稳后,拔出静脉穿刺针,将患者转运至观察区继续观察,等待复苏。待患者意识完全恢复,能够按照指令正确执行简单动作,肢体活动及肌肉功能恢复,可将患者转至等候区。

3. 治疗后护理

治疗后患者应卧床休息,观察患者的呼吸、意识情况,待患者完全清醒,无明显头痛、恶心、胸闷、心悸等不适感时,方可由护士接回病房。门诊患者治疗后需在院观察,经工作人员进行生命体征、意识状态等评估后方可由家属接回家。意识完全清醒后,可协助患者少量饮水,无呛咳后,再给予流食或半流质饮食。切忌大量、急切进食,尤其是固体食物。由于治疗中使用麻醉剂和肌肉松弛药的残余作用易导致噎食等严重意外情况,待下次进餐时间再进食普食。观察患者治疗后的不良反应,有无头痛、呕吐、背部及四肢疼痛、谵妄等,如有不适立即报告医生处理。告知患者及家属请勿开车或操作有危险机械等,否则可能会由于患者的判断力和反应能力不灵敏而发生危险。治疗后少数患者可能会出现较长时间的意识障碍,需要有家属或护士陪同并细心照顾患者,以免出现走失、摔伤、交通事故等意外。告知患者整个治疗过程中不要饮酒和吸烟,酒精与麻醉药同时使用可能会导致严重问题,吸烟可使分泌物多而增加治疗中窒息和吸入性肺炎的危险。

四、改良电抽搐治疗的常见不良反应及处理措施

1. **恶心、呕吐**　轻者无须特殊处理,严重者密切观察患者有无颅压增高的体征,是否有脑血管意外迹象。

2. **认知损害**　是限制 ECT 应用的主要并发症之一,多数患者会出现轻重不等的认知受损。可导致 3 种类型的认知受损:急性精神错乱(即发作后谵妄)、顺行性遗忘和逆行性遗忘。谵妄患者应加强看护防止意外。记忆损害多在治疗结束后逐渐恢复,无须特殊处理。

3. **牙龈损伤、舌咬伤**　对症处理。

4. **机械性呼吸道梗阻**

(1) 舌后坠:采用压额抬颏法打开气道,保持气道通畅。

(2) 口腔内分泌物及误吸:吸除分泌物,使患者头偏向一侧;床旁备吸引器和气管切开包,配合医生行气管切开术。

5. **头晕、头疼**　可能与患者治疗前紧张,改良电抽搐治疗使脑内血管收缩,肌肉、神经等牵拉、挤压有关。经休息,多可自然好转。疼痛剧烈的患者遵医嘱给予止痛药物。

第三节　重复经颅磁刺激治疗与护理

经颅磁刺激(transcranial magnetic stimulation,TMS)是一种非侵入性的脑刺激,由磁场产生诱发电流,引起脑皮质靶点神经元去极化。重复经颅磁刺激(rTMS)是经颅磁刺激的一种常见刺激模式。低频重复经颅磁刺激($\leq$1Hz)降低神经元的兴奋性,高频重复经颅磁刺激(10~20Hz)提高神经元的兴奋性。TMS 的关键参数包括刺激频率、刺激强度、刺激时间、脉冲数量、间歇时间等,可根据治疗的疾病种类及患者的个体差异性等因素组合成多种不同的刺激模式。

一、重复经颅磁刺激治疗的临床应用

1. **抑郁障碍**　对抑郁障碍的治疗研究包括大脑皮层多个部位的刺激,如左背侧前额叶、右背侧前额叶、左前额叶等。刺激的强度多采用运动阈值进行定量,目前一般使用 80%~110% 的运动阈值进行,刺激的频率范围 0.3~20Hz。研究发现,rTMS 治疗抑郁障碍的效果与氟西汀相似,也有研究表明 rTMS 治疗与氟西汀有协同作用,rTMS 合并抗抑郁药(如艾司西酞普兰)治疗难治性抑郁障碍是安全、有效的。

2. **躁狂发作**　Michael 和 Erfurth(2004)发现高频率 rTMS 刺激右侧前额叶背外侧皮质对躁狂发作有一定的控制作用,但是其有效性及治疗参数还需要进一步研究。

3. **焦虑障碍**　前额叶背外侧皮质(DLPFC)是调节惊恐障碍的脑功能区域之一,研究发现使用 1Hz 频率的 rTMS 作用于患者右侧 DLPFC 两周后,焦虑症状得到显著缓解。

4. **创伤后应激障碍**　Cohen 等(2004)应用 rTMS 刺激 PTSD 患者的右侧额叶皮质,结果患者的 PTSD 症状明显缓解。而且他们发现,在同样的刺激强度和治疗时间(80% 运动阈值,10 天)条件下,高频率刺激(10Hz)的疗效明显优于低频率(1Hz)刺激组。

5. **精神分裂症**　rTMS 目前已经被应用于治疗精神分裂症的幻觉和阴性症状。低频率 rTMS 作用左侧前额叶皮质、左侧颞顶区或者双侧颞顶区可以改善幻听症状,而高频率 20Hz 的 rTMS 作用于精神分裂症患者的双背侧前额叶可改善患者的阴性症状。

二、重复经颅磁刺激治疗的不良反应

1. **听觉影响**　建议治疗时佩戴耳塞;禁止植入电子耳蜗的患者接受 TMS 治疗。

2. **癫痫发作**　是 TMS 诱发的最严重的急性不良反应。严格遵守 TMS 安全指南,诱发癫痫的可

能性极低。TMS 治疗必须在临床医生的监护下进行。制订切实可行的晕厥和癫痫发作的处理流程和规章制度。

3. 头痛和不适　是 TMS 较常见的不良反应。头痛和不适感多是轻微的,多数人能耐受。

（张海娟）

思 考 题

1. 精神药物分为哪几类?
2. 改良电抽搐治疗前和治疗后的护理措施有哪些?

心理治疗及其在护理中的应用

16章 数字内容

—— 学 习 目 标 ——

知识目标：

1. 掌握心理治疗的原则，支持性心理治疗技术，危机干预的原则，危机干预的步骤。

2. 熟悉认知重建技术，处理躯体不适和情绪障碍的技术，精神分裂症、抑郁障碍和焦虑恐惧相关障碍的心理治疗方法，危机干预常用技术和步骤。

3. 了解心理治疗的形式、心理危机的分类与结局。

能力目标：

能运用心理治疗和危机干预的知识、技术开展心理护理、心理健康教育，能识别处于心理危机的个体并配合进行危机干预。

素质目标：

能正确看待和洞察患者的心理问题和行为动机，无条件积极关注患者，尊重患者的价值，并真诚地关心、爱护患者。

李先生,43岁,因"情绪低落伴睡眠欠佳2个月"入院。

患者于2个月前因为工作紧张出现心烦、高兴不起来、做事没有兴趣,自我评价低,做事效率降低,注意力难集中,入睡困难、早醒,食欲缺乏。自发病以来,精神差,体重下降3kg。既往身体健康,性格开朗,习惯夜间工作,白天睡觉。

精神专科检查:神清,接触交谈合作,思维逻辑清晰,内心体验能充分暴露,存在明显的抑郁发作症状,情绪低落,高兴不起来,悲伤,经常不明原因哭泣;兴趣减退,对什么事情都提不起兴趣;全身乏力,不愿活动,不愿见人;食欲减退,夜眠差,早醒,有时凌晨2~3点醒来,醒来后难以再次入睡;愁眉苦脸;自知力大部分存在,有主动治疗要求。

请思考:

1. 李先生最可能的诊断是什么?

2. 如何对李先生进行心理治疗?

第一节 概 述

一、心理治疗的定义

心理治疗(psychotherapy)是一种以助人、治病为目的,由专业人员实施的人际互动过程。医生、心理治疗师利用精神医学及心理学的原理,通过言语、表情、举止行为及特意安排的情境,积极影响患者或来自普通人群的"来访者",以帮助他们采取正确的应对方式解决学习、工作、生活等方面的心理问题,从而能更好地适应内外环境的变化,保持心理和生理健康,具有良好的社会适应能力。

广义的心理治疗是指医护人员在临床工作中发挥"心理学的治疗效应",即在与患者进行交流、互动时,举手投足间表现出良好的基本素养、专业精神与态度,对患者的尊重,对患者心理痛苦的敏锐觉察力,对患者心理问题及时地预防和干预,会自然、自发地对患者产生积极的影响。

科学心理治疗具备如下基本要素:①由接受过医学或心理学的系统学习,通过考试或培训取得国家特定资质的人员,如医师、临床心理学工作者实施。②在专门的医疗机构、场所实施。③以助人、促进健康为目的,不损害患者身心健康和社会利益。④遵守技术规范和伦理原则,并符合法律的要求。⑤掌握适应证和禁忌证,不滥用、误用。⑥对治疗过程及其后果能够控制、查验、进行合理解释,能及时发现和处理副作用。⑦采用的方法有坚实的理论基础和循证研究依据,不使用超自然理论。

知 识 链 接

心理治疗与心理咨询的关系

心理治疗与心理咨询既相互联系又相互区别,两者的相似之处有:①两者采用的理论和方法常常是一致的。②两者的工作对象常常是相似的。③两者在强调帮助来访者成长和改变方面是相似的。④两者都注重在帮助者和来访者之间建立良好的人际关系。

两者的区别在于:①心理咨询的对象主要是正常人,而心理治疗的对象是患有心理障碍的人。②心理咨询着重处理正常人所遇到的各种问题,如人际关系、求职择业等;而心理治疗的适应范围主要为某些心理行为障碍和心身疾病等。③心理咨询一般用时较短,而心理治疗用时较长。④心理咨询工作针对某些具体问题的改善,而心理治疗工作不仅针对具体问题的改善,而且注重人格的成长。

二、心理治疗的形式

1. **个别心理治疗** 一对一的心理治疗,是最常见的心理治疗形式。
2. **集体心理治疗** 以多名有近似问题或对某一疗法有共同适应证的患者为单位的治疗。
3. **家庭心理治疗** 是以家庭为单位进行心理治疗的方法。

三、心理治疗的基本原则

1. **帮助求助者自立原则** 治疗师应明确心理治疗的目的是促进来访者的心理成长,避免扮演求助者人生导师的角色,不能替患者做任何决定。
2. **客观中立原则** 治疗师在心理治疗过程中要保持客观中立的立场,避免将自己的世界观、价值观带入心理治疗工作中。
3. **尊重求助者的原则** 治疗师应尊重每一位求助者作为人的权利和尊严,以真实、真诚的态度帮助求助者。
4. **保密和保密例外原则** 保密原则指治疗师应尊重求助者的个人隐私权,在临床心理实践中要始终严格遵守保密原则。保密例外原则指在心理治疗过程中,一旦发现求助者有危害自身或他人安全的情况,必须立即采取措施防止意外事件发生,必要时应通知其亲属或向有关部门报告,但应将有关保密信息的暴露程度控制在最小范围。
5. **时间限定原则** 治疗师在心理治疗过程中必须注意遵守治疗时间的规定,不得随意延长或更改治疗时间。
6. **关系限定原则** 治疗师在心理治疗过程中应按照本专业道德规范与求助者建立良好治疗关系,不得与求助者发展心理治疗工作以外的关系。

四、常用心理治疗技术

心理治疗技术是指为了实现心理治疗目标而使用的具体方法和程序。以下将介绍几种与护理工作相关的治疗技术:

(一) 支持性心理治疗

1. **倾听技术** 倾听是心理治疗的第一步,不仅是了解情况的必要途径,也是建立良好的治疗关系和给予患者帮助的有效手段。倾听并非仅仅用耳朵去听,更重要的是要用心去听,要设身处地地感受患者的体验。倾听不但要听懂患者通过言语、行为表达出来的信息,更要听出患者在交谈中所省略的和没有表达出来的,甚至患者本人都没有意识到的心理倾向。倾听不单是听,还要注意思考和感悟患者所讲述的事实、体验的情感和持有的观念等。

2. **提问技术** 通常提问方式有两种:开放式提问和封闭式提问。开放式提问通常不能简单作答,而是需要做出解释、说明或补充。开放式提问常以"什么原因""怎样理解"等形式发问。开放式提问应以良好治疗关系为基础,不然可能使患者产生一种被询问、被窥探、被剖析的感觉,从而产生心理阻抗。其目的在于了解和掌握与患者问题有关的具体事实、情绪反应、看法和推理过程等。封闭式提问是治疗者事先对患者的情况有一种固定的假设,而期望得到能印证这种假设正确与否的回答。封闭式提问通常以"是不是""要不要""能不能"等形式发问,而来访者多以"是""否"或其他简短的作答。其目的在于澄清事实、缩小讨论范围或集中探讨某些特定问题。另外,提问要注意问句的方式、语气语调,要由浅入深从易到难循序进行。

3. **鼓励技术** 鼓励技术是指治疗者通过言语或非言语等方式对患者进行鼓励,促使其进行自我探索和改变的技术。其作用是表达治疗者对患者的接纳,对所叙述的事情感兴趣,希望按此内容继续谈下去。所用的技巧就是直接地重复患者的话或说出一些肯定、赞许的话,如"嗯""好,讲下去""还有吗"等和点头微笑强化患者叙述的内容。目的在于:①鼓励或引导患者表达。②营造促进沟通、建立关系、解决问题的氛围。③通过对患者所述内容的某一点或某一方面做选择性关注,引导其在该方面做进一步深入探索。④建立信任的沟通关系。

4. 内容反应技术　内容反应,也称释义或说明,是指治疗者把患者的言语与非言语的思想内容加以概括、综合与整理后,再用自己的言语反馈给患者。治疗者选择患者所表达的实质性内容,用自己的语言将其表达出来,最好是引用患者言谈中最有代表性、最敏感的、最重要的词语,例如,患者:"我总是感觉鼻子不通畅,喘不上来气,曾去多家医院看过,医生都说鼻中隔偏曲,问题不大,但我确实很难受,也很苦恼。"治疗者:"你感觉喘不过来气,很难受,但医生检查说没有大问题,是这样吗?"内容反应使患者有机会再次剖析自己的困扰,重新组合那些零散的事件和关系,深化谈话的内容。

5. 情感反应技术　情感反应是治疗者把患者用言语和非言语行为中包含的情绪、情感,加以概括、综合与整理后,再用自己的言语反馈给患者,以表达对患者情绪、情感的理解,促进沟通。它与内容反应很接近,不同的是内容反应着重于患者言谈内容的反馈,而情感反应则着重于患者的情绪反馈。如患者:"我总是感觉鼻子不通畅,喘不上来气,曾去多家医院看过,医生都说鼻中隔偏曲,问题不大,但我确实很难受,也很苦恼。"治疗者:"医生检查说没多大问题,但你很苦恼,也很茫然,是这样吗?"情感反应技术的作用是澄清事件背后隐藏的情绪,推动患者对感受及相关内容的讨论。

6. 面质技术　面质是治疗者通过语言描述患者的感受、想法和行为中存在的明显差异、矛盾冲突和含糊的信息,并当面提出质疑。面质的目的在于:①促进患者对自己的感受、信念、行为及所处情境进行深入思考。②激励患者消除有意或无意的防御、掩饰心理,直面自己、正视现实并进行有建设性的探索。③协助患者实现言语与行为、理想自我与现实自我的统一。④协助患者明确其自身潜在的能力、优势并加以利用。虽然面质是一种必要的治疗技术,但因其具有一定的威胁性,因此应谨慎使用。

7. 解释技术　解释指治疗者依据一种或几种理论、某方面的科学知识或个人经验对患者的问题、困扰、疑虑做出说明,从而使患者从一个新的、更全面的角度来审视自己,并借助新的观念和思想加深对自身的行为、思想和情感的了解,产生领悟,做出改变。

(二)认知重建技术

在生活中有些人会产生理性信念,有利于他们采取适应性的应对方式应对生活中的各种刺激和创伤。但是也有一些人会产生一些非理性的信念,使当事人产生情绪和行为障碍等非适应性的应对方式,如有些人喜欢采用"一定""必须""应该"之类的词,使自己勉为其难地追求达不到的目标,不能容忍不幸情况的存在。常见的非理性的信念有以下几种:

1. 非黑即白的思维方式　对事件的评价只用非此即彼两个范畴,如"如果你不是我的朋友,就是敌人""如果我不是最好的那个,那我就是个彻头彻尾的失败者"。

2. 灾难化的思维　将一些鸡毛蒜皮的事情都认为是天大的事情,从而变得惶惶不可终日。

3. 情绪化推理　认为自己的情绪状态就是社会现实的反映,如认为消极情绪就是压力直接产生的。其实消极情绪的产生是人脑对压力性事件的认知评价所致,同样的事情,不同的观点可能会产生不同的情绪,因此情绪是可以通过改变观点而改变的。

4. 戴有色眼镜看事物　看不到事物积极的一面,什么事物都想到的是事物消极悲观的一面。

5. 自我指向　问题发生后,即使与自己没有关系,也将事物的原因往自己主观上联系,自寻烦恼,如"父母离婚都是我的错,是我给他们带来了不幸"。

认知重建技术就是识别患者的这些非理性的信念并加以纠正,从而帮助其更好地适应环境变化,正确应对各种生活事件。

(三)处理躯体不适和情绪障碍的技术

我们在受到各种精神或躯体创伤后,或多或少都有可能会产生某些情绪和躯体上的不适,有些心理治疗可以提高整体治疗的依从性,使患者减少或者免于药物或物理治疗。不过这却是临床护理中常常忽视的问题。下面介绍几种与放松有关的心理治疗技术,对失眠、高血压、疼痛、恐惧、愤怒、心悸、胸闷、胃肠不适、肌肉震颤等躯体疾病有确切的效果。

1. 放松训练　放松训练是通过帮助患者体会主要肌群的紧张感与放松感,进而学会调控自己的肌肉放松,自己进行反复的放松练习,达到消除紧张的目的。具体方法是按一定的顺序,让患者从头到脚逐一对肌群进行"收缩 - 放松 - 收缩 - 放松……"训练,并提示其注意相应的身体感觉。

2. 冥想　常用的方法是坐禅、祈祷等。基本机制是在经过一段时间专业人员指导后进行自我催眠,诱导出生理 - 心理性的放松反应,包括进入催眠性的"出神"或"入静"状态。这种方法需要安静的环境,头脑中有一定的意念、想象作为注意对象,态度被动、自然,采取舒服的体位。常用的方法是闭目,调整呼吸节奏,并相应地默念简单词汇或无意义单音,或作轻松、愉快想象,体会、暗示身体出现放松感。也可以在每次吸气时默念一个"数字",然后在每次呼气时默念"舒服",每次冥想放松为5~10分钟左右。

3. 系统脱敏治疗　系统脱敏属于行为治疗的方法,是由交互抑制发展起来的一种心理治疗法,又称交互抑制法,这种方法主要是诱导被治疗者缓慢地暴露出导致焦虑、恐惧等负性体验的情景,并通过心理的放松状态来对抗这种焦虑情绪,从而达到消除焦虑或恐惧的目的。如对一个害怕拥挤的恐怖症患者,可以让他在治疗者的陪同下于清晨人少时乘车去闹市区。到达后先让患者在车内坐几分钟,如果不感焦虑,可鼓励他下车到商店门口走走……直到患者敢于进入拥挤的商店购物而无焦虑反应,治疗目标就达到了。

第二节　常见精神障碍的心理治疗方法

一、精神分裂症的心理治疗

虽然药物治疗是精神分裂症的主要治疗方法,但心理治疗在精神分裂症的全程治疗中也显示出了它的特点和重要性,是非常有必要的。有效的心理治疗可以提高精神分裂症患者对药物治疗的依从性,提高其心理弹性,降低复发率和再住院率,减轻精神症状带来的痛苦,改善患者的生活质量,帮助患者更好地适应社会,为患者、家属和照料者提供支持。

精神分裂症的临床症状复杂多样,个体之间症状差异较大,即使是同一患者在不同阶段或病期也可能表现出不同的症状。而随着疾病的发展,精神分裂症患者的心理需求也随之变化。因此,应根据精神分裂症的不同病期、主要临床症状以及患者和家属的需求选择合适的个体化心理治疗方法。

(一)精神分裂症不同时期的心理治疗特点

1. 急性期的心理治疗　精神分裂症急性期,患者思维和行为常常处于高度混乱的状态,此时进行心理干预效果难以保证。虽然在急性期提供结构化的心理治疗可能不是最佳选择,但那些促进患者对医生的信任和主动参与治疗的因素可能有利于后期的心理干预,因此支持性心理治疗,建立良好医患关系的技术仍然非常重要;另外,就家庭参与心理干预而言,急性期可能是一个关键时期。在急性期,家庭成员的反馈以及对他们的健康教育和支持可能会极大地影响他们之后参与家庭心理教育的兴趣和意愿。

2. 巩固期的心理治疗　巩固期患者的精神症状基本消失或大部分缓解,自知力正逐步恢复,接触较好,能进行有效交流和学习。患者的心理需求明显增多,他们需要全面了解自己的疾病和精神症状以及疾病的治疗和预后等。此时,如给予患者有效的个体化的心理治疗将有助于疗效的巩固、减少疾病的复发。

3. 维持期的心理治疗　在维持期随着关注的重心慢慢转移到功能恢复和预防复发,许多心理干预开始与这个目标相关。它包括针对物质滥用、减少残留症状和伴发症状的心理干预,以及与就业、教育、社会活动(如就业支持、社交和日常生活技能培训和认知缺陷的补偿性干预)有关的心理干预。对于患者来说,健康教育和认知行为治疗对减少压力和预防复发是非常有益的;同样的问题也可与家

Note:

庭成员一起解决。

（二）常用于精神分裂症的心理治疗方法

1. **支持性心理治疗**　是临床上应用较广的心理治疗方法，适用于精神分裂症的各个时期。支持性心理治疗以医患关系为中心，干预的内容主要取决于患者具体的问题，主张积极地接纳患者、强调移情、倾听，往往通过放松的、开放式的身体语言、适当的语气和面部表情表达出来，同时通过治疗师提供建议、支持和保证，以达到帮助患者适应当前状况的目的。通过支持性心理治疗取得患者的信任，激发患者的正向情绪，使患者重新树立信心、热爱生活、适应社会。支持性心理治疗与其他的心理治疗方法存在着重叠的部分，被称为"非特异性因素"。与心理健康教育类似，通过传授心理健康常识，消除患者的思想顾虑。支持性心理治疗是建立医患联盟所必需的，并且是其他心理干预成功的前提条件。

2. **认知行为治疗**　认知行为治疗（cognitive behavior therapy，CBT）的治疗目标是在建立有效医患联盟的基础上，帮助患者认知正常化，并使之了解自身的精神症状，从而减少相关痛苦及其对功能的影响。认知行为治疗是根据患者当前或既往的症状和/或功能，在他们的思维方式、感觉和行为之间建立良好的模式，同时重新评估他们对目标症状的感知、信念或推理。此外，认知行为治疗的后续干预应根据患者症状或症状的复发情况，监测他们的自身想法、感觉或者行为。推荐在精神分裂症的急性期以及后续阶段（包括住院期间）都可以启动认知行为治疗，并且要求以一对一的方式提供认知行为治疗，治疗次数至少 16 次。

3. **家庭治疗**　有研究发现家庭内部的情感表达是精神分裂症发病和复发的有效预测因子。因此，家庭干预是精神分裂症治疗的一个重要环节。家庭干预的目标在于帮助家庭更有效应对患者的问题，为家庭提供支持和教育，降低痛苦水平，改善家庭沟通问题和处理问题的方式，并尽可能预防复发。

家庭干预的对象应包括与精神分裂症患者共同居住或有密切关系的家庭成员。家庭干预以结构化方式在患者家庭中实施，并尽可能让患者参与。此外，应考虑整个家庭的喜好，选择单一家庭干预或多个家庭集体干预。

回顾性研究表明家庭干预的临床疗效证据明确且保持一致：与标准治疗或其他任何对照治疗比较，在治疗结束时复发风险有所降低，还可使干预期间的住院治疗减少，并且在干预期间和干预后 24 个月均观察到症状的严重程度有所减轻。家庭干预还可能有效改善其他的关键问题，例如社交功能和患者对疾病的认知等。研究发现单一家庭干预更容易被患者和照料者所接受。家庭干预的开始时间可以在急性期或者之后，包括住院期间和恢复期。

二、抑郁障碍的心理治疗

（一）抑郁障碍心理治疗的特点

抑郁障碍的心理治疗常具有以下特点：①目标是减轻抑郁症的核心症状。②通常合并药物治疗。③心理治疗关注患者当前的问题，因为抑郁症有可能是对不良事件的牢固记忆。④通常需要建立心理健康教育的环节。⑤抑郁症状可以通过量表来评估。

抑郁障碍患者病情的严重程度、治疗的安全性和相对禁忌证是心理治疗前需要充分考虑的，如果抑郁症患者有严重的消极观念或者伤人行为，应首先考虑抗抑郁药物治疗，不能够单一采用心理治疗，以防止患者发生意外。心理治疗适用于轻度到中度抑郁症、孕产妇和药物不耐受者等特殊抑郁症患者的治疗，也可与抗抑郁药物治疗联合使用于不同严重程度抑郁症的治疗。

（二）抑郁障碍的心理治疗方法

针对抑郁症急性期疗效较肯定的心理治疗方法包括认知行为治疗、人际心理治疗（interpersonal psychotherapy，IPT）等，这些方法对轻到中度抑郁障碍的疗效与抗抑郁药疗效相仿，但对严重的抑郁症往往需与药物治疗联合使用；精神动力学的治疗方法也可用于抑郁症的治疗。对于慢性抑郁，心理治疗可有助于改善慢性患者的社交技能及与抑郁症状相关的功能损害。

1. 认知行为治疗 认知行为治疗通过纠正抑郁障碍患者不合理的信念来减轻抑郁症状,鼓励患者在现实生活中改变不恰当的思维与行为。在认知行为治疗中,抑郁症患者需学会识别负性自动思维和纠正不恰当的认知模式,学习新的适应性行为模式,让患者积极与所处环境互动并且增加其控制感和愉悦感。有效的行为治疗技术和方法包括有计划安排的活动、自控训练、社交技巧训练、问题解决、逐级加量家庭作业、安排娱乐活动、减少不愉快活动等。

治疗的疗程一般推荐为平均每周 1 次,共 12~16 次。治疗初期可每周 2 次,以利于尽快减轻抑郁症状。

2. 精神动力学治疗 目前推荐用于治疗抑郁障碍的精神动力学治疗主要为短程疗法。实施要点:在治疗师较少参与的前提下,让患者自由联想和自由畅谈,通过谈话中的某些具体实例去发现线索和问题,从中选择患者认可的某个需重点解决的焦点冲突,通过治疗让患者自我感悟和修通,对该问题和冲突提升认识,同时学会新的思考或情感表达方式。

3. 人际心理治疗 用于识别抑郁的促发因素(包括人际关系丧失、角色破坏和转变、社会性分离或社交技巧缺陷等),处理患者当前面临的人际交往问题,使患者学会把情绪与人际交往联系起来,通过适当的人际关系调整和改善来减轻抑郁症状,提高患者的社会适应能力。该疗法可能起效较慢,可能需经过数月的治疗甚至治疗结束后数月,患者的社会功能才得以改善。

4. 婚姻家庭治疗 抑郁障碍患者常有婚姻和家庭方面的问题,这些问题可能是疾病引起的后果,也可能是增加疾病易感性的因素,还可能使患者的康复延误。婚姻治疗以促进良好的配偶关系为目标,治疗的重点是发现和解决夫妻之间的问题。治疗原则是积极主动、兼顾平衡、保持中立、重在调试和非包办。家庭治疗是以家庭为对象实施的心理治疗,旨在改善家庭的应对功能,帮助患者及其家属面对抑郁发作带来的压力,并防止复发。

三、焦虑与恐惧相关障碍的心理治疗

(一) 焦虑与恐惧相关障碍心理治疗的特点

焦虑与恐惧相关障碍的特征包括过度的焦虑和恐惧以及相关行为紊乱,导致患者个人、家庭、社会、教育、职业或其他重要领域的苦恼和 / 或功能损害。研究表明,心理治疗是治疗焦虑与恐惧相关障碍的有效选择。与抗焦虑药物不同,心理治疗不仅对焦虑或恐惧症状有效,还可以帮助患者找到引起焦虑或恐惧的原因,学习如何自我放松,培养更好的问题解决技能。心理治疗提供给患者克服焦虑或恐惧的有效工具,并教会他们如何使用这些工具。焦虑与恐惧相关障碍在个体表现差异很大,因此需要针对特定的症状和诊断选择合适的心理治疗方法。每种治疗方法可以单独应用,也可以与其他疗法联合应用。疗效的长短取决于障碍的类型和严重程度。一般多数患者会在 8~10 个治疗周期后症状会有明显改善。

(二) 焦虑与恐惧相关障碍心理治疗的方法

焦虑与恐惧相关障碍在 ICD-11 中作为新的单独疾病类型,虽然有多种亚型,但其治疗方法大同小异,本部分将对其心理治疗方法作总体介绍。

1. 健康教育 让患者明白疾病的性质,促进患者在治疗中的合作,在焦虑发作时对焦虑体验有正确的认知,避免进一步加重焦虑。鼓励患者进行适当的体育锻炼,并坚持正常生活和工作。

2. 认知行为治疗 适用于焦虑与恐惧障碍的心理治疗方法有多种,包括认知行为治疗、心理动力治疗、正念疗法和放松治疗等,但临床应用最广、简便实用和公认有效的仍属认知行为治疗。认知行为治疗治疗焦虑障碍的技术包括心理教育,识别早期焦虑的触发源,探讨维持焦虑、担心的原因,挑战并矫正个人的歪曲认知,放松技术,脱敏技术(对焦虑场景的暴露、放松),提高应对焦虑和担忧的技巧,发展问题解决的技巧。采取认知重建帮助患者了解到他们的担忧可能适得其反,甚至是对平常事情的"过敏"反应;采取暴露治疗,使患者领悟到他们的担心及回避行为可塑,然后是放松训练。认知行为治疗的治疗设置:每周一次的个体治疗,每次 60 分钟,共 12~16 次;每周一次的团体治疗,共 8~12 次。针对农村地区患者的电话治疗也被证明有效。认知行为治疗教会患者管理焦虑的技巧,对患者的影响较药物治疗更加持久。对于由于种种原因不能够到现场接受治疗的患者来说,基于互联网的认知行为治疗也是一种有效的选择。

3. 系统脱敏疗法　系统脱敏疗法也是治疗焦虑与恐惧相关障碍的常用方法之一。本方法包括三个部分:肌肉放松,焦虑梯度表,以想象的方法把焦虑情景与肌肉放松相配对。在实际运用中,通常先对患者的情绪困扰程度量化出等级;然后教会患者肌肉放松的方法,接着根据不同的焦虑或恐惧等级从低到高进行放松训练,想象最不容易产生紧张感的情景,通过放松的过程来达到脱敏的效果,直至缓解焦虑。进而向高等级的焦虑或恐惧感迈进,逐步适应引起焦虑或恐惧情景。

第三节　心理危机干预

一、心理危机的概念

心理危机是指个体在面临自然环境、社会环境或个人的重大事件时,由于无法通过自己的力量控制和调节自己的感知与体验,所出现的情绪与行为的严重失衡状态。

一般来说,确定心理危机需要符合下列三项标准:①存在具有重大心理影响的事件。②个体有急性情绪紊乱或认知功能、生理功能和行为等方面的改变,但不符合精神疾病的诊断。③个体用平常解决问题的方法暂时不能应对或应对无效。

二、心理危机的类型及结局

(一) 危机的类型

1. 发展性危机　在个体的成长和发展过程中,发生的急剧变化或转变,如就业、移民、退休等。

2. 境遇性危机　个体遭遇异乎寻常的事件,如交通事故、空难、洪水、地震和火灾等。

3. 存在性危机　个体因自由、责任、生命意义及价值等重要哲学及心理问题,所导致的内心冲突和焦虑。

(二) 危机的结局

危机的发生可能经过冲击、防御、解决及成长几个阶段。危机的结局可以分为:

1. 顺利度过危机　个体有效地应对、顺利度过危机并获得经验和成长。

2. 暂时度过危机　虽然个体暂时度过了危机,但并没有真正将危机造成的影响解决好,留下一些认知、行为或人格等方面的问题,影响个体以后的社会适应。

3. 心理、生理崩溃　个体未能度过危机经不住强烈的刺激,成为创伤后应激障碍患者,出现物质依赖与滥用、自杀、自伤、攻击行为或精神障碍等。

三、危机干预的技术

危机干预(crisis intervention)是对处于心理失衡状态的个体进行简短而有效的帮助,使他们渡过心理危机,恢复生理、心理和社会功能。危机干预是一种短程、紧急的心理治疗,在本质上属于支持性心理治疗,是为解决或改善当事人的困境而发展起来的,以解决问题为主,一般不涉及当事人的人格塑造。

危机干预的方式主要有电话危机干预、面谈危机干预及社区危机干预。

危机干预是一种急救工作,是预防性的,必须在事件发生的短期内完成,其工作的形式可以是小组,也可以是个别。危机干预的技术主要包括以下几类:

1. 心理急救技术　心理急救(psychological first aid, PFA)是指对遭受创伤而需要支援的个体提供人道性质的支持。PFA包括以下的主题：在不侵扰的前提下，提供实际的关怀和支持；评估需求和关注；协助当事人满足基本需求；聆听倾诉，但不强迫交谈；安慰当事人，平复其情绪；帮助当事人获得信息、服务和社会支持；保护当事人免受进一步的伤害。

2. 支持性技术　包括与当事人建立相互信任、沟通良好的治疗关系，应用倾听、共情、关注、接纳、鼓励、解释、保证等干预手段，使当事人感到被理解、关怀和温暖，减少绝望感，缓解当事人的情绪危机，而不是急于纠正认知错误或行为。帮助当事人理性面对危机事件。

3. 稳定化技术　通过引导想象练习，帮助当事人在内心世界中构建一个安全的地方，适当远离令人痛苦的情景，并且寻找内心的积极资源，激发内在的生命力，提高重新解决和面对当前困难的能力，促进对未来生活的希望。常用的稳定化技术有放松技术、保险箱技术、遥控器技术和安全岛技术等。

4. 问题解决技术　是指根据当事人的需要及可利用的资源，采用非指导性的、合作性或指导性的方式，让当事人找到应对危机和挫折的方法，帮助其度过危机，增强其适应力。该技术以改变当事人的认知为前提，可以采取以下步骤：①通过会谈帮助当事人疏泄被压抑的情绪情感。②协助当事人认识和理解危机发展的过程及与诱因的关系。③引导当事人学习问题解决技巧和应对方式。④帮助当事人建立新的人际交往关系。⑤鼓励当事人积极面对现实、关注社会支持系统的作用。

5. 危机事件应激晤谈技术　是对灾难危机干预最为有效的方式。该技术主要采取一种结构化小组讨论的形式，引导灾难幸存者谈论应激性危机事件。干预通常在危机发生后的1~2天内进行，每次需要大概2~3小时的活动时间。整个活动分为介绍阶段、事实阶段、感受阶段、症状阶段、辅导阶段及恢复阶段6个部分。

6. 哀伤处理技术　哀伤是一种涉及心理、行为和躯体感觉的整体感受。哀伤处理对于求助者重建心理平衡、恢复自我功能是极其重要的。哀伤处理过程包括接受丧失、经历痛苦、重新适应及重建关系4个阶段。

知 识 链 接

识别自杀高危人群的有效方法

六变：①性情发生异常改变，表现心神不定，心不在焉，答非所问等。②语言发生异常改变，当事人把想死的念头在日志、博客、网络空间等表现出来。③行为发生明显改变：个体不按以往的习惯作息和活动。④经济发生明显改变，乱借钱或乱买东西送人，突然以极端方式花光所有财产。⑤身体发生异常改变，突然得了重病或者慢性疾病不愈；突然遭遇变故致肢体或容貌损伤。⑥环境发生巨大改变，天灾人祸；重大关键事务严重挫败；家庭（家人）或重要他人发生重大变故或死亡。

三托：①托人，突然向亲友嘱咐或委托对某人的照顾。②托事，突然把自己的重要事务，要求或委托亲友代为完成。③托物，突然打包身边重要物件或宠物，要求或委托亲友代为照顾或保管。

四、危机干预的步骤

尽管人类会遇到错综复杂、各式各样的危机，危机干预也没有一个统一固定的程序，但一些基本的步骤是共同的，Gilliland和James提出的危机干预六步法，被专业咨询工作者和一般工作人员广泛应用与帮助许多不同类型危机的来访者的当事人。危机干预六步法的步骤如下：

1. 确定当事人的问题　进行危机干预的第一步是进行危机评估，使用有效的提问技术和积极的倾听技术设身处地地理解何事使当事人处于危机当中。评估时不仅要关注当事人的言语信息更要注意其非言语信息。

危机评估的内容:①认知状态。当事人对危机认识的真实性和一致性,解释的合理性,是否存在夸大,危机持续存在的时间,改变的可能和动机。②情绪状态。当事人情绪表现的形式和强度,情绪状态与环境是否协调一致,情绪表现的普遍性与特殊性,情绪与危机解决的关系等。③意志行为。当事人的社会功能、能动性水平、自控力、对自我及他人伤害的危险性。④应对方法、资源和支持系统。何种行动和选择有助于当事人应对危机,当事人可能采纳的行动是什么,其社会支持资源如何。⑤评价危机事件的影响。评估危机事件对当事人生活的影响,当事人在恢复过程中可能面临的问题。⑥既往经历。了解当事人以前是否有过类似的经历,当时的应对情况等。在了解上述情况后,回顾所有问题,判断什么是最重要的、什么是需要紧急处理的,为下一步干预做准备。

2. 保证当事人安全　在危机干预过程中应将保证当事人的安全作为首要目标,把当事人对自己和他人的生理和心理的危险性降到最低。干预人员在检查评估、倾听和制订行动方案的过程中都必须对当事人的安全问题给予足够的关注。

3. 给予当事人支持　危机干预强调与当事人沟通和交流,通过语言、语调和肢体语言让当事人认识到干预人员是完全可以信任并能够给予其关心帮助的人。

4. 向当事人提出并验证可变通的应对方式　在危机状态下当事人处于思维僵化阶段,看不到每个问题其实都有多种应对的方式。要帮助当事人探索可以利用的替代解决方法,促使当事人积极地搜索可以获得的环境支持、可用的应对方式,改变其思维方式。让当事人知道有哪些人关心自己,有许多可变通的应对方式可供选择。如对于无家可归的当事人,可建议其联系亲友,或向政府有关部门寻求帮助,以找到临时的居住场所。

5. 和当事人一起制订解决问题的计划　协助当事人制订现实的短期计划,确定当事人自愿的行动步骤。计划的制订应根据当事人应对能力,着重于切实可行地帮助当事人解决问题。制订计划的关键要使当事人感到没有剥夺他们的权力、独立和自尊,让其感到这是他自己的计划。

6. 得到当事人的承诺　让当事人复述所制订计划,并得到其会明确按照计划行事的保证。

尽管危机干预六步法是一种操作性很强的方法,但具体应用时干预工作人员的头脑不能完全程式化,这种方法只是为危机干预指出了一个切入点或提供了一个框架,因而不能生硬地将它们套用在充满流动性和未知性的心理干预过程中。

(吴洪梅)

思 考 题

1. 科学心理治疗的要素有哪些?
2. 焦虑障碍的常用心理治疗方法有哪些?
3. 危机评估的内容有哪些?

第十七章

精神障碍患者的社区护理及家庭护理

17章 数字内容

学习目标

● 知识目标：

1. 掌握精神障碍患者社区康复的目的；精神障碍康复护理的原则。

2. 熟悉社区慢性精神障碍患者的护理特点；不同层次精神障碍防治工作的范围。

3. 了解精神障碍康复护理的基本内容；精神障碍防治工作的层次和社区康复的工作体系。

● 能力目标：

1. 能在了解社区康复工作体系的基础上，有效开展社区精神卫生预防。

2. 能运用护理程序为精神障碍患者提供家庭护理。

● 素质目标：

具有尊重社区精神障碍患者并愿意主动为他们提供服务的意识。

"我和我的祖国,一刻也不能分割……"10月10日是"世界精神卫生日",这天早晨,一群患有精神障碍的孩子在江苏省南京市江北新区大厂街道倾情演唱。曾经的他们,或失去了自理能力,或难以与人沟通;而如今,他们却能唱歌、会主持、懂朗诵。喜人的变化得益于他们接受了精神障碍社区康复服务。

请思考:

1. 精神障碍社区康复的内容包括哪些?

2. 精神障碍社区康复的参与者和机构应该包含哪些?

在精神障碍患者由医院向社会过渡的重要"缓冲期"中,社区精神康复在整个康复服务体系中扮演着越来越重要的角色。精神障碍的社区康复服务和住院服务有着极大的不同,与精神病院相比,社区精神卫生服务更具备易获得性和有效性。许多国内、外研究证明,社区康复可在更为自由的环境和更少代价的情况下,减轻患者症状,减少复发和痛苦,提高生存质量,增强社会功能。而且,就国内、外发展趋势而言,精神障碍康复也像各类疾病和残疾康复一样,正逐渐由医院康复向社区防治康复转移,已成为卫生保健事业的一个重要改革方向。

第一节　精神障碍患者的社区护理

社区是指一定的地理区域如城市的街道、居委会,农村的乡、镇、村,有一定的地域界限,是一个基层行政单位,是该区域居民政治、经济、文化生活的中心,并有其特定的行为规范和生活方式。社区卫生服务是以社区为基础,以居民健康为主导的综合性服务,把预防、保健、诊疗、护理、康复、健康教育等融为一体,将居民的常见病、多发病放在社区内解决。社区精神卫生护理是精神科护理学的一项重要内容,是应用精神病学、护理学和其他行为科学的理论、技术和方法,在一定地域内开展精神障碍的预防与护理,促进患者的康复,提高他们的社会适应能力,并维护该地区正常人群的精神健康的精神卫生服务工作。

一、国内外社区精神卫生服务与护理的发展趋势

社区精神卫生服务是20世纪50年代后期逐渐兴起的,核心思想是将服务重点从传统的精神病院内治疗转向以社区为基础的康复治疗。

(一)国外社区精神卫生服务与护理的发展趋势

现代社区精神医学的形成,有人提出主要源于美国。1946年,美国国会通过了国家精神卫生法案,即着手在全美各州建立精神病诊治的社区基地,宣传并培训精神卫生社区服务人员。随着1950年抗精神病药物的发现及精神科非住院化运动的兴起,使众多的精神病患者从封闭式病房走进了社区,就近接受各种医疗照顾,对院外精神障碍诊疗服务模式的开展起到了巨大的作用。

美国社区精神卫生中心(community mental health center,CMHC)运动始于1963年Kennedy总统签署《精神迟滞设施和社区精神卫生中心建设法》之后,密苏里州获得了第一份联邦CMHC建设拨款,建成了"中密苏里社区精神卫生中心"。与大型的州立医院"杂物室"一样的精神病患者管理模式相比,社区精神卫生中心显得更加人性化,因而也更具吸引力。"去机构化"是20世纪精神卫生领域的最大变化之一,正是CMHC的发展壮大为数百万患者的"去机构化"提供了基础。经过几十年的发展,大的精神病院的床位数从1955年的50多万张降到1980年的13.8万张,院外的精神科服务成为主要的服务方式。至1985年,全美已有社区精神卫生中心750个。

英国也是社区精神卫生工作开展得较早、较好的国家之一,很早就主张在社区照顾精神病患者而

不是将他们隔离,主张在综合医院建立精神科,而不主张开设大的精神病专科医院。由于社区精神卫生的开展,英国的精神科床位数从 1964 年的 15.2 万张降低到 1981 年的 7.6 万张,到 2004 年,只有大约 15 个大医院还在提供大量服务。伴随着医院规模的缩小,患者住院时间大大缩短,新设施不断取代旧的医疗设施,地区分布比以前更为分散,并建立了大量的康复服务机构,使众多的精神病患者重新整合于社会之中。

澳大利亚在社区精神卫生运动方面起步较晚,但目前是做的较好的国家之一。该国 1992 年宣布了《国家精神卫生政策》,决定将精神卫生服务从精神病院分离出来,整合到基层医疗中去,目的是保护精神病患者的人身权利和公民自由。该精神卫生决策主要内容包括持续为全科医生、社区护士及社会工作者等提供经济支持,以便为居民提供更好的服务;加强全科医生与精神科专家的经验与案例交流;提高全科医生的角色地位,均衡分配城市与农村的社区精神卫生服务资源。澳大利亚的社区精神卫生服务特色还在于特别注重老年人的精神及躯体健康。服务的提供者仍然主要是全科医生,并由护士协助,老年精神科专家支持。全科医生、护士及老年精神科专家共同管理病例,为老年精神病患者提供连续性照顾。老年精神科护士通过家访或者电话随访规律监测患者的精神与躯体健康情况,陪同老年人去全科诊室接受治疗和参加康复活动。精神科专家经常通过电话与全科医生就个案进行交流,最终为患者制订详细可行的康复计划。

(二) 中国社区精神卫生服务与护理的发展趋势

中国社区精神卫生工作起步于 1958 年全国第一次精神卫生工作会议,此次会议制订了“积极防治,就地管理,重点收治,开放治疗”的工作方针,把社区精神卫生服务列为了工作重点之一。至 20 世纪 70 年代,部分地区建起了三级精神病防治网,成立了一些社区精神病防治机构。1986 年全国第二次精神卫生工作会议召开以后,社区精神卫生工作得到了进一步的发展。1992 年,卫生部、民政部、公安部和中国残联联合颁布了《全国精神病社区防治康复工作“八五”实施方案》,首先在 64 个市县试点区开展,覆盖近 7 000 万人口,取得显著效果。试点区内的 45 万名重性精神病患者的监护率达到 90%,显好率达到 60%,肇事率下降 8%,社会参与率达到 50%。

2001 年,全国第三次精神卫生工作会议的召开预示着中国精神卫生工作的加速发展。2004 年 9 月国务院办公厅转发《关于进一步加强精神卫生工作的指导意见》,强调我国精神卫生工作的指导原则是按照“预防为主、防治结合、重点干预、广泛覆盖、依法管理”的工作原则,建立“政府领导、部门合作、社会参与”的工作机制,建立健全精神卫生服务网络,把防治工作重点逐步转移到社区和基层。2004 年 9 月 30 日,精神卫生作为唯一的非传染病项目正式进入国家公共卫生行列。同年 12 月,获得中央财政专项经费 686 万元的培训经费(因此称为 686 项目)。该项目由中国疾病控制中心(CDC)精神卫生中心具体负责,成立了国家级专家工作组和澳方专家(主要由墨尔本大学专家担任)顾问组。经过在全国建立示范区,形成了精神卫生服务 “686” 模式,即以专科医院为主体,以综合医院 /CDC 为辅助,以社区精神卫生服务机构为依托,形成社区与医院在精神卫生服务上的连接,为患者提供“无缝化”的精神卫生服务。

2008 年卫生部等 17 个部门印发的《全国精神卫生工作体系发展指导纲要(2008 年 -2015 年)》指出,要在基层地方政府的统一领导下,充分利用社区资源,做好精神障碍社区管理和服务工作;在精神卫生专业机构的指导下,由社区服务机构、农村医疗卫生机构等基层医疗卫生机构为精神障碍患者提供医疗康复服务;各类精神障碍社区康复机构为精神障碍患者提供生活照料、功能训练、技能培训等康复服务。纲要指出的目标是开展精神障碍社区康复的县(市、区)到 2015 年达到 80%。

2009 年,国家将重性精神障碍管理治疗正式纳入国家基本公共卫生服务项目。经过几年的探索,逐步明确了精神卫生的公共卫生特性,也明确了精神卫生工作的改革方向,即构建以患者为中心、以全程服务为特点的、医院社区一体的、具有公共卫生特点的、连续的团队化网络服务。第十一届全国人大常委会于 2012 年 10 月 26 日通过的《中华人民共和国精神卫生法》进一步明确了关于我国社区精神卫生的政府和机构职责以及保障措施。

2015年6月4日,由国家卫生计生委联合多部门出台《全国精神卫生工作规划(2015—2020年)》指出,到2020年,要探索建立精神卫生专业机构、社区康复机构及社会组织、家庭相互支持的精神障碍社区康复服务体系。70%以上的县(市、区)设有精神障碍社区康复机构或通过政府购买服务等方式委托社会组织开展康复工作。在开展精神障碍社区康复的县(市、区),50%以上的居家患者接受社区康复服务。具体措施是做好患者服务管理。各地要按照"应治尽治、应管尽管、应收尽收"的要求,积极推行"病重治疗在医院,康复管理在社区"的服务模式,对于急性期和病情不稳定的患者,基层医疗卫生机构要及时转诊到精神卫生专业机构进行规范治疗,病情稳定后回到村(社区)接受精神科基本药物维持治疗。

社区精神卫生护理作为精神障碍防治体系的重要组成部分,目前我国精神障碍的康复很大一部分在医院内进行,截至2017年,我国精神病医院数为1 026所,而精神病防治所(站、中心)仅有29所。医院不仅承担了大量的急性期患者的治疗与护理,同时承担了大量慢性期患者的康复治疗和护理,这就使得精神障碍患者住院时间长、经济负担重。如何促进社区化精神卫生服务,将工作的重心从医院向社区转移,使精神卫生服务能更及时、经济、有效地进行是下一步的工作重点。然而,我国社区精神科注册护士人数存在明显短缺,2017年我国精神病医院和防治所(站、中心)的注册护士数分别为62 980和464人,并且我国社区精神科护士存在定位不清、岗位职责和分工不明确等问题,这些因素影响了社区精神卫生护理的发展。因此明确社区护士的工作内容和岗位职责,确定社区精神卫生工作服务范围和分工是精神科护理进一步发展的前提和趋势。

二、社区中精神障碍患者的特点及护理特点

(一)社区中精神障碍患者的特点

1. 轻症的精神障碍患者多,如焦虑障碍、人格障碍、适应障碍及发育障碍。

2. 慢性精神障碍患者、精神残疾和智力残疾的患者较多,这些患者日常生活不能自理,人际交往障碍,心理应变能力低等,最重要的问题是患者的社会功能障碍或缺陷,不能完成应有的社会角色。

(二)社区慢性精神障碍患者的护理特点

1. **康复护理贯穿于护理服务全过程**　社区中慢性精神障碍患者有人格、适应及发育方面的精神障碍,以精神分裂症患者为多,是社区精神卫生服务的重点对象。所以护理的特点之一就是对患者进行康复护理,促进患者生活功能和社会功能水平的提高,这些康复护理措施贯穿于护理服务的全过程。

2. **系统的、持续的、全方位的护理过程**　护士与精神科医生、心理医生、社会工作者等共同合作为社区门诊、医院、日间医院、夜间医院、家庭病床及工娱疗法治疗站的患者提供医疗护理服务并进行家庭访问。

3. **防治结合与健康教育为一体的护理服务**　社区精神卫生工作,应调动患者与其家庭成员积极参与,他们既是护理服务的对象,又是护理计划的制订者和执行者,为他们提供咨询和指导,对精神障碍的康复和预防复发起着重要的作用。重视社会、心理因素的收集和处理,通过防治疾病和健康教育来完成护理工作。

4. **调动和利用各种资源于护理活动中**　社区基层保健机构、学校团体、患者单位及亲友家属等现有力量和条件,均可参与护理服务,积极地取得他们的支持,妥善的利用人力和物力是护理服务中重要的资源。

三、社区精神卫生护理工作的范围

精神障碍的防治分为三个层次:一级预防,即预防精神障碍的发生;二级预防,即及时发现与治疗已发病者,争取良好预后,预防复发;三级预防,即促进慢性患者的康复,减少、减轻功能残疾的发生。不同层次的预防,护理工作的范围不同。

Note:

（一）一级预防中的护理工作范围

1. 健康教育 面向广大公民,宣传精神卫生促进与保健知识,包括不同生理阶段的精神卫生,培养健康的人格,应付应激技巧的培养等。

2. 咨询 提供各种健康咨询,如婚姻咨询、优生优育咨询、高危儿童咨询、精神卫生知识咨询、为某些健康政策制订者提供信息咨询等。

3. 促进精神健康的工作 对社区的服务对象做各种能促进精神健康的工作,如普通人群的精神卫生保健,特殊应激事件后的心理干预,社会及环境精神卫生(良好的个人生活方式、良好的居住和工作场所等)。

4. 特殊预防工作 消除或减少致病因素,提高人群的抗病能力,保护高危人群等。

（二）二级预防中护理工作的范围

1. 早期发现精神障碍患者 通过定期的精神健康筛查、社区居民的自我评估与报告、家访巡视及咨询等方式及早发现和识别。

2. 及时帮助和护理患者 如及时进行危机干预、及时督促患者就医、及时提供必要的医学干预、防止各种可能的意外事件的发生。对部分患者帮助家属联系会诊、转诊。

3. 确认与精神健康有关的因素 收集影响精神健康并造成精神障碍的危险因素,及时报告有关人员。

（三）三级预防中护理工作的范围

1. 防止病残 尽可能使患者恢复心理和社会功能;预防疾病复发;减少功能残疾和并发症。

2. 康复护理 做好康复护理,使患者早日回归社会。康复护理工作的主要内容包括功能性或调整性的心理康复;各种康复场所患者的护理与训练;健康教育与咨询等。

3. 日常生活指导 指导和协助家属调整患者的生活环境、为患者安排合适的日常生活内容,及时解答患者和家属的问题等。

4. 督促巩固和维持治疗 定期家访,指导和督促患者的药物治疗和其他非药物治疗的执行,解答问题和帮助患者解决某些实际问题。

5. 做好管理工作 对康复机构,如康复之家、庇护工厂、各种职业与技能训练场所进行管理,如制订各种制度、布置环境、安装设施等,使机构正常运行,减轻国家和家庭负担。

第二节　精神障碍患者的社区康复及护理

在社区层面上实施和研究精神障碍的预防、治疗及康复是社区精神医学(community psychiatry)的重要任务之一。社区精神医学的兴起,是生物医学模式向生物、心理、社会医学模式转变的必然产物。

一、精神障碍的社区康复

（一）概述

康复(rehabilitation)在现代医学的概念中,是指躯体功能、心理功能、社会功能和职业能力的恢复。精神康复(psychiatric rehabilitation)是指联合和协同应用医学方法、社会干预、教育和职业训练等方法,消除精神症状,使缺损的社会功能得以恢复。精神障碍康复的三项基本原则是功能训练、全面康复、回归社会。功能训练是指利用各种康复的方法和手段,对精神障碍患者进行各种功能活动,包括心理活动、躯体活动、语言交流、日常生活、职业活动和社会活动等方面能力的训练;全面康复是康复的准则和方针,使患者在生理上、心理上、社会活动上和职业上实现全面的、整体的康复;而回归社会则为康复的目标和方向。精神康复的主要任务有生活技能训练、社会心理功能康复、药物自我管理能力训练和学习求助医生的技能等。

社区康复(community-based rehabilitation,CBR)是指通过多种方法使有需求的人在社区生活中获得平等服务的机会。社区康复服务是精神障碍患者恢复生活自理能力和社会适应能力,最终回归社会的重要途径,是多学科、多专业融合发展的社会服务。根据2010年WHO《社区康复指南》,明确了社区康复实施的原则,主要包括全员接纳、共同参与、可持续发展和赋权四项原则。全员接纳是精神障碍社区康复的最基本原则,此项目要包括所有种类的精神障碍残疾人,消除歧视、消除偏见,要让所有符合社区康复的精神障碍患者有均等的机会参与进来。共同参与是指在为精神障碍患者进行社区康复的规划、组织实施、决策和评估的全过程中,必须有患者的参与,以满足他们的需求,并最终实现精神障碍患者能力建设的目标。可持续发展是指不但在组织实施精神障碍社区康复的活动中要可持续发展,更要保障残疾人利益获得的可持续性。在社区康复中,要因地制宜,探索并形成符合本地区经济、社会发展水平的精神障碍社区康复长效机制,逐步完善,实现可持续发展。赋权原则是指精神障碍患者及其家属在组织实施社区康复中,要有决策的权利,强调精神障碍患者在社区精神康复项目中的中心位置和持续参与,自由地做自己的选择,以达到个人自立的目的。

（二）精神障碍社区康复的工作体系

精神障碍的康复和防治工作,不仅涉及医学、心理学、流行病学和社会学等科学领域,同时必须有政府和社会有关部门的密切配合。精神障碍社区康复机构是指能够为精神障碍患者提供社区康复服务的机构,可设在社会福利机构、残疾人康复中心、残疾人托养机构、基层医疗卫生机构、城乡社区服务机构等,鼓励有条件的地区独立建设精神障碍社区康复机构。目前,我国精神障碍社区康复的工作体系包括:

1. **精神卫生工作联席会议**　根据国家精神卫生工作“七五”规划,各级政府自20世纪80年代以来,实施了由卫生、残联、民政、公安、教育等部门参加的各级精神卫生工作联席会议制度,定期召开会议,负责规划、协调和推动社区防治管理和康复工作的开展。

2. **单位或社区保健机构**　一般是在单位或社区精神卫生工作领导小组的领导下,依靠社区医院(医疗站)及城乡行政机构,对所辖范围人群提供精神卫生服务。具体由基层人员,尤其是初级医疗保健人员在经过短期的专业知识培训后,成为专职或兼职的精神科医务工作者,开展精神障碍的康复工作。他们的工作不仅能为精神障碍患者提供持续性的综合性康复服务,也对精神障碍的早期发现、早期诊断、早期治疗及就近治疗提供了较好的保证。

其工作内容一般包括:①设立专科门诊。②开设家庭病床。③负责本社区中康复期精神障碍患者的普通诊疗、病情变化记录及商讨制订相应的干预对策。④对本社区的重点看护对象定期随访,记录相关情况。⑤具体指导家庭及志愿者。⑥进行精神障碍防治康复知识的宣教工作。⑦收集与汇总本社区的精神障碍流行病学资料及防治康复资料。⑧与相应的指导性医疗机构及有关人员制订因人而异的康复方案。

3. **工疗站和福利工厂**　是由民政部门和卫生部门或社会非政府组织共同协作建立的、专门安置无职业或暂时不能回归社会的患者的机构。在工疗站和福利工厂,患者边治疗边从事力所能及的生产劳动、生产自救,减轻家庭和社会负担,同时解决社区管理中的难题。经过多年的实践,这是行之有效的精神康复措施。

4. **精神病专科医院**　除了实施精神障碍的医院康复外,精神病专科医院在社区康复中也扮演重要角色。专科医院可以提供门诊、急诊、咨询和会诊服务,并且承担对下级精神卫生服务机构的指导和人员培训工作。

5. **综合医院精神卫生相关科室**　主要作用在于提供门诊、急诊、住院、会诊 - 联络、心理咨询与治疗、患者家属教育以及对下级医院的人员培训等。

6. **其他机构**　其他精神康复机构是指职能和工作范围介于上述专业机构之间,是上述专业机构的补充。主要有下列单位和服务方式:

（1）群众性看护小组:这是一种群众性、社会性的支持系统,属于自助性组织。它主要由社区委员会干部、基层医务人员、邻居和家属等组成,其职能包括:①定期访视、观察和记录病情。②督促患者按时、按量服药。③关心患者的思想、生活,帮助他们解决实际困难。④帮助患者提高自我解决问题的能力。⑤指导家属对患者进行护理和照顾。⑥及时发现病情变化的苗头,及时与医务人员联系。⑦对周围群众进行宣传教育,使患者能得到社会的理解和帮助。⑧监护发病期间的患者,防止和减少患者可能产生的自我伤害和对社会的危害。

(2) 日间医院和夜间医院:这是回归社会的"过渡站",即在专业治疗机构设立日间病房和夜间病房。在日间医院,患者夜间回家,白天则继续接受治疗和康复训练,并对遇到的社会问题进行积极的心理治疗和讨论,及时进行针对性辅导;而夜间医院主要适用于一些家庭一时不能或不愿意接受或在当地无家庭但患者病情已经处于稳定状态的患者,让患者白天进行正常的工作,晚上回到医院,既可以接受正规的治疗,也可以及时解决遇到的一些社会心理问题。

(3) 长期看护所:即国内的"精神病康复站"。对象为慢性、社会功能明显衰退,或可能对社会造成危害,病情无法得到控制的患者。

(4) 中途宿舍:是设在社区中的康复居所,对象是社会功能康复较好的患者,他们完全自我管理、自我约束,来去自由,但有一套完善的登记和管理制度,要求人人遵守。是回归社会、走向就业前的一种过渡形式。

(5) 家庭联谊会(家属资源中心):是社区患者家属自发组织的团体。其活动的形式是邀请专业人员定期为患者及家属讲授精神障碍的相关知识。使家属间有机会交流护理和康复训练方面的心得,或获得家庭之间的互助。

(6) 家庭教育:家庭教育是一种有效的精神障碍防治康复手段,通过有效的家庭教育可以达到以下目标:①传授相关的疾病知识,使家庭能更好地帮助患者。②降低家属成员中因缺乏疾病知识而导致的高情感表达水平。③介绍有关精神障碍药物治疗的知识,提高患者对药物治疗的依从性。④减轻家庭成员的内疚负罪感,减少他们的心理负担。⑤提供对患者病态行为和非适应性行为的应对技巧,提高患者家属照料患者的能力。

家庭教育的方法,主要采取集体讲课及讨论的形式,提供有系统、有计划的教育和训练,可参照下述要点:①从实际出发,有选择地提供知识。②重点内容反复讲。③提倡听课者的主动参与,鼓励提问、讨论和发表意见。④要求讲解内容深入浅出,通俗易懂。⑤采用视听结合的形式增进效果。

知 识 链 接

职 业 康 复

职业康复(vocational rehabilitation)作为精神康复领域近些年兴起的新形式,其主要采取职业劳动的方式,促使患者减缓精神衰退,恢复社会功能,提高生活质量。精神障碍康复工作者通过帮助出院后症状稳定的精神障碍患者获取和维持职业,来帮助患者训练工作和社会技能,获取收入、增强自信和自我认同,提升生活质量,较好地回归社会。职业康复的宗旨在于使精神障碍患者最充分地发挥潜能,实现人的价值与尊严,取得独立的经济能力并贡献社会。职业康复的主要内容包括:

1. 工作基本技能训练　可以由工作人员带领,以小组形式学习、训练。具体内容包括准时上班;个人卫生及职业着装;正确利用工作休息时间;正确接受工作中的表扬与批评;听从具体的指令;完成工作的责任感;帮助同事及求助于同事的能力;遵守工作中的规则、纪律等。

2. 职业康复训练　第一步是庇护性就业,在庇护工厂、工疗车间等机构中从事低压力、非竞争性的工作,或在适宜的农疗地区开展果蔬种植、园林维护、家禽养殖等活动,从而学习工作和劳动技能。第二步是过渡性就业,由社区或康复机构与企业签订协议,受训的患者可以轮流上岗,根据患者工作量支付报酬。第三步是辅助性就业,患者在康复机构的安排下以正常雇员的身份工作并获得相应薪水,但需要精神卫生专业或具备相应职业能力的服务人员进行评估、协调和支持。最后一步是独立就业,患者同正常人一样从事竞争性的工作岗位。

Note:

二、精神障碍患者的社区康复护理

精神障碍患者的社区康复护理是以社区为单位,以精神医学的理论、技术为支持,运用社区康复护理的方法,为精神障碍患者提供护理,最大限度地使其适应社会的心理功能恢复。

(一) 精神障碍社区康复的目的

通过各项康复护理措施,使精神障碍患者因患病丧失的家庭社会功能得到最大限度的恢复,使精神障碍患者的残疾程度降至最低,使其剩余能力得到最大的发挥。康复的目的主要有:

1. **预防精神残疾的发生** 早期发现患者并及时充分的治疗,结合全面康复措施,达到最好的治疗效果,使患者达到治愈和缓解,巩固疗效,防止复发,防止精神残疾的发生。

2. **尽量减轻精神残疾程度** 对难治愈的患者,要尽可能防止精神衰退。对已出现精神残疾的患者,应设法逐步恢复患者的生活自理能力,减轻精神残疾程度。

3. **提高精神残疾患者的社会适应能力,恢复劳动能力** 通过康复训练改变患者的精神活动,最大限度地恢复其社会适应能力,使患者具有代偿性生活和工作技能,使其尚存的能力得以充分发挥。

(二) 精神障碍康复护理的原则

1. **早期性、连续性和终身性** 早期性指从服务对象患病开始或在判定精神残疾或智力残疾出现时即进行康复护理。连续性是因社会功能和智力水平提高显效缓慢,治疗护理时间长,而需要连续地坚持康复护理;还包括对患者从医院转回社区后的康复护理衔接性。终身性康复护理主要对一些不能恢复到病前社会功能及智力水平的患者,需要给予终身的补偿性护理。

2. **渐进性、全面性和综合性** 渐进性康复护理指先易后难,先少后多和急需先行的、有计划的循序渐进性护理。全面性康复护理则指康复护理内容不仅包含促进和维持服务对象心身健康,也包括满足服务对象心身疾病康复的需求。综合性康复护理为综合多学科理论知识与护理技能,设计和实施医学的、心理的、教育的、家庭的康复护理。

3. **主动性** 按替代护理 - 促进护理 - 自我护理程式,激发患者逐渐独立完成活动。

4. **多种角色融于一体** 融教育者角色、照顾者角色、治疗者角色于康复护理活动中,对社区服务对象个体及其照顾者进行康复健康教育、康复训练指导和康复咨询等护理服务。

(三) 精神障碍康复护理的基本内容

1. **普查社区内精神障碍患者的基本情况** 包括精神障碍患者的一般资料、残疾史、康复需求、家庭支持及在社区中分布情况,并进行汇总分析,确定个体和整体的康复护理计划。

2. **指导和实施各种康复训练** 为了延缓精神障碍患者的人格衰退,促进健康恢复,必须对其进行康复训练。如生活自理能力训练、社会交往技能训练、学习行为训练、职业技能训练、工娱活动训练等。有效的康复训练可以为患者提供所需的支持,提高其社会与家庭的适应能力,改善生活质量。

3. **给予精神障碍患者良好的心理支持** 主要通过心理咨询和心理治疗实施,要求实施者经过正规训练,坦诚、有耐心、有良好的理解沟通能力,尊重患者。要不断鼓励患者,肯定其每一点进步,使其树立信心,改善心理环境。

4. **开展家庭康复** 通过患者及其家庭情况评估,与家属一同制订和实施康复计划。主要内容为帮助家属认识患者目前存在的问题和解决问题的方法,传授相关疾病知识,在家庭中为患者康复创造条件。

5. **精神障碍患者的用药指导** 针对不同患者采取不同方法,如对无自知力者,可找患者最信任或最有权威性的人来劝说;对恢复期患者需不断对其加强坚持服药重要性的认识,为避免患者藏药、扔药现象发生,应看着患者把药服下,方可离开。此外,需注意观察用药的反应,适时调整服药剂量,使药物既显效明显,副作用又降到最低限度。

（四）精神障碍患者社区康复护理的注意事项

1. 精神障碍患者康复过程中的四大禁忌 ①忌盲目停药。②忌生活无序。③忌情绪波动。④忌孤独离群。

2. 评定贯穿康复护理全过程 精神障碍患者的康复期，护士需定期评定患者的康复程度，主要从以下三个方面进行判断：精神症状是否已经消失；自知力是否全部恢复；工作与生活能力是否恢复。如患者精神症状已全部消失，自知力已完全恢复，工作与生活能力已恢复如初，则可认为是真正的康复（临床上称"痊愈"）；假如以上三方面都有明显恢复，但均不彻底，或某一个方面恢复得不彻底，应判定为显著康复（或称显著好转）；若以上三方面或其中某一两个方面只是有所改善，而改善得不很理想，只能判定为部分康复（或称"好转"）；倘若三个方面均无改善，或某方面还趋于恶化，即判定为未康复（或称"无效"）。

第三节　精神障碍患者的家庭护理

家庭是个体接触最密切、最长久的群体，是患者支持系统最主要的来源之一，稳定和睦的家庭气氛是患者康复的基础，而作为患者照料者的家庭成员的心理素质状况、护理技巧的好坏是提供良好支持的重要条件。家庭护理是以家庭系统为单位，把家庭看成一个整体，并在特殊环境中进行心理治疗、康复治疗及护理的过程。其具体做法是借助家庭内沟通与互动方式的改变，以护理人员为主体，直接实施和指导，协助患者家属实施对患者的护理，以帮助患者能更好地适应其生存空间。

一、护理评估

护理评估包括对患者及其家庭系统两方面的评估。

（一）对患者的评估

1. 一般资料与健康史 患者的一般人口学资料、文化背景、工作经历、个人爱好、宗教信仰等；曾患有哪些急性或慢性躯体疾病；精神障碍病史等。

2. 生理功能 包括生命体征、营养状况、排泄情况、饮食睡眠情况、日常活动状况、意识状况、躯体功能状况、服药情况等。

3. 心理功能

（1）感知觉：有无感觉过敏和减退，错觉，幻觉及感知综合障碍等。

（2）思维：有无思维联想、连贯性、逻辑和思维内容等方面的障碍。

（3）情感：有无焦虑、抑郁、恐惧、喜怒无常、情绪不稳、易激惹或淡漠迟钝等异常情绪。

（4）认知功能：有无主、被动注意障碍，有无记忆和智能损害。

（5）意志和行为：有无病理性意志增强与减退，有无怪异行为、有无刻板、仪式化或强迫行为，有无攻击冲动、自杀、自伤行为，有无对立违拗或品行问题等。

（6）自知力：对自身疾病有无认识能力，是否愿意接受治疗。

4. 社会功能

（1）生活自理能力：有无穿衣、吃饭、洗澡，大小便不能自理等。

（2）环境的适应能力：①学习、工作能力：有无现存和潜在的学习或工作困难。②语言能力：有无语言交流和表达障碍，如有，程度如何。③自我控制与自我保护能力：有无现存或潜在的自我控制力、自我防卫能力下降而出现伤害别人或被别人伤害的危险，对压力的应对能力如何。④社交活动：有无人际交往障碍，是否合群，是否主动与人交往，有无社会退缩行为等。

（二）对家庭的评估

1. 家庭结构 家庭结构是否健全，每一个家庭成员在家庭中的位置、角色、承担的责任与权力，家庭系统运转的规则和价值观等。

2. 家庭功能　家庭功能是否健全,能否提供患者生存、成长等生理、心理、社会方面的基本需要。

3. 家庭环境　家庭的情感气氛如何,是否属于高情感表达家庭;家属对疾病的态度如何,有无不正确的认知和偏见;家属对疾病的治疗、护理计划的态度如何,有无无法实施既定的治疗方案的可能性存在;是否有不恰当的家庭养育方式;有无现存的或潜在的家庭矛盾和危机;家庭是否具有观察病情及预测病态行为的能力。

4. 家庭成员的精神健康水平如何。

二、护理目标

1. 家庭能够提供适合患者病情需要的生活环境。

2. 家庭成员了解疾病性质,能配合医护人员共同制订治疗康复计划,并能督促实施。

3. 家庭成员能掌握疾病的有关知识,识别疾病复发的先兆症状。

4. 家庭成员掌握药物治疗的相关知识,掌握药物治疗过程中的注意事项,能及时识别药物治疗过程中的副作用并给予相应的处理。

5. 家庭成员能在医护人员的指导下,为患者安排合理的作息时间。

6. 患者的精神症状逐渐好转,或维持稳定。

7. 患者的家庭与社会功能逐渐恢复,包括日常生活能力、学习工作能力、人际交往能力、对空闲时间的利用,承担必要的家庭角色。

三、护理措施

(一) 一般原则

1. 护理人员要与患者及其家庭照料者保持密切联系并建立起良好的护患关系,定期家访和护理,观测患者病情变化,解答并帮助解决患者的问题。

2. 对家属随时进行指导,可以通过电话、家访的形式进行。

3. 定期评估家庭护理的效果,根据结果,与患者及家属一起制订或修改治疗康复计划,使之更适合患者的需要。

4. 督促治疗康复计划的实施。

5. 进行针对患者及其家属的健康教育,可以用个别讲解、集体授课、宣传材料(阅读材料、音像制品)等方式传播有关精神障碍的防治知识。

(二) 主要的护理内容与措施

1. 日常生活的护理

(1) 个人卫生:督促或协助患者做个人卫生,但家属不能一手包办,要让患者自己完成,康复期患者应尽快摆脱"患者角色",调整心态。可采用一些简单的行为强化手段,如奖励、适当的惩罚、代币疗法等来培养患者健康的生活习惯。

(2) 饮食:要保证进食量,注意营养搭配。不暴饮暴食,不随意进补,不饮浓茶,不饮酒,不吸烟。对年老体弱者要注意饮食的软硬程度;对有便秘者可进食香蕉和蜂蜜;对吞咽困难者,要劝慰缓慢进食,谨防窒息。

(3) 睡眠:创造良好的睡眠环境,避免强光和噪声刺激;合理安排患者的休息时间,按时起床;睡前不饮茶和咖啡等兴奋性饮料,不观看能引起情绪剧烈变化的电影电视或参加一些能引起情绪剧变的活动。入睡困难的患者可做松弛训练或听一些催眠曲,必要时可应用安眠药。

(4) 居室布置:患者的居室布置要力求安全、安静、简洁、大方。病情稳定,无攻击行为的患者,最好同亲人住在一起,不要独居或关锁,因为独居和关锁会增加患者的精神压力,易使患者产生猜疑、嫉妒,甚至被害妄想和关系妄想。患者居室电灯应安在顶棚,最好用插线或开关,室内不放可能造成自伤或伤人的危险品,如热水瓶、钳子、绳索、刀剪、铁锤、农药等,也最好不放已损坏的家具。

Note：

(5) 安全防范:患者的行为受精神症状影响,所以必须注意安全防范,时刻警惕,不能疏忽、既要防患者自杀又要防其伤人,特别对有自杀、自伤、伤人毁物倾向者应 24 小时监护。

2. 用药护理 药物维持治疗是预防某些重性精神障碍,如精神分裂症、情感障碍等复发的主要措施之一。因此维持用药护理是家庭护理中的一个重要内容。长期的服药会给生活带来诸多不便:每天都要记着,外出要带着,又担心被别人发现,药物又有各种各样的副作用等。基于上述原因,患者大多不愿意服药。因此,要教会家属有关药物治疗的知识,如:药物的药效与副作用的识别与处理、药物治疗的必要性、药物治疗的疗程和方法等,并做好解释教育规劝工作,提高患者服药的依从性。遇到不能处理的情况,应及时求得医生的帮助。注意防止患者把药扔掉或压在舌下又吐出,还要防患者积攒药物自杀。要注意观察药物毒副作用。药物的更换和药量的增减,一定要由医生来定。

3. 特殊症状的护理 对部分精神障碍患者而言,带症状生活可能是常态,对于患者的异常行为,护理人员和家属不能以讽刺、讥笑和歧视的态度对待,要给予包容、接纳,维护患者的尊严和权力。虽然居家生活的精神障碍患者精神症状比较轻,但是依然会对患者的生活造成显著影响,并且如果病情波动,甚至可能会出现严重的危害自身及他人安全的行为。社区护理人员必须对居家照顾者就某些特殊精神症状如兴奋躁动、幻觉、妄想、自杀、自知力缺乏等提供相关的健康教育及指导。具体指导的内容见第三章、第六章、第七章相关内容。

4. 心理护理 由于患者自身对疾病的认识以及社会对疾病的偏见,不少患者会感到巨大的心理压力,甚至无法面对现实,这对患者的康复非常不利。因此,医护人员及家属要掌握一些基本的心理疏导方法,帮助患者克服心理危机。

(1) 尊重、关心患者:由于疾病的原因,患者可能会有一些令人感到尴尬的言行,对此,家属切记不要一味指责,要从患者的角度去感受他们的心情,加以援助和关爱,但对于患者的要求也不要一味的迁就。家庭和睦的气氛,家人与患者之间良好的关系,有利于缓解患者内心的痛苦;过度的指责和过分的包涵都不利于疾病的康复。

(2) 给予表达情感的机会:经常与患者谈心,让患者有一个表达内心情感的机会。家属要及时发现患者可能存在的心理问题并加以疏导,合理的交流不仅能给患者以情感上的满足与支持,而且,通过信息的传递,可强化患者思维活动的过程,减少思维的退化。

(3) 教会一些应对应激的技巧:学会自我解脱,正确处理负面情绪,树立正确的人生观和生活态度。具体的方法:培养一些患者有兴趣的业余爱好;帮助患者分析产生压力的原因(如是否是工作太紧张、太难,还是自己要求和期望值太高等);教会一些应付技巧(如倾诉、升华、自我安慰等);改变患者不正确的认知思维模式(如以偏概全、走极端)。

(4) 鼓励参加社交活动:家属要鼓励和创造条件让患者多参加社会活动,要求患者能正视社会上对精神障碍患者的歧视性言行,正确应对学习、工作所带来的压力,帮助患者克服各种困难,重建社交能力,让亲友一同为患者分忧解愁。

5. 观察病情 观察病情是家庭监护的重要内容。注意以下几点,有助于正确判断病情:

(1) 了解患者对疾病的认识情况:完整的自知力(对自身疾病有认识)是疾病治愈的一个重要标志,知道自己有病的患者,治疗依从性好。对突然不承认有病,不愿坚持门诊随访和服药的患者应考虑到复发的可能。

(2) 睡眠的情况:睡眠与病情有密切的关系,常对病情的好转或恶化有提示作用。因此,如患者一改往日习惯,睡眠过多或过少,或睡眠节律颠倒,可能是复发的早期表现。

(3) 情绪状况:如患者变得比平日烦躁、焦虑、好发脾气;或情绪又表现紧张不安,好像有什么重要的事即将发生等时,要分析原因。如无明显原因的情绪变化,可能是复发的迹象。

(4) 生活、工作、学习情况:如原来生活、工作由主动而变得被动,做事有始无终、效率下降、懒散、独处、不讲个人卫生,不守纪律,疏远亲人,社交兴趣减少等可能是疾病复发的先兆。

（5）精神症状复现：如患者又表现敏感多疑；或又重提过去病中所说的事情；或出现一过性的幻觉、妄想；或偶尔表现自语、自笑；或言谈举止异常等情况时应立即到精神病专科就诊。

（6）躯体不适：如患者诉说头晕、头痛、注意力不集中、记忆力减退或其他躯体不适，应判断究竟是真正的躯体疾病，还是药物副作用，还是疾病复发的先兆。

当患者出现上述某一症状或某些症状时，即应提高警惕，判断是否旧病复发并提出相应的处理措施。此时家属应给予患者更多的关怀和安抚，主动与他交谈以进一步了解患者正在想什么，有什么异常感觉，从中去发现是否有更严重的症状。关键是及时陪伴患者去专科医院看病，以明确诊断，早期得到治疗。如患者表示对看病反感或否认自己有病，可以适当的方式说明道理，指出看病就诊的必要性，或请专科医生上门就诊。

6. 意外事件的紧急处理　大多数患者的消极、冲动行为可以防范。但部分患者的冲动、消极意念和行动是突如其来的，使人防不胜防。还有的患者则企图隐瞒，采取周密的、有计划的行动，加之方法众多，意外事件的发生就难以避免。因此，家人还应了解意外事件的急救和处理技术。遇有意外事件时，切勿慌乱，要大胆冷静，一面请人通知急救站或附近医院，一面迅速进行现场抢救。

（1）自缢：自缢是较为常见的意外事件。一旦发现，应立即抱住患者的身体向上托举，迅速解脱绳套，顺势将患者轻轻放下（防止猛力摔下），平卧于地，解开领扣和裤带，立即检查脉搏和呼吸情况。若呼吸、心跳微弱或已停止，应立即就地抢救，进行人工呼吸和心脏外按压。不要轻易放弃抢救，直到患者恢复呼吸或医生前来检查确认已经死亡为止。

（2）外伤：当发现患者外伤出血时，要检查出血的部位和种类，迅速采取止血措施后送医院进一步处理。头部、上肢、下肢等较小的动脉出血，可采用指压止血法，即按受伤动脉的近心端，阻止血流。如前额及头皮出血，可在耳前下颌关节处压迫颞动脉。上肢出血可压迫锁骨下动脉（在锁骨上凹内1/3处）或压迫肱动脉；下肢出血可压迫股动脉（腹股沟中点触及搏动处压迫）。对四肢较大的动、静脉出血，在紧急情况可采用止血带止血，垫以毛巾后用橡皮带或带子扎在受伤肢体，做好明显标记，记录时间，每半小时放松一次，防止肢体缺血坏死。

（3）吞食异物：发现此种情况时，不要按摩腹部，要安慰患者，了解异物的种类，检查口腔和咽部有否外伤，异物是否卡在咽喉部。如卡在咽喉处，要设法取出。若吞下的异物较光滑，一般可随粪便排出体外，家人可让其吞食大量纤维素类的食物，如韭菜、芹菜等（切成寸长，不要烧得过熟），以防异物对胃壁的损伤刺激，并促进排出。患者每次大便后，要仔细检查便中有无异物。如为金属类异物，可到医院进行 X 光检查，寻找异物所在的部位，并观察患者有无内出血症状，如腹胀、腹痛、四肢发冷、出汗、解柏油样的大便等。发现这类情况应立即进行外科手术等处理。

（4）服毒：精神病患者服毒多为蓄意自杀。积藏大量药物一次吞服或服农药。清醒的患者可进行催吐（让患者喝水后，抠咽喉处，使其呕吐），并立即送患者到就近医院抢救，进行洗胃、解毒等处理。

7. 健康教育　通过多种方式，向患者及其家属提供一些有利于疾病康复的知识，消除他们对疾病的某些偏见与误解，使他们对治疗的态度从单纯的被动变为主动参与。

四、护理评价

1. 患者的家庭提供的生活环境适合患者的病情。

2. 家庭成员配合医护人员共同为患者制订了康复计划并督促实施该计划。

3. 患者疾病没有复发或者家庭成员早期识别患者的复发先兆并进行及时恰当的处理。

4. 患者服药依从性良好，没有发生明显的药物不良反应或者家庭成员掌握了安全用药的要点，并及时发现和恰当处理了药物的不良反应。

5. 患者生活规律，病情稳定，家庭和社会功能逐渐恢复。

（杨　敏）

思 考 题

1. 请思考精神障碍患者的医院康复与社区康复有何异同?
2. 如何提高社区精神障碍患者及其家庭的生活质量?

第十八章

精神科护理相关的伦理及法律

18章 数字内容

———— 学 习 目 标 ————

知识目标：

1. 掌握精神科护理伦理基本原则；精神障碍患者及精神科护理人员的权利与义务。

2. 熟悉精神科护理常见伦理及法律问题。

3. 了解精神科护理伦理发展史。

能力目标：

能在临床实践中遵守精神科护理伦理及法律相关原则，履行个人义务，维护患者及自身权利。

素质目标：

精神科护理伦理及法律意识提升，能在临床工作中以相关原则规范自身行为。

导入情境与思考

　　李女士,28 岁,诊断"精神分裂症,妊娠 8$^+$ 周"。患者幻视、幻听明显,同时有被害妄想但未出现冲动、攻击及自杀、自伤等行为,家属同意住院治疗但因工作繁忙而无法陪护,故要求将患者收入封闭式病房,但患者希望住开放式病房。接诊医生经与家属沟通后,将患者收入开放式病房。患者住院后需进行抗精神病药物治疗,患者担心药物可能对胎儿产生不良影响因而拒绝,家属则希望先控制病情,以后再考虑生育问题。最终医生遵照患者家属意见,开始对其进行抗精神病药物治疗。护士为患者发药时,患者坚决不服药,虽经多次耐心劝说也依然无效,家属为此感到十分担心,经与家属沟通后,护理人员将药物研碎后拌入患者饭中让其服下,并逐渐控制了病情。

　　请思考:

　　1. 本案例中门诊医生及住院部医生的做法符合哪些法律要求?

　　2. 本案例中病房护士的做法符合哪些伦理要求?

　　精神障碍患者在疾病影响下可出现思维、情感、意志、行为等方面的功能紊乱,护理人员在处理这类患者的过程中,除了严格按照各项制度、规范和流程等要求提供护理服务以保证护理质量与安全之外,还必须严格遵守相关的伦理和法律要求,尊重患者的人格,保障他们的合法权益,才能最终达到帮助患者解除病痛,促进身心康复的目的。

第一节　精神科护理与伦理

　　精神科护理工作要求从业人员具有较高的伦理道德素养,一方面是因为疾病严重影响患者正常生活并使其遭受社会歧视,身心承受极大压力,需要得到专业人员更多的关怀和尊重,另一方面是因为疾病治疗过程中,护理人员须走进患者内心,了解其难以示人的感受和体验,以便为患者提供更好的帮助,在此过程中必须要遵守相应的伦理准则。

一、护理伦理的发展过程

　　我国古代先民们创造了灿烂的传统医药文化,在其发展过程中也逐步形成了医学的伦理道德观念。由于传统医学中医护不分工,所以护理伦理也就蕴含在医学伦理之中并与之得到了同步发展。国外医学中,无论是古希腊、古罗马、古印度还是古阿拉伯都在其发展过程中对医学伦理的发展做出了卓越贡献。进入近现代,护理逐步从医学中分离出来,护理伦理开始具有其自身独有的特点。我国近现代护理始于西医传入,从 1835 年建立第一所西医医院开始,正式有了现代意义上的护理人员,并逐步对传统医护伦理中不合理的内容进行改造。随着社会的不断进步,国家开始以法律、法规等形式逐步对护理人员执业过程中应遵守的伦理准则提出了相应规定,有力地促进了护理伦理的实践与发展。

　　总体来讲,护理伦理具有与医学伦理同样悠久的历史,它们在规范医护人员从业行为中发挥着重要作用,同时也随着社会的进步在继承传统精髓的同时不断得到发展,始终为护理人员的行为规范提供着指引。

二、精神科护理伦理的基本原则

　　护理伦理基本原则是指调整护理实践中观察和处理各种人与人之间、人与社会之间关系的行为准则。它是护士在护理工作中面对各种人际关系时所应遵循的根本原则,也是衡量医护人员道德品质及道德行为的最高标准。精神科护理工作中必须遵守的伦理基本原则主要有以下几个方面:

　　1. 不伤害原则　"不伤害原则"的定义是:"临床诊治过程中不使患者受到不应有的伤害的伦理

原则。医疗伤害作为职业性伤害,是医学实践的伴生物,并带有一定的必然性。不伤害原则的真正意义不在于消除任何医疗伤害,而在于强调培养对患者高度负责、保护患者健康和生命的医学伦理理念和作风,正确对待医疗伤害现象,在实践中努力使患者免受不应有的医疗伤害。"精神科护理工作中"不伤害原则"是不可逾越的底线。不伤害原则对精神科护理人员的要求:①不滥用护理措施。实施临床护理措施时,时刻以患者利益为最高标准,处处为患者着想,坚决杜绝以护理人员个人利益为目的的护理行为。②重视患者意愿。精神障碍患者在疾病影响下提出的某些要求可能不具有现实性,护理人员对此应进行细心评估,对患者的合理意愿要尽量满足,对不合理要求应进行耐心解释,取得其理解。③提供最佳护理服务。精神障碍患者普遍存在不承认有病、不配合治疗等问题,精神科护理人员应不断提高个人的专业知识和技能,避免由个人能力不足或责任心不够而导致的各类伤害事件发生。

2. **尊重原则**　尊重是指完全尊重某人或某物的价值。在医疗护理领域,对患者进行治疗时能够对其个人生活史、价值观和人生目标加以真正的关怀和关注是表达尊重的具体反映。尊重本应是双向的,但精神障碍的特殊性导致精神科护理工作中的尊重更加强调护理人员对患者的尊重。尊重原则包括尊重患者的人格及自主性两个方面。尊重患者人格最重要的就是要尊重患者的生命权和健康权。生命权不仅意味着活着,还意味着像人一样体面地活着。尊重健康权要求护理人员承担尊重患者可平等获得健康服务和不阻碍患者获得可利用的服务的义务,以及主动采取措施或创造条件为患者提供有利于健康的服务。尊重患者自主性就是要允许其独立地做出自愿的决定并且帮助其提高这种能力。尊重自主性的先决条件是患者必须自己有能力可以做决定。精神障碍患者往往存在认知、情感、意志、行为等方面的障碍,个人的自主性会受到不同程度影响,护理人员应在坚持公正原则的前提下,对患者的自主性进行及时、动态评估,做出最公正的判断,在确定患者自主性和行为能力状况之后,要有针对性的尽可能以患者能够理解的方式向其做出有关病情、诊断、治疗、预后等相关措施的解释,并协助患者在自愿的情况下做出选择。对于完全没有自主性的患者,医护人员应该及时向其家属做出以上相关告知,并由其家属代为做出决定。

3. **公正原则**　"公正"在护理工作中是指为患者提供一视同仁的治疗而不带有偏见性。从现代医学伦理观分析,公正包括两方面的内容:一是平等对待患者;二是公平分配医疗资源。平等对待患者是建立良好护患关系的基本前提,也是对护理人员职业道德最起码的要求。公平分配医疗资源要求护理人员在提供服务过程中把形式的公正与内容的公正统一起来,尤其在涉及稀有资源分配时要充分考虑医学标准、社会价值标准、家庭标准等各方面,尽量实现公平。

4. **行善原则**　医学上的行善原则强调从患者最大利益出发,应尽力为患者谋取利益,多为患者做有益健康的事。行善原则要求护理人员在提供护理服务过程中,应该结合最有利于患者的证据支持、医学判断以及患者或其监护人的主观意愿做出善行的决定。要关心患者的利益,在条件允许的情况下尽量实现患者利益最大化。要不断提高个人专业技能,在多种护理方案中选择最适合患者的措施。要将关心患者利益与关注社会利益相结合,在为患者带来利益的同时不能损害社会利益。

5. **保密原则**　保密是建立护患信任的核心,精神障碍患者对个人患病信息非常敏感,一旦泄露就可能会给患者造成非常严重的影响。保密原则要求护理人员即使在依法需要提供患者信息的情况下也要最大程度上对患者信息进行保密,仅提供与法律需要相关的内容。在临床护理工作中,有时需要对患者的治疗与护理进行讨论或临床教学,这就必须要提前征得患者或其监护人同意。另外,精神障碍患者可能有冲动、攻击行为,护理人员有责任向可能的受害人进行告知,但告知的内容也应仅限于患者可能的行为本身而不是其疾病的全部。

三、精神科护理常见伦理问题

精神科护理工作的特殊性与复杂性,要求精神科护理人员在使用非自愿治疗、保护性约束、危机事件紧急处理等各种特殊权利的同时,也必须对各种可能涉及的伦理问题保持高度谨慎。

1. 精神科临床护理中的伦理问题

（1）非自愿住院治疗：精神障碍患者非自愿住院治疗涉及的伦理问题由来已久且复杂多样，对此，我国颁布实施的《中华人民共和国精神卫生法》规定精神障碍的住院治疗实行自愿原则。这表明精神障碍患者的住院治疗原则上都应根据患者的意愿进行，医疗机构应该尊重患者本人意愿，不得强迫其住院。从这个角度上讲，非自愿住院明显违背了尊重患者自主性和为患者谋利益的伦理原则，但是重型精神障碍患者往往因自知力受损，对自身健康状况或外界客观现实不能完整认识，存在严重的自杀、自伤、伤人等行为或潜在风险，这类患者如不能及时住院治疗就有可能发生不利于患者本人或他人的严重后果。因此，盲目依从患者自身的自愿治疗意愿可能是不合理的。为此，《中华人民共和国精神卫生法》也明确提出诊断结论、病情评估表明就诊者为严重精神障碍患者并有下列情形之一的，应当对其实施住院治疗：①已经发生伤害自身的行为，或者有伤害自身的危险的；②已经发生伤害他人安全的行为，或者有伤害他人安全的危险的。精神科医护人员必须严格遵守该项规定，避免非自愿住院治疗被滥用，最大程度上维护患者的合法权益，同时也避免产生纠纷甚至出现违法事件。这同时也要求在使用非自愿住院原则时必须做好维护患者的权益、公共安全及患者的治疗需要三者之间关系的协调与平衡。

历 史 长 廊

《中华人民共和国精神卫生法》

自 1985 年，我国开始进行《中华人民共和国精神卫生法》的立法调研和草案起草工作，先后历经 20 多稿，前后历时 26 年，2011 年 6 月 10 日我国关于《中华人民共和国精神卫生法（草案）》公开征求意见的通知正式发布，2011 年 10 月 24 日，十一届全国人大常委会第二十三次会议审议了《中华人民共和国精神卫生法（草案）》，2012 年 10 月 26 日，第十一届全国人民代表大会常务委员会第二十九次会议通过该法并于 2013 年 5 月 1 日起施行。该法是为了发展精神卫生事业，规范精神卫生服务，维护精神障碍患者的合法权益而制订，凡是在我国境内开展维护和增进公民心理健康、预防和治疗精神障碍、促进精神障碍患者康复的活动均需遵守该法规。

（2）治疗界限的维持：良好的护患关系有利于护理人员更好地判断病情，为患者提供服务，但同时也可能因其知晓太多患者个人隐私或未能守住伦理底线而导致治疗界限的突破，这种超出正常专业关系界限的行为对患者可能是有害的。在精神医学早期阶段，医务人员与患者发生性接触或感情纠葛并非鲜见，除此之外打破治疗界限的行为还包括在正常工作时间和工作场所之外与患者会面、收受患者礼物、参加社会或商业活动以及与患者发生非性身体接触等，这些行为都有利用患者或损害治疗关系的潜在可能，因此应该避免发生。

（3）护理最优化："护理最优化"的核心是护理效果，要求护理人员在当时精神医学和护理学发展水平上或在当地医疗机构的技术条件下，为患者提供最好的、效果最显著的护理措施，同时在效果相当的情况下还要考虑伤害最小、风险最低。

2. 精神科护理教学中的伦理问题

临床教学是护理工作的一个重要组成部分，它对于知识传承、后备人才培养、护理学科发展等都具有非常关键的作用。在精神科这种特殊环境中进行临床教学时，参与教学活动的教师、学生、患者及家属等不同角色人员都具有自身的权利和义务，有些甚至彼此矛盾，在这些复杂的关系中涉及很多伦理问题。

（1）保密、保护隐私及知情同意：在临床教学中，为了更好地让学生了解患者病情、掌握相关知识点、熟悉各种操作技能等，往往需要向学生公开与患者疾病相关的部分隐私内容，这就导致达成教学目的与保护患者隐私之间的伦理矛盾。因而，在进行临床教学前做好相应解释工作，争取获得支持并征得患者及家属同意非常重要。另外，还要针对学生制订严格的临床见习规定并要求其严格遵守，带教老师要随时监督,发现问题后要及时处理。

(2) 不伤害:临床实践对于护生理解和掌握所学的各种专业知识、理论及相关技能具有非常重要的作用,临床应该为他们提供更多的学习机会,但学习过程中必须严格遵守"不伤害"的伦理准则。为此,临床带教师资应在临床教学之前做好相关准备,选择合适的教学对象,既要大胆地让学生做,又要细心地对其指导。学生在进入临床之前也应进行准备,对即将进行的学习内容熟记于心。

3. 精神科护理科研中的伦理问题　临床科研有利于对精神障碍病因、发病机制、诊疗方案、护理疗效等进行探索和验证,对于精神障碍早期预防、改善、转归具有重要意义,因而精神科开展科研工作必不可少。在精神科开展以精神障碍者为对象的科研必须注意以下伦理问题:

(1) 自愿与非自愿:从伦理学角度讲,进行以人体为对象的科研活动时,自愿是最基本的前提条件,这体现了对受试者人格和尊严的尊重。任何以达到试验目的而进行的恐吓、诱导和欺骗等都是有悖道德、人权和人道主义的,必须受到道德的谴责或法律的惩处。根据伦理学的原则,如果能在精神正常的人身上同样好地进行的研究,精神障碍患者就决不应成为受试者,但对于探索某些严重精神障碍的病因和治疗的大部分研究,精神障碍患者显然是唯一合适的受试者。如何根据精神障碍患者自愿或非自愿情况确定患者是否可以参与科研工作比较困难,这是因为精神障碍本身可导致患者的决定能力受损及对治疗可能产生的受益认知能力下降,因而他们对于自身即将参与的试验可能对其产生的正面作用不能正确认识。在这种情况下,如果一味地让意图加入科研的患者对知情同意的理解达到与正常人相同的水平是十分困难的,其实质上是为这类患者参与科研设置了不合理的标准。这时就应更多考虑患者监护人的意见,如果在充分告知的前提下患者监护人同意患者参与科研工作,则可以将患者纳入研究。

(2) 知情同意:以人为研究对象的科学研究必须取得受试者知情且出于自愿的同意,因而知情同意实际上包含两方面的含义,即"知情"和"同意"。"知情"即研究人员用受试者完全能够理解的语言向受试者详细解释与研究相关的知识,比如研究的目的、方法和过程,以及对参与者或其他人可能带来的好处或风险,使其彻底了解他所面临的事件。"同意"指的是个人在被提供了最清晰的信息、个人理解能力未遭破坏、自己能评判事件后果且能自由行使选择权利的情况下表示同意。一般而言,精神障碍患者受疾病影响,可能存在知情同意能力受损,此时若须患者参与科研项目,应取得患者监护人的知情同意。此外,目前也有很多研究表明,精神障碍患者通常有能力接受知情同意,重视他们的知情同意过程有利于提高他们对研究的理解。

(3) 伦理审查:为更好地保障精神障碍患者参与科研工作时的各种权益,避免违背伦理的科研出现,对以精神障碍患者为研究对象的科研工作进行伦理审查非常重要。同时,这种严格的伦理审查对于提高社会公众对精神科科研工作的信任度也非常关键。精神科开展科研工作必须重视伦理审查,确保研究符合伦理要求。

第二节　精神科护理与法律

法律以权利和义务双向规定为特征,由国家强制力保证实施,具有普遍的约束性和严格的程序性。违反法律将由特定的国家机关或国家授权的机关依法对行为人的法律责任进行判定,同时根据判定结果,强制要求行为人对自己的违法行为承担后果。精神科护理与法律之间关系密切,精神科护理人员在从事临床护理工作过程中必须对相关法律知识有所了解并严格遵守各项法律法规要求,从而达到更好维护患者利益及保护自身权益的目的。

一、相关概念

1. 权利与义务　权利是指法律所允许的权利人为了满足自己的利益而采取的,由其他人的法律义务所保证的一种可能的法律权利。权利的内容表现为:①行为人可以自主决定做出一定行为的权利;②行为人要求他人履行一定的法律义务;③行为人在自己的权利受到侵犯时,有请求国家机关予以保护的权利。义务是指法律关系的主体依据法律规范必须为一定行为或不为一定行为,以保证权力主体的权利得以实现,当负有义务的主体不履行或不适当履行自己的义务时,要受到国家强制力的制裁,承担相应的责任。

2. 行为能力和责任能力　行为能力即民事行为能力,指自然人能够以自己的行为依法行使权力与承担义务。自然人的行为能力分为完全行为能力、限制行为能力和无行为能力三种情况。精神障碍患者受疾病影响,辨认能力受损或缺失,缺乏正确的判断力或保护个人权益的能力,一般属于无民事行为能力人或限制民事行为能力人,其民事活动由他的法定代理人代理。在现实环境中,判断精神障碍患者是否能够辨认自己的行为比较困难,《中华人民共和国民法典》规定:不能辨认或者不能完全辨认自己行为的成年人,其利害关系人或者有关组织,可以向人民法院申请认定该成年人为无民事行为能力人或者限制民事行为能力人。

责任能力即刑事责任能力,指行为人辨认和控制自己行为的能力。辨认能力是指行为人对自己行为的性质、意义和后果认识的能力。控制能力是指一个人按照自己的意志支配自己行为的能力。精神障碍患者辨认力和控制力受损,其是否应负刑事责任,关键在于行为时是否具有辨认或者控制自己行为的能力。《中华人民共和国刑法》规定:精神患者在不能辨认或者控制自己行为的时候造成危害结果,经法定程序鉴定确定的,不负刑事责任,但是应当责令他的家属或者监护人严加看管和医疗;在必要的时候,由政府强制医疗。间歇性的精神障碍患者在精神正常的时候犯罪,应当负刑事责任。尚未完全丧失或者控制自己行为的精神患者犯罪的,应当负刑事责任,但是可以从轻或者减轻处罚,即限制刑事责任能力。

二、精神障碍患者的权利与义务

1. 精神障碍患者的权利　根据我国现行法律、法规、条例的规定,患者享有的基本权利有生命权、医疗保障权、人身自由权、自主权、知情同意权、隐私权、医疗监督权及获赔偿权等。

(1) 生命权:生命权是指以自然人的生命安全利益为客体的人格权,也就是自然人维持生命和维护生命安全利益的民事权利。生命权包括生命享有权、生命维护权、生命利益支配权。生命享有权是指生命权人有权享有自己的生命利益。生命维护权是指生命权人有维护自己生命安全的权利。生命利益支配权实际上就是对生命利益的维护以及在特殊情况下对生命利益的决定权,并且这种支配权必须能在法律或者社会习惯可以接受的范围内进行。生命权具有平等性。一方面,任何人都平等地享有生命权,且受到法律的平等保护。另一方面,任何时候都不能牺牲某个人的生命而去维护另一个人的生命。精神障碍患者虽在发病期间可能出现伤人、自伤、毁物等冲动攻击行为,可能危害个人、他人或社会安全,但其享有的生命权依然在法律上受到平等保护,任何人及任何组织都不能用任何理由对他们进行歧视和伤害,而且从人道主义角度出发,对他们还应该给予更多的关爱,帮助他们早日走出疾病困扰。精神障碍患者的生命权受到侵害后有权对伤害造成的损失提出赔偿。

(2) 医疗保障权:医疗保障权是指患者不分性别、国籍、民族、信仰、社会地位和病情轻重,都有权受到礼貌、周到、合理、连续的诊疗的权利。传统意义上的医疗保障权是指患者就医和得到医疗照顾的权利。现代意义上的医疗保障权则具有宏观和微观两个不同层面上的含义。从宏观上讲,医疗保障权包含社会成员的生命与健康有权得到社会的必要保障,政府为此应当制定相关的政策、法规,通过社会建立基本的医疗保障体制和有效的运行机制,以保证每一个社会成员都能享有卫生保健。从微观上讲,医疗保障权主要指个人有权在医疗机构进行健康检查,患病时有权得到医疗部门的检查、诊断、治疗等卫生服务。医疗保障权的提出和发展是社会进步的产物,它对于保护人们的健康、改善人的生存状态有着极为重要的意义。

(3) 人身自由权:人身自由权是自然人在法律规定的范围内,依据自己的意志和利益进行思维和行动,不受外力拘束、控制或妨碍的人格权。人身自由权包括身体自由权和精神自由权。身体自由权是自然人按照自己的意志和利益,在法律规定的范围内作为和不作为,不受非法限制、剥夺、妨碍的权利。精神自由权是自然人按照自己的意志和利益,在法律规定的范围内,自主思维的权利,是自然人自由支配自己内在思维活动的权利。

人身自由权是精神障碍患者的一项基本权利,《中华人民共和国精神卫生法》规定:任何组织或者个人不得歧视、侮辱、虐待精神障碍患者,不得非法限制精神障碍患者的人身自由。精神障碍患者的住院治疗实行自愿原则。精神障碍患者在医疗机构内发生或者将要发生伤害自身、危害他人安全、扰乱医疗秩序的行为,医疗机构及其医务人员在没有其他可替代措施的情况下,可以实施约束、隔离等保护性医疗措施。实施保护性医疗措施应当遵循诊断标准和治疗规范,并在实施后告知患者的监护人。禁止利用约束、隔离等保护性医疗措施惩罚精神障碍患者。以上法律规定对维护精神障碍患者的人身自由权提供了有力保障,违背患者意愿的限制其人身自由的行为及强制性治疗有可能产生侵权行为,需要护理人员特别注意。

(4)自主权:自主权指患者对与自己身体、生命相关的事项自己决定的权利。患者自主权涵盖的内容比较宽泛,包括在整个诊疗过程中的一切事项的决定权,如有权选择医疗单位、医务人员;有权决定接受或拒绝任何一项医疗服务,除卫生法律、法规规定的实施强制治疗外;有权拒绝非医疗性活动;在不违反卫生法律、法规的前提下,有权要求出院和转院等。患者的自主权会受到内外两方面因素的影响。内部因素主要指患者的疾病状况、精神状况以及情感等因素。外部因素主要是指他人或社会对患者自主行为的限制。当患者自主能力不足或缺失时就需要为其设立代理人来代行做出决定,以补充和维护患者的权利。

精神障碍患者的行为能力和自主性会受到疾病不同程度的影响,进而导致患者的自主权在行使过程中表现出不同于一般患者的特殊性。首先,精神障碍患者虽在疾病影响下出现行为能力下降,但是这种下降并不是一种长期持续状态,即使是严重精神障碍患者,其有时也可以做出有行为能力的决策。因此不能单纯地将他们判断为要么完全具有行为能力,要么完全没有行为能力。其次,患者不具有行使自主权能力时,应该由监护人代为行使,但监护人代行自主权时可能偏离或违背患者意愿,给患者造成利益伤害。再者,医生的特殊干涉权可以在必要时刻维护患者权益,但干涉权的使用或滥用可以影响患者的自主权。因而,为更好维护患者的自主权,应该在坚持公正、规范原则下对患者的自主行为能力进行全面、连续评估并在必要时候进行复核,同时还应主动尊重患者的自主权,尽到告知义务,另外还应对医护人员的干涉权进行规范限制,以免滥用。

(5)知情同意权:患者的知情同意权可分为知情权和同意权。知情权是指患者有权知悉自己疾病相关的病情、治疗方案、潜在风险、预期结果、医护人员及医院的基本情况、医疗服务收费标准及其他与其个人利害相关的医疗信息的权利。同意权是指患者在得到医护人员的说明或协助后,有根据自己的意愿决定是否接受或拒绝检查、治疗和其他医疗行为的权利。

精神障碍患者具有知情同意权,受疾病影响的精神障碍患者知情同意能力可能有不同程度受损,在其不能行使这种权利时,可由其监护人代为行使。

(6)隐私权:隐私权是指公民享有的私生活安宁与私人兴趣依法受到保护,不能被他人非法侵扰、知悉、搜集、利用和公开。在医患关系中,隐私是指患者在疾病的诊断和治疗过程中向医护人员披露的任何信息,以及医护人员在诊疗和护理过程中获得的任何信息,这些信息可能涉及患者从出生到目前所有与生病相关的资料或者家庭、工作、生活等个人资料。从疾病诊断、治疗和护理的角度讲,医护人员获取的与患者疾病相关的资料越多则越有利于诊疗及护理措施的制订。从患者自身角度讲,向医护人员倾诉个人内心感受与经历有利于舒缓内心冲突、释放心理压力,其本身也是一种好的心理治疗,因而医护人员有必要获取患者与疾病相关的个人隐私,但需要注意的是患者具有其个人隐私不受医方不法侵犯的权利,同时对于医护人员已经知悉的患者隐私,在未得到患者本人的同意前,医护人员不得将其公开。在护理活动中,患者的隐私主要包括家庭相关信息、个人病史、私生活事项、身体上的特殊性、对本人不利的性格上的特征、精神上的异常现象等。

（7）医疗监督权：患者是医疗活动的重要参与者也是各种检查和治疗措施的直接接受者，他们有权在整个诊疗、护理过程中对自己所接受的服务进行监督，对于医疗机构的不当行为提出质疑并可以寻求社会舆论支持提出批评。精神障碍患者行使医疗监督权的能力可能受疾病影响而减弱或消失，但患者的该项权利并不受影响，而是转移给其监护人，由监护人代为行使。

（8）获赔偿权：患者在就医过程中，由于医方的侵权行为或违约行为而受到损害时，有权获得赔偿。《中华人民共和国民法典》规定：患者在诊疗活动中受到损害，医疗机构或者其医务人员有过错的，医疗机构应承担相应的赔偿责任，具体的方式有停止侵害、赔偿损失、消除影响、恢复名誉等。

2. 精神障碍患者的义务　　精神障碍患者的义务包括如实陈述病情的义务、遵守医嘱的义务、自我保健的义务、尊重医护人员的义务、遵守医疗机构规章制度的义务、及时交款付费的义务、爱护公共财物及损坏赔偿的义务等。

（1）如实陈述病情的义务：患者及家属应该如实提供与疾病及诊疗相关的信息，不得故意隐瞒事实或提供与事实相悖的信息，如有特殊的需求，要及时告知有关工作人员，对因提供虚假信息而产生的不良后果应由其自身承担。

（2）遵守医嘱的义务：患者有配合医生、护士及其他相关医务人员的治疗、检查、护理和指导的义务，当拒绝治疗或不遵从指导时，要承担相应的责任。

（3）自我保健的义务：患者有责任为自己的健康负责，应主动改变自己不良的生活习惯，发挥自身在预防疾病和增进健康中的能动作用，掌握自身健康的主动权。

（4）尊重医护人员的义务：医患双方之间的尊重是双向的，医护人员尊重患者，患者也同样应该尊重医护人员，这是维持良好治疗关系所必需的。

（5）遵守医疗机构规章制度的义务：医疗机构作为特殊的公共场所，为了给患者创造一个更好的医疗、护理和康复条件，制定了很多相关的规章制度，患者及家属都应该认真遵守，任何违反相关制度的行为都应该避免或被及时制止。

（6）按医院有关规定及时交款，履行付费义务：在我国目前的医疗付费模式下，所有患者都应该在治疗过程中履行及时付费的义务，而不应以任何借口拖延付费甚至是恶意欠费。

（7）爱护公共财物及损坏赔偿的义务：医疗机构内的公共财物均是为患者提供医疗护理服务的基本条件，任何人都应爱护，无论有意还是无意损坏都应赔偿。

三、精神科护理人员的权利与义务

1. 精神科护理人员的权利

（1）诊疗护理权：护理人员有权对与患者疾病相关的生理、心理、社会等信息进行收集，从而更好地对患者病情进行评估和制订相应的护理计划、护理措施。此外，护理人员有权根据医嘱为患者提供各种诊疗和护理，并对医生的诊疗提出建议或对有疑问的医嘱提出质疑。在特殊情况下，护理人员还可以在医生赶到患者救治现场之前采取必要的处理。

（2）医疗干涉权：医疗干涉权，是指在医疗活动当中，医方对患者疾病治疗的过问和干预的权利。具体来讲，即在通常情况下，患者有了解自身病情并做出抉择的知情同意权，但在一些特殊情况下，让患者知情或者按照其决定进行治疗未必符合其健康利益或者社会公众利益，此时就需要另外一种权利来制约患者的自主权，这种权利就是医疗干涉权。医疗干涉权具有以患者的利益为出发点，由医护人员代替患者做决定的特点。一般情况下，医护人员的干涉权不能对抗患者的拒绝权，但是在某些特殊情况下，倘若患者拒绝治疗就可能会给其自身、他人或社会带来显而易见的严重后果或不可挽回的损失，这时医护人员可以动用特殊干涉权来对抗患者的拒绝权，否决患者的自主决定。精神科医护人员使用的医疗干涉权比较多，比如强制住院、强制医疗、保护性约束及隔离等，这些措施在避免患者疾病治疗过程中发生不利于自身或他人的不良事件、帮助患者尽快康复、早日回归社会等都有非常重要的作用，因而是与患者自身利益相容的，但这种干涉权的使用必须有明确的前提条件并得到一定程度上的限制,否则即可能导致滥用。

(3) 人格尊严权:人格尊严是个人所应享有的最起码的社会地位,个人应该受到他人和社会的最基本的尊重,医护人员无论是作为社会自然人还是特殊行业工作人员,其人格尊严都应该得到患者及家属的主动尊重,任何人都无权侵犯。同时,尊重医护人员人格也是进行正常医疗护理活动的基础,护患之间只有彼此相互尊重与信任才能共同去争取更好的治疗护理结果。

(4) 医学研究权:医学是一门非常复杂的学科,人类对各种疾病的认识还有很多不足,医学上未能解决的问题还非常多,需要医护人员不断开展相关科研工作,对各种未知问题进行探索并寻找解决答案,这样不仅是为了患者个人的健康,同样也是为了整个人类的健康。

(5) 医疗费用支付请求权:医护人员有权要求住院患者及家属及时缴纳医疗费用,对于住院拒不缴纳费用或恶意欠费的患者,医方有权敦促其尽快缴费或诉诸法律。对于无能力支付医疗费用者,医方有权向相关部门提出支付请求。

(6) 维护医疗机构正常秩序权:良好的医疗秩序是各种诊疗、护理措施得以顺利实施的基本保障,对于扰乱医疗秩序,破坏诊疗行为的患者或家属,医护人员有权对其进行干涉、劝说、制止或提起诉讼。

2. 精神科护理人员的义务

(1) 注意义务:注意义务是指一个人在从事某种活动时,应该给予高度的谨慎和注意,以避免给他人造成不应有的危险或损害的责任。注意义务以有预见可能或避免结果的可能为前提,预见可能存在而没有预见或有避免结果发生的可能而没有避免,都要对结果的发生负责。医疗注意义务是指医务人员在医疗过程中,应当依据法律、法规、规章和具体操作规程,以及职务和业务上的习惯和常理,保持足够的小心谨慎,以预见医疗行为的危害结果和有效防止危害结果发生的义务。医疗护理活动中注意义务的主体是医护人员,注意义务的客体是患者的人身利益,履行注意义务的目的是预见医疗护理行为的危害结果和防止危害结果的发生,从而最大限度地保护患者的利益。

(2) 告知义务:告知义务是指拥有知情权的主体要求相对主体履行与之相关的告知的义务,这种告知义务可以是约定的,也可能是法定的。护理人员的告知义务是指从患者入院到出院或死亡的全过程中,护士有义务向患者及家属介绍护理程序、护理操作的目的及注意事项,可能发生的不良后果,并解答患者有关的咨询,给予患者技术专业指导。违反告知义务通常有两种情形:一种是告知不实,即误告或错告;另一种是应告知而不告知,即隐瞒或遗漏。

(3) 保密义务:医务人员有在医疗活动过程为患者保守秘密的义务,同时在某些特殊情况下也有义务对患者保守秘密,但法律另有规定的除外。《中华人民共和国民法典》规定:医疗机构及其医务人员应当对患者的隐私和个人信息保密,泄露患者的隐私和个人信息或未经患者同意公开其病历资料的,应当承担侵权责任。《护士条例》中规定:作为护理人员应当尊重、关心、爱护患者,保护患者的隐私,对于不履行保密义务,泄露患者隐私的,应该给予相应处罚。精神科护理人员应该为患者保密的内容包括但不限于:疾病诊疗相关信息、患者不愿向外宣告的自身缺陷、不愿向外泄露的病史、不愿让人知道的与疾病无关的其他个人隐私等。

(4) 诊疗义务:诊疗义务是指医护人员根据患者要求,运用医学技术、知识或手段正确地诊断患者所患疾病并给予适当治疗的义务。《中华人民共和国民法典》规定:医务人员在诊疗活动中未尽到与当时的医疗水平相应的诊疗义务,造成患者损害的,医疗机构应当承担赔偿责任。尽到诊疗义务的一个重要方面是诊疗行为符合法律、法规、规章以及行政规范的有关要求,然而医疗行为具有未知性、特异性和专业性的特点,即使完全遵守了各种规范,也有可能被事后证明是错误的,所以不能完全以结果来判定医护人员是否尽了诊疗义务。

(5) 制作、保存及提供病历资料的义务:病历是指医务人员在医疗活动过程中形成的文字、符号、图表、影像、切片等资料的总和,包括门(急)诊病历和住院病历。病历归档以后形成病案。医疗护理服务过程中,医患之间有可能因为各种原因发生医疗纠纷,此时无论是医疗机构还是患方都需要提供相关证据支持自己的立场,然而医疗服务具有不公开的特点,在整个医疗护理过程中除了医患双方之外,其他无关人员不能介入,因此由医务人员书写的病历、住院志、手术及麻醉记录,完成的检验报告、病理资料、护理文书等相关资料就成了医疗侵权诉讼中极为关键的证据,也是维护医患双方权益的有力工具。《医疗纠纷预防和处理条例》规定:医疗机构及其医务人员应当按照国务院卫生主管部门的规定,填写并妥善保管门诊、住院病历资料;因紧急抢救未能及时填写病历的,医务人员应当在抢救结束后 6 小时内据实补记,并加以注明;任何单位和个人不得篡改、伪造、隐匿、毁灭或者抢夺病历资料。《医疗机构病历管理规定(2013 年版)》中要求医疗机构必须按照各项规定书写病历,同时按照相应要求保管病历并对门急诊、住院病历的保存年限做出了明确规定。

(6) 转诊的义务:医疗机构对危重患者应当立即抢救,当其现有技术水平和医疗条件无法满足患者抢救、治疗需求时,医护人员有及时为患者提供转诊的义务,以免造成疾病拖延,病情加重,甚至丧失抢救机会。需要注意的是,医护人员只能建议患者转诊,最终的决定需要患者自己做。在患者转诊之前,医护人员应该为其提供必要的抢救、治疗和护理措施。

四、精神科护理常见法律问题

1. 侵犯人身自由权 保护性约束与隔离是精神科为防止患者发生意外事件或满足医疗护理工作需要所必须采取的保护性措施,这是因为精神科护理人员如果对有严重伤害、破坏或自杀等行为的患者置之不理,就有可能发生非常严重的后果,而且在这类情况下一旦发生不良事件,医护人员同样面临法律诉讼或纠纷投诉的风险,因而必须采取保护性约束或隔离来保护患者在严重病态下的安全。不过这项操作应该由医护共同评估患者情况后方能使用,同时要取得患者监护人的同意或委托,并做好相应记录和情况说明,待患者情况稳定后要尽快解除。情况紧急时可以先处理患者,事后再及时告知患者监护人。保护性约束与隔离的使用虽然是从患者疾病治疗的角度考虑,并且是在其他方法无效的情况下采取的不得已措施,但该办法可能给患者带来躯体上的不良后果及心理上的严重羞辱感,所以必须严格把握指征谨慎使用。

2. 侵害患者安全权 精神障碍患者在疾病或其他因素影响下,在住院过程中发生自杀、自伤、攻击、外逃等意外事件难以完全避免。护理人员如果在相应事件中没有尽到个人义务就可能侵害患者的安全权。侵害患者安全权不但要承担民事赔偿责任,还有可能面临刑事处罚。护理人员必须不断提高个人专业知识和技能,做到能够及早识别患者自杀、自伤、暴力攻击、伤害、外逃等行为的先兆并及时采取相应护理措施,做到防患于未然。另外还要以高度的责任心严格履行各项规章制度和岗位职责,做到各种行为符合法律规定。

3. 限制患者会客和通信权 精神障碍患者有会客和通信权,但有些患者由于受疾病症状支配,有的喜好走亲访友,广泛交往;有的认为遭受迫害,待遇不公,大量书写申诉控告材料,四处投递;有的打匿名恐吓电话,拨 110 报警,由此造成诸多问题。但是,不能因此剥夺患者住院期间的通信、会客权。精神障碍患者会客权的保障问题应区分对待,对适宜会客者应尽力提供便利条件,因治疗需要必须予以限制者,应征得其监护人的同意,而不能由医护人员代为决定。

4. 侵犯患者自主权 精神障碍患者往往自知力不全或丧失自知力,非自愿住院在避免发生危害自身、他人及社会等不良事件中具有重要作用。因而,非自愿住院在精神障碍住院人群中仍占有一定比例,但是对于这类患者医疗机构必须严格按照《中华人民共和国精神卫生法》中关于非自愿住院的相关要求执行,否则可能侵害患者的自主权。

5. 侵犯患者隐私权 医疗护理活动中,为了患者治疗的需要,医护人员很容易接触到患者大量个人隐私,护理人员对于基于患者信任而得到的这些信息,必须严格保守,否则即可能侵犯患者的隐私权。精神障碍患者作为特殊人群,其个人隐私保护尤其需要护理人员重视。在精神科护理活动中,侵犯患者隐私主要包括两种情形:一种是泄露患者隐私。这既包括医疗机构及其医务人员将其在诊疗护理活动中掌握的患者的个人隐私信息向外公布、披露的行为,也包括未经患者同意而将患者的身体暴露给予诊疗活动无关人员的行为。另一种是未经患者同意公开其医学文书及有关资料。患者在就诊过程中,一般均会配合医护人员的问询,披露自己的病情、病史、症状等一系列私人信息,以配合医务人员的诊疗。同时,医务人员会根据患者的陈述,将该部分信息形成患者的病历资料等医学文书。这部分记载有患者隐私内容的医学文书及相关资料,一旦被披露,不但引起患者内心的精神痛苦,还会导致患者的社会评价降低,尤其是精神障碍患者,个人隐私披露后将会对其学习、工作、生活等都造成非常大的影响。因而精神科护理人员必须从意识层面将保护患者隐私上升到法律高度,在保护患者的同时也保护自己。

(孟宪东)

思考题

1. 精神障碍患者非自愿住院治疗的使用原则有哪些?
2. 强制住院可能产生哪些不良后果?
3. 实施保护性约束时医护人员需要注意哪些事项?

A

B

C

D

E

F

G

H

J

K

L

M

N

P

Q

R

S

T

W

［1］郝伟,陆林.精神病学［M］.8 版.北京:人民卫生出版社,2018.

［2］陆林.沈渔邨.精神病学［M］.6 版.北京:人民卫生出版社,2018.

［3］杨德森,刘协和,许又新.湘雅精神医学［M］.北京:科学出版社,2016.

［4］施忠英,陶凤瑛.新编精神科护理学［M］.上海:复旦大学出版社,2015.

［5］刘哲宁,杨芳宇.精神科护理学［M］.4 版.北京:人民卫生出版社,2017.

［6］李栓荣.精神科临床护理实践［M］.郑州:河南科学技术出版社,2016.

［7］江开达.精神病学［M］.3 版.北京:人民卫生出版社,2015.

［8］苏珊·诺伦-霍克希玛.变态心理学［M］.邹丹,等,译.6 版.北京:人民邮电出版社,2017.

［9］雷慧,岑慧红.精神科护理学［M］.4 版.北京:人民卫生出版社,2018.

［10］鲍淑兰.精神科护理学［M］.北京:科学出版社,2015.

［11］周英华.精神疾病护理学［M］.北京:人民卫生出版社,2017.

［12］胡佩诚,赵旭东.心理治疗［M］.3 版.北京:人民卫生出版社,2018.

［13］姚树桥,杨艳杰.医学心理学［M］.7 版.北京:人民卫生出版社,2018.

［14］施忠英,郑慧芳,吴瑛,等.中文版暴力风险量表对精神病患者暴力行为预测能力的研究［J］.护理研究,
2014,28(1):247-249.

［15］许珂,胡德英,谭蓉.患者自杀风险筛查与评估的研究进展［J］.中华护理杂志,2019,54(3):467-471.

［16］陈子怡,倪冠中,秦家明,等.癫痫与精神障碍［J］.癫痫杂志,2016,002(002):133-135.

［17］刘溪林,周梦良,江晓春,等.创伤性脑损伤后认知功能障碍的研究进展［J］.创伤外科杂志,2020,22(10):
791-792,797.

［18］刘铁桥,赵敏,郝伟.游戏障碍的研究现状与展望［J］.中国药物滥用防治杂志.2020,26(4):187-197.

［19］阳雨露,王慧,马增慧,等.青少年及成年孤独症谱系障碍患者社交技能训练的疗效［J］.中国心理卫生杂
志,2021,35(01):1-7.

［20］江家靖,钟苑心,高兵玲,等.注意缺陷多动障碍伴情绪不稳儿童的家庭环境特点［J］.中国心理卫生杂志,
2021,35(04):311-314.

［21］KEEPERS G A,FOCHTMANN L J,ANZIA J M,et al. The American Psychiatric Association practice guideline for
the treatment of patients with schizophrenia［J］.Am J Psychiatry,2020,177(9):868-872.

［22］HSHIEH T T,INOUYE S K,OH E S. Delirium in the elderly［J］. Psychiatric Clinics of North America,2018,
41(1):1.

［23］HORT J,O'BRIEN J T,GAINOTTI G,et al. EFNS guidelines for the diagnosis and management of Alzheimer
disease［J］.European Journal of Neurology,2010,17:1236-1248.

［24］CLANCY M J,CLARKE M C,CONNOR D J,et al. The prevalence of psychosis in epilepsy;a systematic review and meta-analysis［J］. BMC Psychiatry,2014,14:75.

［25］HUANG YQ,WANG Y,WANG H,et al. Prevalence of mental disorders in China:a cross-sectional epidemiological study［J］. Lancet Psychiatry,2019,6(3):211-224.